Docteur F. HELME

Les Jardins
de la Médecine

PARIS

VIGOT FRÈRES, ÉDITEURS

23, PLACE DE L'ÉCOLE-DE-MÉDECINE, 23

—

1907

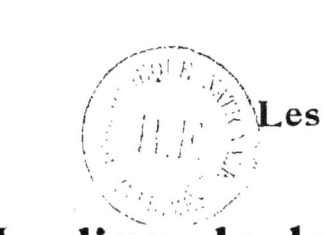

Les

Jardins de la Médecine

Docteur F. HELME

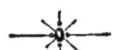

Les Jardins

de la Médecine

PARIS

VIGOT FRÈRES, ÉDITEURS

23, PLACE DE L'ÉCOLE-DE-MÉDECINE, 23

—

1907

UXORI SACRUM

F. H.

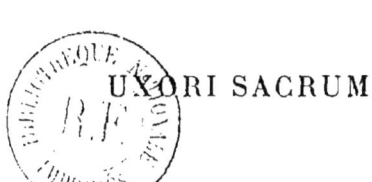

PRÉFACE

Jadis, quand des amis trop indulgents me pressaient de réunir en volume les notes ou les études publiées au jour le jour sur les menus faits de notre profession, j'avais soin d'éloigner de moi cette tentation. Ces petites feuilles, détachées une à une de l'arbre de notre vie, me disais-je, et emportées au vent de la publicité, ne seront-elles pas desséchées le lendemain ? A quoi bon les recueillir? Les plantes arrachées au hasard du chemin ont-elles jamais gardé leur sève et leur parfum dans l'herbier où les ensevelit le botaniste?

J'étais donc résolu à me contenter de ma tribune habituelle. Puis, le temps a marché, les mêmes confrères sont revenus à la charge. « Certains de vos portraits eussent été bons à conserver, insinuaient-ils sournoisement. On ne se lassera jamais de la fréquentation du « Père Potain », de Trousseau, de Bretonneau et de tant d'autres. Ces hautes figures médicales méritent, certes, une place meilleure que celle qui peut leur être faite dans un journal ou une revue. » L'un d'eux alla même jusqu'à me soutenir qu'un travail paru depuis dix ans avait recouvré toute la fraîcheur de l'inédit. Vous pensez bien que j'étais sceptique, non par vanité, — car je ne fais pas grand fonds sur toutes mes productions, — mais plutôt par paresse.

Cependant je me décidai à voir si parmi les nombreu-

ses pages que je vous ai servies il en serait d'assez fraî-
ches encore pour vous plaire un instant. L'instinct de
la paternité aidant, j'en ai rencontré peut-être plus
qu'il n'eût convenu. Et c'est pourquoi vous trouverez ici
quelques-uns de mes vieux articles de la Médecine moderne ; *j'espère que son obligeant éditeur, M. Rueff, ne*
m'en voudra pas de faire revivre ces témoins de ma
collaboration à son journal, sous le meilleur des rédac-
teurs en chef et des amis, M. Talamon. A ces pages,
j'ai joint les études et portraits que j'ai publiés dans
la Revue moderne de médecine et de chirurgie. *Je*
n'y ai rien changé. Puissiez-vous ne pas trouver trop
de rides à ces vieilles connaissances. En tout cas, soyez-
leur indulgents. MM. Vigot, mes éditeurs, les ont parées
de leur mieux et je ne saurais trop les en remercier.
Quant à moi, pour parler à la façon de Montaigne, je
souhaite que vous accueilliez la gerbe de même visage
que vous avez reçu chaque fleurette séparément.

F. HELME.

LES JARDINS DE LA MÉDECINE

PREMIÈRE PARTIE

VIEILLES GENS, VIEUX PAPIERS

LE VOYAGE DE MONTAIGNE

AUX EAUX MINÉRALES DE FRANCE, D'ALLEMAGNE ET D'ITALIE

Au Dr Carron de la Carrière.

Dans les *Essais*, Montaigne parle à maintes reprises de ses voyages. Soutient-il une thèse, tantôt il met à profit ses lectures, tantôt les mœurs des peuples qu'il a visités. Les anciens, aussi bien que les étrangers, lui paraissent indifféremment jouir du privilège de juger sainement les choses, grâce au recul du temps ou de l'espace. Sur la foi de son œuvre, on l'avait donc de tous temps considéré comme un grand voyageur. De ses pérégrinations, toutefois, rien ne subsistait de précis. Or, en 1772, cent quatre-vingts ans après sa mort, un hasard heureux vint tout à coup révéler l'existence de son journal de voyage [1].

1. *Journal de voyage de Michel de Montaigne en Italie, par la Suisse et par l'Allemagne, en 1581,* avec des notes par M. de Querlon. A Rome et à Paris, chez Le Jay, libraire, rue Saint-Jacques « au Grand Corneille » 1774.

Un chanoine de Périgueux, M. Prunis, étant allé visiter le château de Montaigne, s'était fait ouvrir une vieille malle reléguée dans un grenier. Il la fouille, et avec la joie que vous devinez exhume des feuillets jaunis, lacérés, qui n'étaient autres que la relation dont on avait perdu la trace. Aussitôt, le bon chanoine vole à Paris et les experts constatent que la moitié environ du manuscrit est de la main d'un secrétaire, Montaigne s'étant contenté de dicter, comme il en avait l'habitude, pour son premier jet; l'autre moitié a été tout entière rédigée par le maître, soit en italien, soit en français.

Je viens de dire qu'il s'agissait d'un premier jet; il en résulte que le Montaigne des *Voyages* est loin d'être celui des *Essais*, mais l'un explique l'autre, tous deux ont la même fantaisie. Somme toute, c'est un amas de croquis, une provision de notes où l'observateur se réservait d'aller puiser à tête reposée. Tel paragraphe, ébauché dans le journal de route, se retrouve ciselé, on sait avec quel art, et magnifiquement enchâssé dans l'édition définitive des chapitres immortels.

Mais l'intérêt qui s'attache à la découverte de Prunis est d'autant plus grand pour nous autres médecins, que le maître jour par jour enregistre l'état de sa santé; on peut presque dire que Montaigne regarde moins souvent le paysage que le fond de son vase de nuit. Il s'agit là d'une véritable feuille d'observations où le patient, avec la minutie habituelle aux hypocondriaques, note toutes ses misères. A ce point de vue, c'est le factum de l'homme aux petits papiers dont a parlé M. Brissaud. Mais ce qui sort de la banalité habituelle de ce genre de récits, c'est que le patient, très amoureux de méde. cine, abhorrait les médecins; c'est surtout que ces notes ont été rédigées par le plus subtil analyste qui fût jamais.

J'ai donc pensé qu'il vous plairait de connaître le Montaigne voyageur et le Montaigne malade : tous les deux vont en croupe. Sans quitter votre chaise, vous pourrez, avec le premier, revivre un instant la vie du xvi⁰ siècle et accomplir votre tour d'Europe ; l'autre fera se dérouler à vos yeux le chapitre du neuro-arthritisme, et ainsi votre profit sera dou· ble, double aussi votre plaisir si je ne suis pas trop au-dessous de ma tâche. Mais, avant de nous mettre en route, voyons un peu l'état d'âme de notre guide, apprenons à le mieux connaître et tâchons de démêler les raisons qui lui avaient « mis le cul sur la selle » et l'avaient poussé hors de sa chère « librairie ». Pour cela, remontons un peu en arrière.

I

En 1571, notre sire a trente-huit ans. Un peu désabusé, il a pris la ferme résolution de se retirer sur ses terres, « n'ayant ni gardes ni sentinelles, que celles que les étoiles font pour lui ». Il a été quelque peu meurtri par la vie ; ce n'est pas un « raté », certes, mais il est d'une province où tout est suspect au Roi, et si sa fiche de renseignements le qualifie de fonctionnaire correct, il est trop fin pour ne pas savoir que ses courses à Blois ou à Paris, qu'il adore, ne réussiront jamais à lui faire prendre, dans l'État, la place dont il se juge digne, — non sans raison. Dès lors, à quoi bon fréquenter la Cour ? Depuis François Ier la vie y est luxueuse et coûte horriblement ; de plus, les revenus baissent, — déjà ! — et quand on n'est pas là « pour pourvoir aux soins de son domestique », on a tôt fait de se ruiner. Sans doute, le digne Pierre Eyquem, son père, lui a laissé un joli patrimoine, mais encore faut-il l'administrer. Et c'est pourquoi, n'ayant pu atteindre son rêve en se lançant dans l'action, il usera sa combattivité à analyser les gestes des autres.

Donc il s'est retiré à Montaigne. C'est là que de 1571 à 1580, époque du voyage, il rédige les deux premiers livres de son œuvre, « ayant consacré les douces retraites paternelles à sa liberté, à sa tranquillité, à ses loisirs. » Son château comprend un grand corps de logis, dont la porte principale est surmontée d'une grosse tour [1]. Dans celle-ci, une grande pièce circulaire, « la librairie », et à côté le cabinet, pièce plus petite, facile à chauffer, où il se tient l'hiver, étant assez

---

1. Cette tour est la seule partie qui subsiste de l'ancien château incendié en 1885. Le propriétaire actuel l'aurait fait reconstruire, il y a quelques années, sur les anciens plans, et restaurer avec un zèle pieux.

frileux, comme tous les arthritiques. Dans sa librairie, un millier de volumes, dont une centaine à peine ont été conservés. Les rayons sont assez bas. Au-dessus d'eux et au plafond il a fait inscrire force devises où se marque le tour de son esprit : « L'homme est un vase d'argile, de la cendre, une ombre.... Qui peut se vanter de connaître l'au-delà des choses?... Jouissons du présent, sans nous préoccuper de l'avenir, qui ne nous appartient pas.... Ne soyons ni plus curieux, ni plus sages qu'il ne convient.... »

Tout son temps il le passe dans son cabinet, d'où il a vue sur tous les points de son domaine. Le matin il dicte quelques chapitres, ou écrit lui-même « pour combattre l'oisiveté »; le soir est réservé à la lecture, à la rédaction de son livre de raison et à la mise à jour de son registre de comptabilité. Assez gourmand de son naturel, — le journal des voyages le montre surabondamment, — il consacre cependant peu de temps aux repas. C'est chez les Suisses seulement, gens un peu lourds et lents, qu'il apprendra à se tenir à table et qu'il connaîtra le charme des longs repas, pour le plus grand agrément de son goût et le plus sérieux profit de ses digestions.

Sa nourriture est au surplus celle de tous les gentilshommes de son époque. Comme celui du moyen âge, l'homme de la Renaissance est essentiellement carnivore. On absorbe force viandes à l'aide de force condiments, moutarde, raifort, qui aiguisent l'appétit et favorisent la gravelle. Peu de légumes : choux, fèves, pois, navets, ces derniers seuls en grande quantité. Du vin et des fruits en abondance. L'eau-de-vie existe, mais ce n'est encore qu'une médecine. Tourmenté d'une rage de dents à Padoue, c'est l'eau-de-vie en gargarismes qui soulagera notre voyageur.

En dehors des belles peintures qui agrémentent sa bibliothèque et son cabinet, peu d'ornements, pas de fleurs : elles sont plus à la peine qu'à l'honneur, les pauvres, et elles ne servent qu'à faire des drogues. Montaigne connaît bien les simples, car s'il déteste les médecins, — ni plus ni moins que tous ceux de son temps, d'ailleurs, — il adore la médecine, et je le soupçonne même d'avoir cultivé fortement l'exercice illégal. A cette époque où les praticiens étaient rares, les distances longues à franchir, tout châtelain se doublait d'un guérisseur. Dans sa bibliothèque, notre émule possède de nombreux livres touchant notre profession ; deux seulement nous sont parvenus. Il consulte surtout le *Fasciculus medicinæ*, le formulaire alors dans toutes les mains. On a recours à l'homme de l'art seulement dans les cas graves, et pour lui envoyer « ses eaux ». Le reste du temps, comme on ne connaît que la médecine de symptômes, un peu d'observation suffit à faire d'un juriste comme Montaigne un empirique convenable. Il a sans doute sa petite pharmacie de château ; — j'en possède une. On y trouve l'*unguentum aureum apostolorum* pour guérir les blessures de jambes : les pilules *sine quibus*, bonnes pour relâcher, mais on en use peu, M. Purgon n'est pas né ; il y a aussi de l'eau-de-vie, de la teinture de fleurs de lys, des balances portatives, et, dans un tiroir à secret, un cahier de recettes. De tout, dans ce cahier : des formules contre les flueurs blanches et des baumes contre la chaulde-pisse. Quand un terme trop technique risque de blesser l'honnêteté, on l'inscrit en caractères grecs ; les enfants curieux et les femmes sont ainsi mis en garde contre leur propre curiosité : *maxima debetur...*

J'imagine volontiers notre châtelain « consultant » quelque manant venu des environs pour le voir. Le bonhomme y trouvera grandement son compte. D'abord sa démarche flatte l'amour-propre du maître, et non seulement consultation et médicaments ne lui coûteront rien, mais il court encore la chance d'emporter quelque bon morceau. Montaigne, en effet, n'est pas pour la diète ; même quand la fièvre le tenaille, il n'est content que s'il s'est réconforté par un petit repas. La réputation de notre guérisseur avait dû s'étendre assez loin si l'on en juge d'après une anecdote des *Essais*. Simon Thomas, le chirurgien en vogue de Toulouse, ne lui avait-il pas, certain jour, demandé son avis sur un cas de thérapeutique ? Aussi ne faut-il point s'étonner, comme on l'a fait, si aux Bains della Villa des médecins l'appellent en consultation. Loin de voir là prétexte à plaisanteries faciles, qui connaît les mœurs du temps, et en particulier les habitudes de Montai-

gne, trouvera au contraire la chose toute naturelle. Notre
Gascon est un grand bavard, qui cause volontiers en route
et se lie facilement. Il a dû raconter ses cures à ses voisins
d'hôtel, et qui sait si les praticiens de l'Italie n'ont pas voulu
lui jouer un bon tour en lui faisant, comme on dit, mettre la
main à la pâte ! Si son traitement avait été meilleur que
celui des confrères, il n'eût pas manqué de nous le dire. Or
il reste coi ; donc il ne fut pas plus heureux que ceux qui
l'avaient mandé. Ne croyez pas, d'ailleurs, que je veuille
manquer de respect à cette grande mémoire. Montaigne fut
un brave homme du XVI$_e$ siècle ; comme tel, il ressemble à
ceux de tous les temps. Il en eut les vertus, il en connut les
misères.

Malgré sa retraite volontaire, il n'est pas sans faire çà et
là quelques fugues. Les causes de déplacement sont infinies:
marchés, foires, procès, approvisionnements, etc. ; on selle la
jument, et en route ! Montaigne ne « s'encroûte » donc pas
absolument au logis; il faut bien sortir un peu pour se reposer d'une administration qui lui pèse. Il accomplit sa tâche
« dépiteusement », et n'eût été l'action de dame Françoise de
Chassaigne, son épouse, la gérance de son bien n'eût pas été
aussi parfaite. Heureusement, l'excellente femme, avec une
bonne grâce discrète à laquelle je veux rendre hommage
après M. Bonnefon [1], seconde si bien son mari, qu'au bout
de peu de temps Montaigne a des économies. Mais s'il ne
vaut rien pour administrer, il n'est pas meilleur pour thésau-
riser; l'inquiétude lui vient en proportion de l'accroissement
de ses écus. Il est sans cesse à « regarder de leur côté »
et lui, si franc d'habitude, est chaque jour plus dissimulé s'il
s'agit de son coffre ; ce sont ses propres expressions. Non
qu'il soit avare, certes ; « s'il fait ses réserves, ce n'est point
pour acheter des terres, mais pour acheter du plaisir. » En
1580, ayant jugé son bas de laine assez garni, il va se préparer au départ.

L'année précédente a été consacrée à corriger les épreuves

1. Voir le beau livre, *Montaigne et ses amis*, par M. Bonnefon, bibliothécaire à l'Arsenal ; 2 volumes, chez Armand Colin, 1898.

des *Essais*; si le livre a eu du succès, l'auteur s'est beaucoup employé et il mérite bien une petite récompense. Sans doute, il va laisser les siens bien seuls et il s'en veut, le bon apôtre, d'abandonner sa femme. Mais ne se doit-elle pas à sa fille, qui n'a nul besoin de lui ? « La police des femmes a un train mystérieux », et l'éducation de la petite Léonor, la seule survivante de ses cinq enfants, est entièrement confiée aux soins de la mère. Ajoutez à cela que la colique qu'il « doit à la libéralité des ans » le tourmente chaque année davantage ; s'il n'y met bon ordre, c'est la pierre à brève échéance, et notre pauvre grand homme a la phobie de l'opération de la taille. Il veut donc voir si les eaux étrangères lui apporteront la guérison que lui ont refusée les eaux des Pyrénées. Montaigne est avant tout physio-thérapeute : l'hygiène et la cure thermale lui paraissent seules efficaces, et ce n'est déjà pas si mal raisonner. Notez aussi que les temps sont troubles. Il faut être pour le bloc royaliste ou dans l'opposition huguenote. Dans les deux camps, ce sont des coups à recevoir, et s'il n'est pas comme Panurge « qui fuyait le grand pas dès qu'il voyait le danger », sa posture est assez délicate. Il tient à ne pas déplaire au Roi, mais il est l'ami des Guises ; — n'a-t-il pas servi d'intermédiaire entre eux et le Roi de Navarre? — De plus, il a un frère et une sœur protestants. Enfin, il n'a plus autour de lui ses amis chers ; toutes ces raisons de santé, de politique et de sentiment le poussent donc hors de chez lui.

Son intention est d'abord d'aller jusqu'en Grèce. Mais le diable, c'est de trouver des compagnons assez libres, assez riches surtout ou assez hardis pour le suivre. Les premiers mois de 1580, il les emploie à recruter des compagnons, — j'allais dire des adhérents pour son voyage. — Son frère, le sire de Mattecoulon, dont l'humeur paraît assez hasardeuse, est le premier qui s'offre à lui ; un allié, M. de Cazalis, accepte également de l'accompagner ; de même le sire du Hautoy, gentilhomme lorrain, qui a dû faire déjà route avec lui. Il a d'autre part une vieille amie, Mme d'Estissac : c'est à elle qu'il a dédié le chapitre « de l'affection des pères aux enfants ». Elle n'hésitera pas à lui confier son fils ; les voyages forment la jeunesse, et que dire d'un voyage avec l'auteur des *Essais !* M. d'Estissac se joint donc au groupe ; nous avons même les lettres de recommandation dont la Reine-mère et Sa Majesté Henri III avaient muni le jeune homme, lettres qui nous expliquent l'accueil particulier réservé partout aux voyageurs. Nous ne blesserons pas l'auteur des *Essais*, peu connus encore, — nous sommes en 1580 et ils viennent de paraître, — en disant que son renom lui servit moins que ses lettres de crédit et son titre de gentilhomme de la chambre du Roi.

Mais quand on appartient à la maison de Sa Majesté très chrétienne, on ne saurait voyager comme un vulgaire manant: une suite [1] convenable est coûteuse, mais elle s'impose ; et puis cela fait bien, le soir, quand on arrive au gîte. En cours de route, la suite est en outre d'une utilité majeure : une troupe nombreuse éloigne les voleurs, c'est de la bonne prophylaxie. La vanité se mêle ici agréablement à l'utile. Et de fait, à part des querelles de valets et de menus incidents avec des malotrus, aucune aventure fâcheuse durant ce long voyage de dix-sept mois huit jours.

Pour une absence si prolongée, de nombreux bagages sont nécessaires. Les « bahuts » ou malles sont largement pourvus de hauts-de-chausses, de bas-de-chausses, qui sont devenus des bas tout court, et que l'on commençait à porter. Il faut aussi de faux hauts-de-chausses, sorte de caleçons en cuir fauve qui servent à ménager l'assiette lorsqu'on a à fournir une traite de huit ou dix heures de cheval. Ensuite viennent les chaussures, bottes, souliers, mules ; les chemises de jour et les chemises de nuit ; les pourpoints, gilets à manches analogues à ceux de nos chasseurs. Contre le mauvais temps on a le manteau ou le collet de cuir, tel le vêtement de nos « chauffeurs » modernes ; le parapluie n'est pas inventé ; et puis, le moyen de s'en servir à cheval ? On a

---

1. Nous savons par le manuscrit de Montaigne qu'il avait emmené son secrétaire, qui lui servait en même temps de valet de chambre. D'après les gens amenés par le sieur de Mattecoulon, on peut inférer approximativement que la caravane se composait d'environ une quinzaine de personnes, dont quatre maîtres.

aussi des casaques, celles-ci fourrées pour l'hiver, — la peau de bique actuelle ; enfin la fraise au col, et sur la tête le chapeau. Celui de voyage est en feutre, avec un ruban de passementerie ; dans les bahuts on a soigneusement serré « l'étuy à bonnet », — notre caisse à chapeau. Cet étui contient le chapeau de velours pour cérémonies, manière de haut-de-forme, mais moins laid.

La façon de voyager est celle qui convient à des gentils-hommes ; on emploiera bien le coche, mais le moins possible. Quant au coche d'eau, il est bon pour les valets. Parlez-nous du cheval ; avec un bon courtaud entre les jambes on fait au moins un peu de chemin, 8 à 10 lieues par jour ; et puis, il n'est pas de meilleur remède contre la colique. Si l'on songe qu'on trottait alors à la française, c'est-à-dire en suivant toutes les réactions du cheval, on trouvera comme moi que la thérapeutique physique de notre Montaigne n'était pas des plus anodines.

Ce serait mal connaître cet homme minutieux que de se figurer qu'il est parti sans un bon viatique. Pour le corporel, il a l'escarcelle bien garnie, si bien même qu'à Rome la perte de sa bourse ne paraît pas autrement l'avoir contrarié. En route, si on lui offre de l'argent, ses précautions sont si bien prises qu'il n'a besoin de l'aide de personne. Pour le spirituel il est moins bien nanti. Sans doute, il a lu force ouvrages traitant des contrées à parcourir, mais tout cela si incomplet ! Ah ! M. Baedeker, quelles grâces vous eût rendues Montaigne si la Providence des voyageurs vous eût fait naître quelques siècles plus tôt ! Il y a bien le Münster, l'atlas Schrader de l'époque ; seulement allez donc trimballer un in-folio dans vos fontes ! Trop souvent la caravane sera en proie aux exactions des guides ; toutefois ce sont là les ennuis inséparables du voyage. Ceux-là, nous les connaissons moins, mais nous en avons d'autres.

Quoi qu'il en soit, voici nos gens équipés ; les chevaux sont sellés, les mules chargées ; chacun a fait ses adieux aux siens, et Montaigne, qui est bon époux et bon père, a dû être particulièrement tendre. On est au 22 juin et la saison, exceptionnellement chaude, promet de belles journées.

On va d'abord au siège de La Fère, où l'on a quelques
amis à voir, puis de là, à Beaumont-sur-Oise. Tout ce trajet
dure assez longtemps, car le manuscrit, auquel il ne manque
que deux feuillets, débute à la date du 5 septembre 1580,
C'est Meaux qui en réalité marque la première étape. On est
parti dès le matin ; les montures, suivant la coutume de
Montaigne, ont reçu avant le départ une forte ration d'avoine.
Pour lui, il se contente d'un morceau de pain qu'il mange à
cheval, soit sec, soit avec du raisin cueilli dans les vignes
qui bordent la route.

II

Qu'on n'attende pas du voyageur des récits magnifiques ;
ce sont les choses les plus simples qui souvent le retiennent.
Par exemple, en tous pays il s'inquiétera de la façon de faire
tourner la broche ; c'est pour lui un détail d'importance.
Enfin il ne passe pas un jour et ne fait grâce d'aucun denier ;
n'est-ce pas là un bel exemple de constance et de minutie ?
Les questions de médecine le retiennent avant toute chose ;
je serai le dernier à m'en plaindre : faute de son incursion
dans notre art, je n'eusse peut-être pas osé rédiger cette
modeste esquisse.

Il n'importe d'ailleurs, nous voici à Meaux, où l'on nous
fait visiter la sépulture d'Ogier-le-Danois, un des compagnons
de Charlemagne. Les voyageurs mesurent des squelettes et
apprécient en connaisseurs des épées forgées pour des géants
et « fort détaillées de coups par le tranchant ». Nous touchons ensuite à Épernay, où l'on va rendre visite à un jésuite.
La conversation est d'abord banale, on cause livres. Arrivé au
chapitre de la santé, Montaigne prend feu ; le R. P. vient
de Spa. — A quoi servent les eaux ? à quelle dose les prend-
on ? Combien dure le traitement ? Et le jésuite, très ferré, de
raconter des merveilles. Il a fait des expériences et « a veu
que les grenouilles et aultres petites bestes qu'on y jette meu
rent incontinent ». Mais l'homme qui n'est pas un animal de
laboratoire, — on l'a peut-être un peu oublié depuis, — s'en
accommode fort bien.

A Vitry-le-François, nous sommes en pleins potins et l'on nous régale d'histoires peu morales dont l'une finit très mal. Celle-ci a trait à une association de jeunes filles, qui « s'étant vestues en mâles » s'étaient mariées dûment et légitimement avec d'autres filles. Tout cela méritait la corde, et la justice de Chaumont ne manque pas d'y pourvoir. — Le xvie siècle était un temps où le vice était encore puni. — L'autre histoire, « c'est d'un homme encore vivant qui a esté fille jusqu'à l'âge de vingt-deux ans, sous le nom de Marie. Un jour, faisant effort à un saut, ses outils virils se produisirent », et Marie fut appelée Germain. « Ambroise Paré a mis ce conte dans son livre de chirurgie », il est ainsi très certain. Et c'est pourquoi il y a encore à Vitry « une chanson ordinaire en la bouche des filles où elles s'entr'advertissent de ne plus faire de grandes enjambées, de peur de devenir mâles comme Marie-Germain. » — Elles en avaient de bonnes, les pastourelles de Vitry !

Nous passons rapidement à Bar-le-Duc, Vaucouleurs, pour nous arrêter un instant à Domrémy, « d'où était native cette fameuse pucelle d'Orléans qui se nommait Jeanne Day ou Dallis. Le devant de la maisonnette où elle naquit est toute peinte de ses gestes, mais l'âge en a fort corrompu la peinture. Il y a aussi un arbre le long d'une vigne, que l'on nomme l'arbre de la Pucelle, qui n'a nulle autre chose à remarquer... » Et c'est tout. Aucune trace d'émotion, la délicieuse légende n'est pas née encore. Il fallait pour la faire éclore l'exaltation puissante et sourde de la pensée populaire. Avant le xixe siècle, Louis XI seul peut-être avait compris l'épopée triomphante et tragique vécue par la vierge guerrière !

Nos gentilshommes furent sans doute plus émus en visitant l'église des Cordeliers de Neufchâteau, où un Du Châtelet voulut être enterré tout debout dans le creux d'un pilier afin que jamais vilain ne passât sur son ventre. A Mirecourt, nous admirons un couvent de filles nobles et nous apprenons que Montaigne a la colique. Cet accident le décide à filer sur Plombières, *Plommières*, comme il dit, où nous arrivons le 15 septembre à 2 heures de l'après-midi. Bêtes et gens vont y demeurer onze jours durant. Bien entendu, le malade ne consulte aucun médecin. Les baigneurs du commun, ceux qui se traitent suivant les règles de l'art, prennent deux ou trois bains par jour ; ils s'y font même apporter leurs repas. Ils boivent peu, et seulement après s'être purgés. Montaigne, au grand ahurissement de ses voisins, chambarde toutes les méthodes, et il a grandement raison à notre point de vue puisque ses procédés sont à peu près les mêmes que ceux mis en usage récemment à Évian, à Vichy ou à Aix. Il ne suffit pas, en effet, de se traiter par l'extérieur, le lessivage interne du rein est le complément indispensable du traitement externe. Donc il ne prend pas médecine, il se contente d'absorber à jeun neuf grands verres d'eau. Celle du « Being de la Reine » lui plaît assez, avec « son goût de régalisse ». Il ne prend le bain que tous les deux jours et y séjourne seulement une heure. Après le bain, il se fait suer doucement. Ce jour-là, il se couche sans souper. Son traitement commence à 7 heures et finit à midi. « Il n'y connut d'autre effet que d'uriner. L'appétit, il l'eut bon, de même le sommeil et le ventre. » Les deuxième et troisième jours, il rend deux petits cailloux, et le sixième il a une crise de coliques qui dure quatre heures. C'était sans doute, dit-il, une pierre qui franchissait les urethères et le bas-ventre. Cette pierre-là a dû rester dans la vessie, et cela ne laisse pas que de le préoccuper.

Ce qu'il admire le plus à Plombières, qui par ailleurs lui rappelle Bagnères-de-Bigorre, c'est la grande piscine « fort ancienne et bâtie en forme ovale ». C'est plaisir d'y voir « grenouiller » les enfants. Les sexes y sont mêlés ; néanmoins tout s'y passe fort modestement.

L'hôtel est parfait. Il loge « A l'Ange ». L'hôtesse a une cuisine excellente, et, ce qui ne gâte rien, elle connaît parfaitement son protocole. Courbettes et ragoûts sont de tout point à sa convenance, et combien il regrette de n'avoir pas avec lui son cuisinier ! Quelles bonnes recettes il eût rapportées ! Il y a quelques années, la clientèle de « Plommières » n'était pas très choisie ; on y voyait surtout de ces lourdauds d'Allemands qui ne comprennent pas un mot de notre langue. Mais, — est-ce grâce à la réclame ? — la saison de 1580 avait vu accourir une foule de Français et Montaigne, très liant, s'accommodait fort de tous ses voisins de table.

Son appartement était très confortable, chaque pièce desservie par une galerie extérieure ; ainsi, il pouvait s'isoler des fâcheux ou des voisins trop turbulents. Sa vie s'y passait calme. Cependant, il y a bien à Plombières, — où n'y en a-t-il pas ? — quelques « cocottes », passez-moi le modernisme du mot. Mais le Gouverneur, M. de Reinach, les tient soigneusement sous l'œil ; il a même promulgué contre elles un arrêté que bien des villes d'eaux modernes que je sais gagneraient à s'approprier. Cet arrêté a plu à Montaigne, car il le cite tout au long. Il a, au surplus, été publié un peu partout.

En partant, notre gentilhomme tient à faire les choses convenablement. Aux valets il distribue des pourboires, et à sa bonne hôtesse il remet un écusson où il a fait peindre ses armoiries, « que ladite dame fit curieusement attacher à la muraille par le dehors ». Et cela lui coûta bien un écu.

Le 27 septembre, on couche au couvent de Remiremont. Ah ! le bon pays, la bonne abbesse, surtout, qui le régale de perdreaux, mauvais peut-être pour la gravelle, mais si doux au palais ! Simple arrêt à Bussang, dont les eaux ne sont pas connues, et séjour à Mulhouse. Voilà au moins un gîte fameux. L'hôte de « La Rose », qui vous sert à table, est un des grands personnages de la ville. Membre du Conseil des Échevins, il est comblé d'honneurs, et cela ne l'empêche pas de pourvoir à tous les besoins de sa clientèle. M. Marguery, officier de la Légion d'honneur, ne fait pas mieux de nos jours. Et puis, parlez-moi de la tolérance des gens de Mulhouse. Pour être huguenot on n'en sert pas moins bien son Roi : catholiques et protestants, loin de se traiter en ennemis comme ailleurs, se marient entre eux à l'envi ; tout le monde vit d'accord. Doux pays !

Bâle est une ville plaisante, grande deux fois comme Blois. Ici une surprise : Comme on était à dîner, arrivent en grand cortège les officiers de la Seigneurie pour présenter du vin à leurs hôtes — le vin d'honneur que nous voyons, toutes les semaines, offrir à nos ministres en déplacement. Il y eut force harangues ; Montaigne, qui est le Landouzy de la cara-

vane, érudit, primesautier, imagé, jamais pris de court,
éblouit successivement la Suisse, l'Allemagne et l'Italie de sa
pétillante verve. La première visite des voyageurs est pour
le médecin Félix Plater, dont ils admirent l'herbier et les
pièces d'anatomie. Ils assistent ensuite à une opération.
« Nous y vîmes tailler un petit enfant pour une hernie ombi-
licale, qui fut traitée bien rudement par le chirurgien. » Si
le spectacle de cette opération déplut, en revanche la bibliothèque eut tous les suffrages, « et aussi les vitres qui sont
aux fenestres de toutes les plus petites maisons et en reçoivent grand ornement au dedans et au dehors ». Il n'y a que
les Suisses, pour le confortable ; eux seuls, avec leurs grands
poêles de faïence, savent se chauffer. Et puis, parlez-moi de
l'hygiène : pas de rideaux aux lits ; on y dort les fenêtres
ouvertes, tout y est luisant comme dans les chambres du
Touring ; « voire les murs sont tendus de pièces de toile,
pour qu'en crachant on ne salisse pas la muraille » ! Et que
dire de la cuisine ? En bon arthritique, notre homme aime
précisément tout ce qui est défendu. Comme je l'ai dit, c'est
là qu'il connaît et apprécie la douceur des longs repas pro-
pices aux digestions faciles.

Baden le retint ensuite. Là, tout est grand, on se croirait
de nos jours à New-York. Dans l'hôtel où il est descendu, il
y a, le soir de son arrivée, cent cinquante lits d'occupés. On
y compte onze cuisines, et comme tout cela n'est pas suffisant, l'hôte vient de faire construire une annexe de cinquante chambres.

L'établissement thermal est admirablement installé, mais
l'eau lui déplaît à boire ; elle contient « trop de filandres
menues », de la barègine sans doute. Aussi ne fait-il qu'une
petite cure. L'eau ne lui a d'ailleurs pas réussi, « il la rendait toute par le derrière, et lui semblait qu'elle se tournait en
aliments. » Le service de l'hôtel est parfait : il y a un valet
et une femme de chambre pour chaque appartement, luxe
rare sans doute pour l'époque. Les chambres sont si bien
chauffées qu'on n'a pas besoin d'avoir le chef couvert. Montaigne essaye à Baden de nouer quelques intrigues politiques
pour le service du Roi. Mais tout cela ne lui réussit guère, il

doit se rabattre sur la religion, la cuisine ou la médecine ;
c'est d'ailleurs son chapelet. Aussi se déplaît-il rapidement dans cette ville ; mais les prix y sont si élevés !
Et si encore on se contentait des notes salées ! « mais il
n'est friponneries qu'ils n'y ajoutent suivant leur habitude. »

Il file donc à Schaffhouse. Il eût bien voulu pousser une
pointe à Zurich, mais la peste y régnait et c'était une maladie dont il ne se souciait guère, on le sait. A Schaffhouse, dont
le bourgmestre a été l'hôte de la Cour, on organise force
cérémonies en l'honneur des nobles Français. Montaigne,
tout à son affaire, toaste sans cesse. « Il y eut de nombreux
discours et fort cérémonieux. » Pas un mot des chutes du
Rhin ; la seule chose qui l'a frappé, c'est une grue pour
décharger les lourds fardeaux des charrettes. Chez nous cette
belle machine est encore inconnue. Comme les Français
sont en retard sur les étrangers !

A Constance, incident fâcheux, l'hôte de « L'Aigle » est un
grossier personnage, il n'est pas à recommander. Il fallut
aller s'expliquer au poste. Après ce trait de « la fierté barbare allemanesque » on alla loger au « Brochet », la maison
d'en face, où l'on fut reçu à bras ouverts. La petite mésaventure, peu importante — une querelle de valet et de guide, —
s'explique aisément par les mœurs un peu farouches de la
contrée. Montaigne les souligne de ce détail : quand on veut
faire honneur à quelqu'un, on lui laisse toujours sa droite
libre « afin de lui permettre de mettre aisément la main aux
armes. »

A Lindau on se plut davantage. Ici notre Gascon cherche
à interviewer le ministre sur la situation politique du pays.
Mais l'Allemand sur ses gardes reste bouche close. En revanche, il fait aux gentilshommes les honneurs du pays. Hélas !
ce qui frappe surtout nos Français, ce sont « des vergettes
de poils, de quoi ils époussettent leurs bancs et tables ». Ces
balais de crin les enthousiasment ; de même la cuisine qui
est succulente : bécasses, perdreaux, tout y est à foison. Les
truites sont si abondantes qu'on en est rebuté ; le foie seul
en est apprécié, on l'accommode fort bien. Par exemple, la vie

est chère ; ainsi, le vin se paie à part. — Quand je vous dis que rien ne change !

En vérité, ces Allemands n'ont pas leurs pareils pour enfler une note. Ils font payer l'étable des chevaux, l'avoine, le foin, les valets ; on n'en a jamais fini. Et puis les lits sont mauvais ; impossible d'obtenir une bouillotte ou de faire chauffer sa chemise de nuit. « C'était même la plus grande querelle que nous eussions par les logis. »

A Augsbourg, une aubaine : nos gentilshommes sont pris pour barons et chevaliers, « ce qui servit à les faire honorer davantage ». Montaigne se garde bien de détromper ses hôtes ; et c'est pourquoi chacun s'empresse. On organisa pour eux « un assaut où l'on joua du poignard, de l'épée à deux mains, du bâton à deux bouts et du braquemard, tout cela très magnifique ». Par exemple, un manque de tact : nos gentilshommes avaient dû payer l'entrée, et ils trouvent cela de mauvais goût. Pour des gens de leur sorte on eût bien pu disposer de quelques billets de faveur.

A Lindau, le vin est frappé d'un impôt ; les aubergistes payent soixante florins pour leur consommation annuelle, les particuliers, trente.

Mais voici Munich, où nous apprenons comment se fait la choucroute. Au moment où la caravane y arrive, les villages environnants sont en révolution. Les jésuites viennent, en effet, d'interdire aux prêtres d'entretenir chez eux des concubines, cela sous grandes peines. « Et à les en voir plaindre, il semble qu'anciennement cela leur fût si toléré qu'ils en usaient comme de choses légitimes, et sont encore après à faire là-dessus des remontrances à leur Duc [1]. »

A Mitevol, aux approches d'Inspruck, il se félicite d'avoir mangé d'excellentes châtaignes, les premières qu'on leur eût servies en Allemagne, et toutes crues. Entre temps, le récit de quelques miracles, racontés négligemment. Ce sont sujets qu'on risque à approfondir : s'il est désagréable de passer pour naïf, il peut être dangereux d'être taxé de sceptique.

---

1. Je pense ne froisser personne en rappelant que, durant tout le moyen âge, le concubinage des prêtres était de mœurs courantes dans presque tous les villages de France.

La campagne est ici la plus admirable qu'on ait vue. Les voyageurs vont-ils, enfin, regarder autour d'eux ? Tantôt, dit à peu près le journal, les montagnes se resserrent au point de se presser, tantôt elles s'élargissent pour découvrir des plaines étagées et toutes piquées d'églises, de gentilhommières et de maisons. Toute la vallée est égayée par le Danube, et c'est délicieux. Inspruck lui plaît, surtout parce qu'il y trouve du linge à son goût : de belles serviettes garnies de dentelles. Les viandes y sont également très bien préparées et la cuisine serait parfaite si l'on n'avait la fâcheuse habitude de les présenter pêle-mêle sur le même plat avec le poisson.

Décidément le Tyrol l'enchante, — et comme je le comprends ! — S'il avait à y promener sa fille, qui n'a que huit ans, « il l'aimerait autant dans ce chemin qu'en une allée de son jardin ». Mais si les campagnes sont riantes, les habitants sont plutôt renfrognés. Ainsi, l'archiduc Don Juan d'Autriche refuse carrément de recevoir nos voyageurs. Comme ils insistent, on leur fait savoir assez brutalement que Monseigneur n'aime pas à frayer avec les amis du Roi de France. — Et allez donc ! Par contre, aux environs de Trente, on régale toute la troupe d'œufs pochés au beurre comme on ques on n'en mangea en Gascogne. Ah ! les bons œufs ! Le bon pain surtout ! Le malheur, c'est que la gravelle recommence à travailler notre malade ; il rend une pierre de moyenne grosseur, celle de Plombières, à son dire, et force sable. Cela ne l'empêcha pas, bien qu'il fût morfondu, d'allonger la traite, estimant être plus soulagé à cheval qu'il ne l'eût été ailleurs.

Ici nous quittons l'Allemagne, et Montaigne tient à écrire ses impressions générales à François Hottman, un ami laissé à Bâle. Tout serait parfait, lui dit-il, sans les notes des hôteliers et la mauvaise foi des guides qui « dichotomisent » avec tout le monde et prélèvent un impôt sur toutes choses. Comme tous les Français, il est toujours disposé à trouver bien ce que font les étrangers, mais l'admiration a des bornes, n'est-ce pas ?

A Brixen nous touchons à l'Italie ; on arrive à Trente, la ville du Concile, qui prit fin en 1553. La cathédrale est admirable, les peintures somptueuses, les automates, qui chantent

l'office, ingénieux au possible. Par exemple, rien ne surpasse
le château, où Montaigne s'extasie devant deux cheminées,
les plus belles du monde, et un plafond qui représente un
« Triomphe nocturne », — vraisemblablement une Fête de
nuit.

L'hôtel de « La Rose » est à recommander, et Montaigne
n'y manque pas. Tout lui plaît, d'ailleurs, pourvu que ses camarades obéissent à sa fantaisie et le laissent s'arrêter où il
se trouve bien. Au moment de franchir la frontière, la caravane se sépare de sa suite, qui va descendre l'Adige jusqu'à
Vérone par le coche d'eau. C'est là que nous retrouverons
tout à l'heure nos gentilshommes. Montaigne a organisé admirablement son voyage ; ce ne sont pas les capitales qu'il
recherche, « il n'y a aucun laquais qui ne puisse donner des
nouvelles de Rome, de Florence ou de Ferrare », ce sont les
petites villes qui sont surtout curieuses à explorer. J'ajoute-
rai que si les notes prises en Allemagne sont plutôt terre-à-
terre, celles de la seconde partie du voyage se haussent un
peu de ton. Ici on foule une terre sacrée ; les hôtes sont
illustres et accueillants. Nous allons échanger la tenue né-
gligée du touriste contre les habits cérémonieux de l'homme
de Cour. La pensée va se faire plus délicate, le langage plus
châtié. On parlera toujours médecine, certes, on inspectera
toujours le fond du vase, mais on regardera mieux vivre les
hommes.

III

On n'est jamais trahi que par les siens, affirme la sagesse
des nations ; et comme elle a raison ! Ainsi voyez Montaigne ;
quand il écrivait son journal de Voyage, il pensait simplement satisfaire à une manie familière aux hypocondriaques
de tous les temps et plus particulièrement commune aux xvie
et xviie siècles; jadis, en effet, les honnestes gens ne se plai-
saient-ils pas à rédiger au jour le jour leur livre de raison ?
Le grand analyste était trop fin pour ignorer que l'examen
assidu de ses sédiments urinaires n'ajouterait rien à sa gloire;

il avait trop de goût pour ne pas comprendre que l'on se lasse vite d'entendre un homme,—fût-ce un grand homme— discourir sur son vase de nuit. Enfin mieux que personne il connaissait les artifices dont il faut s'embellir si l'on veut se présenter décemment : jamais favori du public ne s'offrit à la foule en délire au saut du lit, les cheveux hérissés et la barbe mal faite. Si Montaigne eût voulu publier ses notes de voyage, il les eût arrangées et ciselées comme il en avait coutume ; le soin relatif apporté à leur rédaction prouve surabondamment qu'elles ne devaient jamais voir le jour. Seulement notre homme avait des amoureux, et ce sont eux qui l'ont trahi en publiant son auto-observation médicale ; trahison heureuse sans doute, le compère est toujours intéressant, même si nous le surprenons en déshabillé ; trahison innocente aussi, mais à condition que nous ne lui fassions pas de reproches sur sa mise.

Les fervents du grand penseur, — M. le professeur Landouzy, entre autres, — ne peuvent cependant s'empêcher de regretter qu'il n'ait pas su mieux voir l'Italie ; ils lui en veulent presque d'avoir tout rapporté à son moi haïssable. Son journal est un monologue où nous voudrions, disent-ils, retrouver chemin faisant le reflet de nos goûts et de nos antipathies, de nos peines et de nos joies ; et partout nous ne retrouvons que lui. C'est là le grand grief de Stendhal et de Chateaubriand. J'avoue, en effet, que la mélancolie de Sienne, la grâce de Florence, la magnificence de Rome ne l'ont guère touché. La lagune avec son sable doré comme les cheveux des Vénitiennes, la terre sacrée où dorment les Césars, l'ont vu passer sans qu'un souffle d'émoi ridât son âme indifférente. Tout cela, je l'avoue ; mais que voulez-vous ! il faut le prendre comme il est. Pour ceux qui pensent, la vie est une comédie ; elle est une tragédie pour ceux qui sentent. Montaigne pense plus qu'il ne sent, c'est un être de raison plutôt que de sentiment. N'allons donc pas lui demander l'ornementé et le délicat de notre filigrane intellectuel. Je sais bien que Gœthe revint de Rome mûri, transformé, plus Gœthe. Balzac — l'ancien — gardait toujours, lui aussi, pour la Ville un souvenir dévot. Il n'en est pas moins vrai qu'au xvie siècle, je ne vois personne à même de comprendre les liens qui réunissent tous les arts, de sentir quelle action l'architecte, le peintre, le sculpteur peuvent avoir sur les esprits de leur temps [1].

A cette époque, l'art est un délassement, on ne lui reconnaît aucune influence civilisatrice. Ajoutez à cela les différences de mentalité. Alors, les centres antérieurs et pariétaux entrent surtout en jeu ; dans la vie courante, peu de place pour le sentiment. C'est l'époque des luttes sanglantes, des grands coups d'estoc. Pas de centres d'arrêt dans le cerveau, rien en tout cas qui ressemble à nos neurones compliqués et déjà vieux. Un homme vous heurte-t-il, le réflexe vous a soudain mis l'épée à la main [2]. Aujourd'hui, on ratiocine tellement sur toutes choses que l'action est aussi lente que la cérébration complexe. Faut-il s'étonner si nous sentons plus vivement, si nous savons mieux exprimer ce que nous sentons ? Dans les récits de Montaigne, pas de couleur, pas de ciel bleu ou gris, pas de toile de fond, rien du machinisme descriptif moderne, en un mot. Les notes se suivent, sèches et impersonnelles ; et, malgré tout, elles ont un petit goût piquant si agréable !

En voyage, il y a en nous deux hommes, l'un qui pense, se tend, réfléchit, discute, analyse, l'autre qui boit, mange, satisfait aux nécessités urgentes : chez Montaigne, c'est le second personnage qui l'emporte ; mais il était malade, donc rien là qui doive surprendre. Faut-il dire aussi que les œuvres d'art sont appréciées différemment suivant les époques ? Sans doute, Michel-Ange le sublime, Raphaël le divin, Léonard l'universel, tous ces grands monstres passionnés de la Renaissance, trouvèrent de leur vivant des adorateurs. Mais les dévôts qui se prosternaient à leurs pieds, séduits par leur charme, domptés par leur force, faisaient-ils la même prière que nous ? Il ne semble pas, à lire Vasari.

Je voudrais aussi faire valoir des raisons plus humbles.

---

1. Voir *Montaigne et ses amis*, par M. Paul Bonnefon, bibliothécaire de l'Arsenal. 2 vol. Paris, 1898.

2. Lire à ce sujet Brantôme, *Discours sur les Duels*. Paris, édition Lemerre.

Reportons-nous au manque de confortable, aux mauvaises conditions où se trouvaient les voyageurs du xviᵉ siècle, et nous comprendrons pourquoi tel détail, jugé puéril aujourd'hui, était alors de première importance. On allait à cheval, et tous ceux qui ont fait des étapes savent la torpeur où l'on glisse lorsque toute une journée on a sauté et ressauté sur la selle. Je sais pour ma part un gré infini à Montaigne d'avoir si bien vu le paysage toscan ou la campagne romaine. La Fontaine et Rabelais seuls peut-être avant lui avaient regardé autour d'eux ; et encore le fabuliste ne voyait-il du paysage que les coins où il campait ses petits animaux astucieux, bavards, fripons, pareils aux hommes. Quand il allait à Mantes par le coche, s'il n'avait à ses côtés quelque voisine accorte à qu « faire du pied » il dormait à poings fermés. Et puis, pourquoi oublier la loi commune ? On l'a dit bien avant moi, un stage est nécessaire à toute chose pour dégager sa vérité et sa beauté : « Ville, tableau, poème, fleurs qui n'acquièrent leur éclat et leur parfum qu'après un long séjour dans l'herbier. »

Si je ne craignais d'encourir d'affectueux reproches, je vous rappellerais enfin que l'homme sensible, fils de Rousseau et du xviiiᵉ siècle, était un animal inconnu du temps de Montaigne. C'est le petit rêveur des Charmettes qui nous a enseigné l'art de faire passer les vibrations de notre moi dans l'âme d'autrui. Quand nous trouvons une chose belle aujourd'hui, combien de fois ne nous mettons-nous pas en scène ? N'est-ce pas le plus souvent notre personne que nous interposons comme un écran entre l'objet de notre enthousiasme et le lecteur ? Ces artifices, on les ignorait au temps des *Essais*.

Enfin si Montaigne ressemble trop à ces clients des agences qui passent comme des troupeaux innocents au pied des plus sublimes monuments, nous devons malgré tout lui garder notre reconnaissance puisque, même en déshabillé, il prête à la discussion, puisque là encore chacun le goûte à sa façon. Si l'on venait demander aux meilleurs d'entre nous, aux plus avisés, de raisonner congrûment sur l'évolution qui entraîne notre art, en est-il beaucoup qui répondraient sans crainte ? Le terrain où nous luttons est si mouvant, tant de tombeaux

jalonnent notre route ! à peine si l'on peut faire le point, à
peine si l'on peut prévoir où le destin nous traîne ! Si la juste
connaissance de notre milieu et de notre temps nous est
défendue, pourquoi l'exiger d'un malade qui écrit pour lui,
pour lui seul? Ah ! le pauvre être souffrant, comme il entrerait en fureur, lui si indulgent d'habitude, s'il pouvait connaître les reproches que lui a valus l'insouciance de sa petite
Léonor ! Cette enfant terrible, non contente de disperser au
quatre vents sa « librairie », ne commit-elle point la pire des
fautes en ne célant pas mieux le journal de voyage ? Certaines femmes, a écrit Montaigne, sont peu capables d'amitié. Sa fille s'est chargée de vérifier cette parole ; il est vrai
que la pécore pourrait nous clore le bec, à nous qui profitons
de l'aubaine, en nous rappelant qu'on ne peut contenter tout
le monde et son père ! Ceci dit en manière de préambule et
de plaidoyer, pénétrons dans Vérone avec la caravane.

IV

Nos voyageurs ont une excellente habitude, et je vous la
recommande : le premier monument qu'ils visitent en arrivant dans une ville, c'est l'église. N'est-ce pas là que se conservent les traditions et que l'on peut saisir sur le vif les
manifestations locales de l'art ? N'est-ce pas là aussi que l'on
prend une idée de la foule et de son caractère ? Ce qui les
frappe chez les Véronais, c'est leur façon de se tenir durant
les offices. Le dos tourné à l'autel, ils causent entre eux de
leurs affaires; un peu plus ils joueraient aux dés. Comme
cela tranche avec la gravité des églises ou des temples d'Allemagne! Comme au premier coup d'œil on saisit la différence des tempéraments et des mœurs ! Les ruines des
Arènes intéressent aussi beaucoup Montaigne, non qu'il
cherche à remuer la poussière du passé, ce n'est point son
fait ; mais dans cette enceinte magnifique ont lieu des réunions « sportives ». L'Italie est alors la maîtresse des arts
de la guerre et ce lui est un vrai plaisir de voir les gentilshommes courir la bague ou faire assaut de l'épée.

Vicenze serait une belle ville, mais que de Jésuites, mon
Dieu! Et cette race-là, nos Français ne l'aiment guère! On
en voit partout : les uns vendent des parfums, les autres des
médicaments, au grand dam des apothicaires; tous tiennent
l'article indulgence. « Ils ont boutiques d'eaux, de quoi ils
font boutique et vente publique, et en eûmes deux fioles de
senteur pour un écu ; ils en font des médicinales pour toutes
maladies. »

Padoue est le centre d'écoles d'équitation célèbres dans
l'univers entier ; les Français y vivent en grand nombre,
tous groupés et menant la même existence que chez eux.
Grosse faute, remarque Montaigne; jamais nos gentilshommes ne connaîtront l'étranger. La ville est « très ornée de
sculptures ». Voici le visage du cardinal Bembo, « qui montre la douceur de ses mœurs et je ne sais quoi de la gentillesse de son esprit. » Nous admirons aussi un buste superbe
de Tite-Live, « maigre, représentant un homme studieux et
mélancolique, ouvrage ancien auquel il ne manque que la
parole ».

A Chaffousine, on se met sur l'eau pour se rendre à
Venise ; on y arrive à l'heure du souper. La caravane qui, je
le rappelle, se composait, outre Montaigne, de son frère
M. de Mattecoulon, de son allié le sire de Cazalis, de
M. d'Estissac et du sieur du Hautoy, gentilhomme lorrain,
plus un nombreux domestique, est reçue par M. de Ferrier,
ambassadeur du Roy. Ce M. de Ferrier a évidemment la
meilleure volonté du monde, mais comme il est prudent !
Ne l'interrogez pas sur les mœurs des hommes et le charme
des femmes, il n'a rien vu, rien entendu, c'est un vrai diplo-
mate.

Venise est comme ces femmes dont la beauté suscite à la
fois l'enthousiasme et la critique, mais qui ne laissent personne indifférent. Au premier aspect, Montaigne la trouve
« autre qu'il ne l'avait imaginée et un peu moins admirable ».
Evidemment, on le sent sur la défensive ; mais rassurez-
vous, pour lui comme pour les autres, le charme va opérer.
Au moment où la gondole de nos Français aborde à la Piaz-
zetta, la Sérénissime République est à son apogée. C'est elle

qui a été le vrai champion de la Chrétienté dans la lutte
contre les Turcs, et tout le bénéfice moral de la victoire de
Lépante (1571) lui est revenu. Tout récemment, grâce à
l'habileté de son doge, le vieux Nicolo da Ponte, elle accueillit triomphalement Henri III, qui furtivement venait de quitter son royaume de Pologne. Cette réception éclatante de
S. M. très chrétienne a été un vrai coup de maître, puisque
d'un Prince hier fugitif elle a fait un Roi. Le Pape et les
puissances auront beau ensuite reconnaître le Valois comme
successeur de son frère Charles IX, c'est Venise qui l'aura
fêté la première, qui l'aura consacré, lui aura donné l'inves-
titure. Mais d'après une loi vieille comme le monde, tout
succès par les armes, tout triomphe dans la politique,
entraîne fatalement la prépondérance économique. La prospérité de Venise, alors, est donc inouïe. C'est le grand centre du commerce mondial ; balancelles espagnoles, galères
turques, barques frétées par les Juifs, mille flottes bario-
lées viennent à chaque instant apporter les produits de
l'Orient aux Vénitiens qui les dirigent ensuite sur l'Europe.
La cité que nous voyons aujourd'hui assoupie sur les bords
de sa lagune, c'est Venise la morte ; au temps de Montaigne, c'était Venise la triomphante, pleine de vie, d'intrigues,
de volupté et de sang.

« C'est une humeur de gens bien soupçonneuse », lui a
dit M. de Ferrier, notre ambassadeur, et l'on ne peut parler
deux fois à la même personne. Nos Gascons ne sont pas pour
s'embarrasser de cette mise à l'index ; ils se mêlent « à la
presse des peuples estrangiers », grimpent sur le Campanile,
admirent Saint-Marc, vont voir les femmes, bref, accomplissent tous les rites familiers aux clients des Agences Cook.

Entre temps, le neuro-arthritisme apporte sa diversion.
Dès son arrivée, Montaigne rend deux pierres et beaucoup
de sable. Aucun de ces plaisirs, d'ailleurs, qui ne soit troublé par le heurt d'un caillou contre la paroi du vase : la
colique est toujours à la cantonade. Mais la gravelle ne saurait nuire aux distractions. A nous la grande tenue pour visiter les courtisanes ; ne sont-elles pas les plus renommées de
l'Europe ? Depuis Athènes et le siècle de Périclès, on n'a peut-

être jamais vu tant de charmes, tant de luxe, tant de beauté·
Notre gentilhomme, cependant, n'y trouve pas son type,
« elles n'ont point cette fameuse beauté qu'on leur attribue » ;
la quantité l'étonne plutôt que la qualité. Les femmes de
Venise sont peu faites, d'ailleurs, pour plaire aux Français.
Chez nous, depuis François Ier, elles ont leur place à la Cour.
La plupart sont des lettrées et des artistes, Catherine de
Médicis, par exemple, et toutes les Valois ; presque toutes
sont des Mécènes, en tout cas, ce sont des êtres de pensée. A
Venise, le rôle de la femme est à peu près nul. Les Dames
du monde, *matronæ honestiores*, comme disent les Archives
de la Sérénissime, vivent cloîtrées, telles les Sultanes du
Harem. Elles ne sortent que pour aller à la messe et on ne
leur donne le droit de se montrer parées que s'il faut éblouir
un illustre visiteur. Pour ne pas être obligés de les surveiller, les maris ont suscité la mode des patins, véritables
échasses de deux pieds de haut. Avec cette chaussure, impossible de marcher longtemps, impossible surtout de sortir
sans être appuyée sur l'épaule de deux suivantes. On le voit,
rien de plus habile que ces commerçants ; ailleurs, les maris
maudissent la mode, eux la font tourner à leur profit. Comme
un compatriote de Montaigne, fort galant homme, parlait un
jour à un Vénitien de l'incommodité des patins : « Ils sont
encore trop commodes, répondit le jaloux ! *Pur troppo com-
modi, pur troppo !* »

Donc, à proprement parler, l'honnête femme n'existe pas
pour l'étranger. La courtisane, au contraire, abonde. Quand
on a conclu de bons marchés durant la journée, où peut-on
mieux employer ses loisirs qu'auprès des femmes ? C'est chez
elles que Turcs, Génois, Français, Allemands, se donnent
rendez-vous. On y joue, on y festoie ; c'est un luxe inouï, mais
rien de sérieux. En fait d'intrigues, le Conseil des Dix, qui
dans l'ombre veille, ne tolère que l'intrigue amoureuse [1].
Comme de nos jours, la courtisane cherche partout à s'exhiber aux côtés de la mère de famille. Elle n'y réussit que trop,
si l'on s'en rapporte aux édits des provéditeurs. De son côté,

---

1. Voir Charles Yriarte. *La vie d'un praticien de Venise au XVIe siècle.*

Montaigne se montre fort scandalisé « de ce que plusieurs de la noblesse ont des courtisanes à leurs dépens, au veu et au sceu de chacun. » Ce sont ces femmes entretenues qui font surtout le brillant de Venise. L'Arétin vient de les célébrer dans ses Dialogues: les *Raggionamenti*; Véronèse, Le Titien, en ont peuplé leurs tableaux. Brunes de nature, elles savent se rendre blondes, de ce blond acajou si doux à l'œil. Le matin à peines vêtues, on les voit à leur balcon, le chef couvert d'un chapeau à larges ailes, sans fond, et d'où émergent leurs cheveux humides de teinture, qu'elles font sécher ainsi des heures durant au soleil. Leur costume est celui des Parisiennes ; mais grâce à un arrangement spécial, elles peuvent, d'un simple geste, entr'ouvrir leur jupe et montrer à leurs admirateurs ce que les femmes ont de plus beau en tous pays : la ligne qui ondule des seins aux hanches et aux genoux. Tous les ans, le jour de l'Ascension, on expose aux *mercerie* « la Poupée », sorte de mannequin vêtu à la dernière mode des Dames de la Cour de France. Chaque Vénitienne copie les ajustements qui lui plaisent et les adapte à son genre de beauté.

La première visite reçue à Venise, par Montaigne, est celle du messager de Veronica Franca, courtisane par état et poétesse à ses heures, qui lui envoie le dernier livre qu'elle vient de publier. Cette aimable personne est célèbre ; elle a récemment dédié des sonnets à Henri III, et il les a fort bien accueillis. Le Français entend ne pas être trop au-dessous de son Prince ; il prend le volume et remet au porteur deux écus d'or : c'est le taux fixé par la belle pour le don de ses faveurs intimes. Montaigne signifie ainsi à Véronica qu'il fait autant de cas des dons de l'esprit que de l'abandon du corps. Mais sous cette galanterie apparente ne sentez-vous pas toute l'insolence du gentilhomme ?

Toutefois notre homme eût été changé en route, si les femmes lui avaient fait oublier ses chers bouquins. Il ne manque pas d'aller chez les libraires ; il avait même acheté les ouvrages de mathématiques du cardinal Cusa. Il se promettait de faire d'autres emplettes à son retour à Venise, qu'il comptait revoir longuement. Malheureusement pour nous et

pour lui, les circonstances l'obligèrent à interrompre son
voyage, et au demeurant il a fort mal vu la ville, « la seule,
avec Rome, qu'il lui importât de bien voir en Italie. »

Il la quitte pour visiter les bains sulfureux d'Albano. Quelle
petite station, eu égard à celles des Pyrénées ! L'eau y est
trop chaude et beaucoup trop boueuse; comme, par principe,
il ne comprend le traitement thermal que s'il est appliqué
intus et extra, il ne s'arrête pas à Albano et gagne San Pie-
tro, « dont les eaux sont plus chétives encore et tout cela
fort sauvage . » Ce n'est pas lui qui leur fera de la réclame :
« Jamais ne serais d'avis d'y envoyer mes amis. » Il faut
reconnaître toutefois, pour être juste, que le cardinal d'Este,
« malade des gouttes » est l'hôte assidu de ces Eaux; il y
vient, « pour la commodité des Beings et aussi pour le voisinage des Dames »; — savourez cette remarque, on n'est
pas plus rosse. Nous visitons ensuite Bataglia avec ses
boues. Extraordinaires, ces eaux-là; elles ont non seulement
un goût de soufre, mais encore de salure. Au point de vue
médical, l'installation est originale; on y trouve des étuves
sèches, et les instruments les plus divers pour le traitement
de toutes les articulations. Le malade voudrait bien s'y
fixer, mais tout y est si grossier et maussade ! Nous voilà
donc en route pour Florence. Après un court séjour à Rovigo,
on s'arrête à Ferrare, où nos gentilshommes vont rendre
visite au duc Alphonse d'Este. Le récit de l'audience est
amusant :

« Il envoya un seigneur de sa cour nous recueillir et mener à
son cabinet, où il était avec deux ou trois. Nous passâmes au
travers de plusieurs chambres closes où il y avait plusieurs gentilshommes bien vêtus. On nous fit entrer. Nous trouvâmes le
duc debout contre une table, qui nous attendait. Il mit la main
au bonnet comme nous entrâmes et se tint toujours découvert
tant que je parlai à luy, qui fust assez longtemps. Il nous
demanda, premièrement, si nous entendions la langue, et lui
ayant esté respondu que oui, il nous dit en italien très éloquent
qu'il voioit très volantiers les gentils-homes de cette nation,
estant serviteur du Roy très chrestien et très obligé. Nous

cûmes quelques aultres propos ensemble et nous nous retirâmes le Seigneur Duc ne s'estant jamais couvert. »

Ce duc de Ferrare est décidément un bien galant homme, mais pourquoi a-t-il épousé une femme trop jeune pour lui? On ne sait jamais, ajoute le bon apôtre, où des imprudences pareilles peuvent conduire. Les *Essais* parlent de la visite faite au Tasse, le douloureux esprit qui, tiraillé entre le Moyen Age et la Renaissance, eut le cœur si lourd qu'il en devint fou; le journal est muet sur cette visite. En revanche, voici la colique et son cortège de plaintes : toujours du sable, toujours des pierres ! Il est vrai que le vin est si trouble ! Sous cette réserve, Ferrare est une ville assez plaisante, de même que Bologne, où il trouve le jeune seigneur de Montluc, un ami, « venu en ladite ville pour l'étude des armes et des chevaux ». Nos gentilshommes sont invités à un assaut, où Montaigne, le futur maire de Bordeaux, laisse éclater son patriotisme de clocher : le meilleur prévôt de la salle est un Bordelais, Binet ; il le nomme. Nos voyageurs sont également invités à la comédie, mais le sire y gagne la migraine.

A ce moment, son objectif est Rome. Primitivement, il voulait s'y rendre par Imola et Ancône ; un gentilhomme allemand lui ayant appris que des bandits battent l'estrade de ce côté, il change de route et passe par Florence. A Scarperie, il s'amuse beaucoup de la nuée de faquins et de pisteurs d'hôtels, comme nous disons aujourd'hui, qui viennent de plusieurs lieues à cheval s'abattre sur les étrangers. On a toutes les peines du monde à leur tenir tête ; l'un vous offre un lièvre, l'autre un cheval, un troisième mieux encore. Dans les environs, visite du château de Pratolino, au duc de Médicis, et achevé depuis quatre ou cinq ans à peine. Jardins admirables, vue superbe, parc orné d'un peuple de dieux et de déesses. Mais ce qui émerveille le plus les visiteurs, ce sont çà et là des sièges de marbre percés d'une infinité de trous et qui « à un seul mouvement vous rejaillissent l'eau aux fesses ». Les « jeux d'eau » sont en pleine vogue, il ne faut donc point s'étonner si nos grands enfants s'esbaudissent aux plaisanteries d'un goût plus que douteux suggérées par ces

sièges mués soudain en fontaines. Que celui qui naguère n'a
point admiré les fontaines lumineuses leur jette la première
pierre !

Enfin, voici Florence. La ville des fleurs lui plairait évidemment si les logis étaient meilleurs. Mais allez donc goûter les splendeurs de l'art quand, toute la nuit, vous avez été
torturé par les punaises ! C'est ici qu'éclate l'influence du
physique sur le moral. Pour juger sainement les chefs-d'œuvre il faut que le derme soit intact ; comment l'aurait-on
lorsqu'en vain on a transporté son lit sur la table de la grande
salle d'auberge afin de se soustraire à d'horribles morsures ?
La chère cependant est bonne et les viandes beaucoup mieux
apprêtées qu'en Allemagne. A la Renaissance, les Italiens
enseignent aussi bien la confection d'un bon plat qu'un joli
coup d'épée ; cuisine ou escrime, ils sont maîtres en l'art
d'embrocher. Mais quels avares ! Ainsi, à « l'Ange », tout est
hors de prix. Eh quoi ! dira-t-on, parler victuailles quand des
œuvres immortelles devraient retenir toute l'attention ! Mon
Dieu, oui, et je reconnais qu'à Florence nos gentilshommes
ne se sont guère montrés artistes. Si Venise est plus étrange,
Rome plus grandiose, on peut dire que Florence est indispensable à l'humanité. C'est vraiment l'âme de l'Italie et la
mère de la pensée. Notre Gascon ne s'en doute même pas ;
il n'a su voir ni les tombeaux de ce Julien et de ce Lau-
rent II de Médicis qui vécurent obscurs et que Michel-Ange
fit immortels, ni les merveilles du Vieux-Palais, ni les splendeurs de la Loggia. Au Palais Pitti, nos gens ont admiré
une mule de marbre, et « un fort grand mâtin vivant, de la
forme d'un chat, tout martelé de noir et blanc, qu'ils nom-
ment un tigre [1]. » C'est tout. Il vante bien le Dôme, « c'est
l'une des belles choses du monde et des plus somptueuses ».
Mais cette appréciation ne s'élève pas au-dessus du niveau
mental du moindre de nos globe-trotters. Je reconnais à sa
décharge que l'œuvre de Brunelleschi, l'architecte immortel
qui dans un coup de génie avait jeté au loin les béquil-

---

1. Montaigne doit se tromper, il s'agissait plutôt d'une panthère ; le
tigre est rayé et non « martelé ».

les dont s'alourdissaient les vaisseaux de nos cathédrales gothiques, ne pouvait être comprise comme nous la comprenons aujourd'hui. Il eût pu tout de même y voir autre chose que la grosse boule d'airain doré qui surmonte la coupole. Dans les Jardins Boboli, qu'on vient d'ouvrir, ce sont encore ces misérables jeux d'eaux « rejaillissant aux fesses » qui l'amusent le plus. Et cependant, à ce moment Florence est comme une Bacchante ivre : ce ne sont que cortèges, joutes, courses, fêtes païennes traversées çà et là de ces éclairs de passions qui sillonnaient la vie municipale des cités italiennes. On y commente Platon en chaire ; des exaltés dérobent aux chapelles du Christ des cierges bénits qu'ils vont porter à l'image de Dante. Bref, le grand frisson du Beau et du tragique a passé sur la cité du Lys rouge et l'a nimbée d'or et de sang : et nos Français sont demeurés impassibles.

On les a vus, comme à Venise, chez les courtisanes, mais les femmes de l'Italie ne les séduisent pas ; Montaigne leur préfère sans doute ses pruneaux de Gascogne. « J'ai veu les plus fameuses, avoue-t-il, mais rien de rare. » Au lieu de se montrer aux balcons, elles filent la soie devant leurs portes, ou bien dans la rue elles se réunissent pour dire des vers, chanter ou danser.

La caravane a fait à Florence deux séjours : en allant à Rome et au retour. Durant la première visite, Montaigne et M. d'Estissac eurent l'insigne honneur d'être admis à la table du duc François et de la duchesse sa femme, qui n'était autre que la fameuse Bianca Capello. Un peu d'imagination suffit, le journal de voyage à la main, pour revivre la scène.

Voici la longue salle du Palais, avec ses caissons armoriés, ses murs tendus de tapisseries, et dans le fond, la Loggia pour les musiciens. Au centre de la table trônent le Duc et Bianca Capello. Celle-ci a les cheveux relevés en bourrelet, comme ceux de nos contemporaines, le front est dégagé, le teint mat ; les yeux bleus ont la pureté de ceux d'un enfant ; autour des convives, pages et suivantes s'empressent, tandis que sur le couple tragique se penchent déjà

    » Les deux Enfants divins, le Désir et la Mort ! »

« La Duchesse était assise, écrit Montaigne, au lieu d'honneur, le Duc à côté d'elle. A côté du Duc, la belle-sœur de la Duchesse, puis son mari. Cette Duchesse est belle, à l'opinion italienne, un visage agréable et impérieux, le corsage gros et de tétins à leur souhait. Elle me semble bien avoir la suffisance d'avoir engeolé ce Prince et de le tenir à sa dévotion long-temps. Le Duc est un gros homme noir, de ma taille [1]; de gros membres, le visage et contenance pleine de courtoisie, passant toujours découvert au travers de la presse de ses gens qui est belle ; il a le port sain, et d'un homme de 40 ans. De l'autre côté de la table étaient le Cardinal de Médicis et un autre jeune homme de 18 ans, les deux frères du Duc. On porte à boire à ce Duc et à sa femme dans un bassin où il y a un verre rempli de vin et une carafe pleine d'eau. Ils prennent le verre de vin et en versent dans le bassin autant qu'il leur semble, puis le remplissent d'eau eux-mêmes et remettent le verre dans le bassin que leur passe l'échanson. Notre mauvaise langue note en terminant que « s'il (le Duc) mettait beaucoup d'eau, elle n'en mettait quasi point. »

Le spectacle de la rue n'est pas moins somptueux que celui des palais. Durant les fêtes de Florence, qui tombent à la Saint-Jean, ce ne sont que défilés et cortèges. Le premier auquel il assiste a un caractère plus particulièrement mysti-que : derrière une longue théorie de moines, chemine Saint-François d'Assises, le divin charmeur d'oiseaux ; à ses pieds, un enfant armé d'une épée. Au détour d'une rue, la proces-sion rencontre un dragon ; l'éphèbe s'élance, coupe la gorge au monstre aux applaudissements d'une foule immense ; somme toute, « machine merveilleuse qui l'émeut fort. » Le bon peuple fut régalé aussi d'une course de chars à travers les rues. Les couleurs rivales des Strozzi et des Médicis se disputaient la palme. Le peuple est manifestement pour les premiers et il ne le cèle pas. On sent que les dagues sont prêtes à voler hors du fourreau. Heureusement, c'est l'équi-page Strozzi qui est déclaré vainqueur. Montaigne paraît

---

1. Montaigne, dans ses *Essais*, dit que sa taille, un peu au-dessous de la moyenne, était forte, ramassée.

s'en étonner. Comment le Duc ne s'est-il pas fait attribuer la première place ? N'est-il pas le maître ?

Autre cortège le jour de la Saint-Jean, et courses de Barbes. Cette fois, ce sont les Médicis qui triomphent ; leur cheval gagne « les mains basses » et Montaigne s'en réjouit fort. Le soir, comme au 14 juillet, illuminations, feux d'artifices et en plein palais bals populaires « images des libertés perdues ». Toujours comme nous au 14 juillet, Montaigne, assourdi, dort peu et gagne un fort mal de tête. Sa santé est d'ailleurs plutôt précaire à Florence. Presque tout le temps il est en proie à l'embarras gastrique. — Voilà ce que c'est que de dîner à la table des princes ! Dans toute l'Italie on a la mauvaise habitude de mettre de la neige dans son verre. Certes, c'est exquis l'été, mais cela ne vaut rien pour la colique. Notre malade rend entre temps force sable, force pierres ; par-dessus le marché il a la bouche sèche, pâteuse ; aucun appétit. Il se met au régime et se trouve très bien de citrons, oranges, melons et diverses crudités : autre temps, autre diététique. Enfin, pour se reposer, il se décide à aller baguenauder chez les marchands de livres. Il devient le client de la librairie des Juntes, où on lui montre le testament de Boccace. Pauvre Boccace, dont nous ne connaissons que quelques grivoiseries, et qui fut parmi les plus grands d'une époque grandiose ! Lui aussi avait fait le rêve d'aller au peuple pour l'instruire. Ne le vit-on pas en chaire prêcher contre l'argent ? Ce ne sont pas les marchands qui font la gloire d'un pays ; que reste-t-il des Phéniciens ? Un peuple sans idéal est un peuple perdu. Montaigne, si sec d'habitude, semble vraiment ému lorsqu'il parle de Boccace ; il le traite de grand homme, et sous sa plume ce qualificatif acquiert une réelle valeur.

Le soir, nos gentilshommes fréquentent les salles d'armes. Patinostraro, le maître le plus célèbre de l'Italie, — et ce n'est pas peu dire, — organise un assaut en leur honneur. Montaigne en profite pour « interviewer » le maître d'armes et les gentilshommes florentins. On discute sur l'art de la guerre et l'on arrive à conclure que Machiavel est vraiment le meilleur guide à suivre. La caravane grimpe aussi sur les monuments; ce sont passe-temps de provinciaux, mais du moins, là-bas, ses ascensions ont-elles leur raison d'être : grâce aux lignes de ses terrasses, de ses monuments, de ses jardins et de ses parcs, le sol même de Florence a quelque chose d'harmonieux, d'architectural, qu'on ne trouve nulle part ailleurs.

Tant qu'il a pu, Montaigne a résisté aux charmes de la perfide. Il finit cependant par se rendre et proclame qu'elle mérite bien son nom de Belle. Les voyageurs la quittent par une claire matinée et arrivent devant une colline où se dresse Sienne, la Pompéi du moyen âge, abrupte et hérissée de bastions. Solidement campée sur trois coteaux, cette ville, avec ses rues étroites qui montent, puis dévalent, donnerait l'impression d'une prison, n'était çà et là une éclaircie sur des « horizons illustres ». C'est en tout cas la ville des fontaines, et Montaigne qui est pour l'hygiène ne manque pas de le noter tout d'abord. Les habitants riches, par exemple, peuvent avoir l'eau à tous les étages. Et puis, quelle belle place, quel Dôme magnifique ! Et comme il y ferait bon vivre, même avec la gravelle ! Sur cette place, d'un côté la cathédrale, de l'autre l'Hôtel de Ville, tout autour les boutiques et les ateliers. Tous les matins les portes de l'église s'ouvrent, et marchands et artisans écoutent la messe en travaillant. A l'élévation, une sonnerie de trompettes, et chacun, laissant un instant le comptoir ou l'établi, s'incline devant l'image du Sauveur. Ce tableau familial semble impressionner fort notre voyageur. Quel dommage que ces apparences idylliques dissimulent à peine les haines les plus farouches, les drames les plus sombres qui aient jamais ensanglanté cités italiennes [1]!

En quittant Sienne, nous traversons Buonconvent, où l'on adore les Français, et Rossiglione, centre d'une agence pour voyages; comme de nos jours, on vous mène à Rome,

---

1. De deux cent mille habitants, la cité de Sienne tomba à six mille. A tout moment ce sont proscriptions, exil, confiscations. Des artisans ont formé des clubs, on en déporte quatre mille. Nulle part la vie n'a été aussi tragique. Taine, *Voyage en Italie.* Tome I.

tous frais payés à l'avance. Le bon pays pour les paresseux, que Rossiglione ! Dans les bonnes maisons, on dîne à 2 heures, à 6 heures on va voir les comédiens, et l'on soupe à 9. La caravane séjournerait volontiers dans cet Eden, mais Montaigne est tellement pressé de voir « le pan de Rome », que, bravant le serein, il part à 3 heures du matin. Au petit jour, les voyageurs arrêtent leurs chevaux et saluent la Ville, *Urbs*, dont les clochers se profilent au loin dans la brume. Ils pénètrent dans Rome à 8 heures, par la Porta del Popolo et vont droit à l'hôtellerie à la mode, « L'Ours » [1].

V

« Rome, dit Montaigne, est une ville toute Cour et toute Noblesse ; chacun prend sa part de l'oisiveté ecclésiastique... C'est une ville rappiécée d'estrangiers, chacun y est comme chez soi ». N'y cherchez point l'équivalent de la rue de la Harpe ou de la rue Saint-Denis ; tout y est au contraire pour la montre et l'apparat, comme en la rue de Seine ou le quai des Augustins. Cette remarque très juste résume toute l'histoire de Rome, aussi bien de l'ancienne que de la moderne ; s'il y a, en effet, diversité dans la forme, jamais il n'y eut tant de continuité dans le fond. Rome antique, Rome papale, toutes deux vivent de la protection que leur achète le Monde.

Chez les Anciens, la Ville n'avait pas d'autre commerce que de vendre de la paix à l'univers. Grâce à la solide organisation de ses Légions, à la rigoureuse interprétation de son Code, grâce aussi à son administration vigilante, partout où triomphaient ses aigles, partout on pouvait trafiquer paisiblement ; et cet avantage, on ne le payait jamais trop cher à cette époque de barbarie. L'Empire croula du jour où, devenu

---

1. Cet hôtel, *La locanda del Orso* existe encore, mais ce n'est plus qu'une auberge pour les rouliers. Il y a quelques années, la municipalité de Rome y fit apposer une plaque commémorative rappelant le séjour de Montaigne. (Cf. Bonnefon, *loc. cit.*)

trop vaste, il cessa de protéger ses clients, qui durent chercher d'autres protecteurs. Donc, sous l'ancienne Rome, le
peuple romain vit du tribut que le Monde paye à sa force et
à son organisation exceptionnelles. La Rome des Papes, elle,
tient un article nouveau : c'est de la foi, de l'idéal, un peu de
ciel bleu, en un mot, qu'elle vend aux hommes. A l'époque de
Montaigne, le succès n'est déjà plus si vif qu'aux premiers
siècles. Les scandales de la captivité d'Avignon n'ont pas été
sans anémier les croyances, et l'on ne reverrait plus des exo-
des de peuples marchant, comme aux xi°, xii° et xiii° siècles, à
la conquête d'un tombeau. La Papauté, quoique déchue, n'en
est pas moins puissante. Grégoire XIII vient d'en donner la
preuve au moment où nos gentilshommes franchissent le
seuil du Vatican : D'un trait de plume il a changé l'ère des
Césars. Le monde, désormais, comptera ses années de l'enfantement de la Vierge, *a partu Virginis*. La naissance d'un
petit Juif, dans un coin perdu de province, événement insi-
gnifiant en apparence, va devenir et restera le pivot de l'Histoire. Le pouvoir qui a pu réaliser cette merveille est donc
loin d'être sans force. Pourtant on commence à percevoir la
fissure, et Montaigne ne s'en fait pas faute. Certes, la Pompe
ecclésiastique est toujours magnifique, mais notre impitoyable observateur note à chaque instant qu'elle est plus d'apparat que de dévotion.

VI

Le 1er janvier, Montaigne assiste à la messe du Saint-Père
et des Cardinaux. Ce qui le frappe, c'est qu'avant la communion, un prêtre, le « préguste », goûte le vin du calice avec
un chalumeau d'or « par précaution contre le poison ». Nulle
pompe plus impressionnante, encore que le Pape et les Cardinaux causent durant l'office comme s'ils étaient chez eux.
Grégoire XIII est un cavalier adroit et vigoureux, et les
Français, grands amateurs de sports, s'en émerveillent : mais
un peu plus d'onction siérait mieux. Le 3 janvier, Sa Sainteté
va dîner chez le Cardinal de Médicis, et l'appareil du cortège

est presque exclusivement guerrier: En tête, des chambellans, des grands dignitaires. Au centre, sur sa haquenée blanche, le Pape, en bottes, avec éperons d'or; derrière lui, deux cents cavaliers, la lance sur la cuisse; tous les quinze pas environ le Saint-Père bénit la foule, qui n'y prend garde. Durant la semaine sainte, autre sortie. Cette fois, ce sont tous les chevaux de selle de Grégoire XIII que présentent des piqueurs; Montaigne en compte vingt-cinq. Le Pape suit, porté dans une litière. Toujours l'apparat, remarque le journal, mais peu de dévotion sincère; il y a moins de piété dans toute la ville de Rome que dans le moindre village de notre France.

Les cérémonies liturgiques ne sont pas plus austères. Voici, par exemple, un croquis de Jeudi-Saint, par notre voyageur: Sur le balcon du portique de Saint-Pierre, un grand drap noir; le Saint-Père paraît, tiare en tête, flambeau en main. A ses côtés, la Cour, tout un peuple de porporati, de patriarches, d'évêques et de moines. L'un d'eux lit des sentences contre les hérétiques. Quand il a fini, le Pape prononce les excommunications, puis d'un grand geste lance sa torche qui rebondit sur les marches et vient s'éteindre aux pieds de la foule. Tandis que celle-ci se dispute des parcelles du flambeau qu'elle a mis en pièces, le décor a changé: les ornements de deuil ont fait place à la pourpre triomphale; ce n'est plus le justicier qui maudit, c'est le père qui bénit ses enfants. On présente à ce moment au peuple le linge de Véronique, la Sainte-Face. Chacun se rue pour voir; des cris éclatent et des sanglots; hommes et femmes se convulsent, hurlent, trépignent; c'est la grande hystérie déchaînée. Et pendant ce temps, là-haut, dédaigneux, les porporati sourient: toujours l'apparence. Montaigne a peine à cacher son dégoût.

La procession de douze mille flagellants, qui se mutilent les uns les autres à travers les rues, n'émeut pas davantage le sceptique. Il se demande si ces pénitents sont des imposteurs ou des inconscients, tant est grande leur insensibilité, tant leur tenue est déplorable. Les reposoirs du Jeudi-Saint sont splendides, particulièrement ceux où l'on montre de loin au peuple, et durant quelques minutes, les chefs des Saints Pierre et Paul. « Ils ont encore leur charnure, teint et barbe comme s'ils vivaient, dit Montaigne ; Saint-Pierre, le teint vermeil, tirant sur le sanguin, une barbe grise fourchue, la tête couverte d'une mitre papale. Saint Paul, noir, le visage large et plus gras, la tête plus grosse, la chevelure grise et épaisse ». Serait-ce imposture ? « en tout cas, cela ressemble fort à nos masques », conclut-il. De même les exorcismes auxquels il est convié d'assister ; là encore il semble voir masques et tromperies, mais on comprendra pourquoi il ne risque aucune critique.

Le fait important de son séjour à Rome, c'est l'audience du Saint-Père. Voici le portrait de Grégoire XIII : « C'est un très beau vieillard, d'une moyenne taille et droite, le visage plein de majesté, une longue barbe blanche, âgé lors de plus de quatre-vingts ans, le plus sain pour cet âge, et vigoureux, qu'il est possible de désirer ; sans goutte, sans coliques, sans mal d'estomac et sans aucune subjection : d'une nature douce, se passionnant peu des affaires de ce monde. » L'entrevue n'a rien de spécial, c'est l'ambassadeur qui présente les Français. Montaigne n'a pu placer un mot et l'on sent en lui la déception du discours rentré. Parlant des amabilités dont le le Pape a daigné le combler, « ce sont services de phrases italiennes », dit-il. Un très brave homme au demeurant, que ce Grégoire XIII. Ainsi, il a un fils qu'il aime furieusement ; de plus, tout son argent passe en aumônes ou en embellissements de la ville. Enfin, tous les ans, le jour de Quasimodo, il couronne et « dote des pucelles ». — Rosières de banlieue, Montaigne vous enseigne ici que la coutume qui vous fait reines d'un jour est illustre et vénérable.

A grand'peine l'auteur des *Essais* a obtenu de visiter la bibliothèque du Vatican ; quelle inoubliable journée ! Le beau Virgile ! Et le Sénèque, donc ! Avec quelle émotion il tient dans ses mains ces manuscrits légués par le monde antique et que les profanes n'ont même pas le droit de voir ! Décidément, en dépit de la gravelle, la vie réserve de doux moments. Bonne journée aussi chez le cardinal de Sens un cardinal français de curie qui mène grand train. Son

Eminence a fait fête à notre voyageur. A table, il est à la place d'honneur; quand il boit, des serviteurs lui placent sous le menton un bassin d'argent. Comme il fait bon dîner chez les princes de l'Église et comme ils sont accueillants ! Après le repas, on fait cercle; parlez-moi de réceptions pareilles; ce n'est pas comme en face, chez le Pape, où l'on ne peut placer un mot!

On a, en outre, pour se distraire, le spectacle des exécutions et les sermons des Jésuites. Montaigne constate que si on laisse faire ces derniers ils seront les maîtres du monde. Il assiste, un jour, à la circoncision d'un petit Juif, et il note que le circonciseur se sert d'une longue pince qui enserre le prépuce, tandis qu'on en coupe l'extrémité. Tous les temps de l'opération sont décrits ; on croirait presque lire une description de chirurgien. Notre sire a le tempérament un peu badaud, il s'amuse de tout. Ainsi, pas de plus grand plaisir, pour lui que de se mêler à la foule et de s'esbaudir, avec les gens du peuple, aux grosses balourdises des marchands d'orviétan. Somme toute, on vivrait en très bons termes avec les Romains si les Français ne prenaient partout à tâche de se rendre insupportables [1]. Insupportables ! ils le sont à un point qu'on ne saurait imaginer.

« Mettez trois Français au désert de Lybie [2], ils ne seront pas un mois ensemble sans se harceler et s'esgratigner... Indiscrette nation ! Nous ne nous contentons pas de faire savoir nos vices et folies au monde, par réputation, nous allons aux nations estrangières pour les leur faire voir en présence. »

Et il est de fait que l'aventure dont ces lignes sont le commentaire est bien pour jeter un homme raisonnable hors de ses gonds. Tandis que Montaigne songeait surtout à

---

1. « Les Français ne jugent pas bien les hommes parce qu'ils ne peuvent appeler gracieux ceux qui supportent malaisément leurs débordements et insolences ordinaires. Nous faisons en toute façon ce que nous pouvons pour nous y faire décrier; mais la France est si estimée qu'on est toujours le bienvenu, tant soit peu qu'on mérite de l'être. » (Montaigne, *Journal de voyage*.)

2. *Essais*. Livre II.

jouir de Rome et à conquérir les bonnes grâces de chacun, les maudits Gascons à tête chaude qui l'accompagnaient ne s'avisèrent-ils pas de se prendre de querelle !

A la vérité, prudent autant qu'homme du monde, notre voyageur s'est bien gardé, dans son journal, de faire la moindre allusion à cette mésaventure ; à peine s'il en parle dans les *Essais ;* mais elle montre bien la façon dont il prenait ses notes et le soin qu'il mettait à en écarter tout ce qui ne lui était pas strictement personnel. Comme cette sotte histoire éclaire d'un jour crû les mœurs de nos gentilshommes, je m'y arrête un instant.

Cette réserve évidemment fait son éloge ; on ne peut pas, après tout, dire du mal de son frère, si laide soit sa conduite, mais d'autres n'avaient pas les mêmes raisons que lui de se taire. C'est ainsi que nous avons le témoignage de ce bavard de Brantôme [1] qui a souligné, avec un malin plaisir, la félonie du sire de Mattecoulon, frère de Montaigne. Donc, deux Français, La Vilatte et Esparézat, s'étant pris de querelle, ce dernier choisit pour second son ami de Mattecoulon. On va sur le pré, et tandis que les deux champions s'escriment, les deux témoins, suivant l'usage, ferraillent de leur côté pour se distraire. Mattecoulon a contre lui le jeune de Saligny. Le pauvret, venu à Rome pour apprendre les armes, ne fait pas grand honneur à ses maîtres, car du premier coup Mattecoulon l'étend raide mort. Le vainqueur eût dû, ce semble, borner là son exploit. Ah ! bien oui ! Dès qu'il voit son adversaire à bas, il se lance, l'épée haute, sur La Vilatte, toujours aux prises avec Esparézat. L'infortuné essaye bien de protester ; on ne se met pas à deux pour tuer un homme, que diable ! Mais Mattecoulon ne veut rien entendre. — « Que sais-je ? dit-il ; quand tu aurais tué Esparézat tu viendrais me tuer à mon tour si tu pouvais. Or, je veux me sortir de cette affaire. » Ce beau discours à peine achevé, le jeune La Vilatte tombait sous les coups de ses deux lâches

---

1. Brantôme : Combat de La Vilatte et de Saligny contre Mattecoulon et Esparézat, page 83, *in Discours sur les duels,* édition Jouaust, Paris, 1887.

adversaires. Aussitôt rentré à Rome, Mattecoulon est arrêté, et il fallut l'intervention directe du Roi de France pour le tirer de prison. Montaigne trouve cette aventure presque naturelle ; vous voyez donc bien que les hommes de ce temps avaient une autre mentalité que nous.

Mais le plaisir le plus goûté de notre grand « marcheur », — il serait le premier à me pardonner le mot, — est d'aller voir les dames. Elles sont majestueuses et belles à souhait, — oh ! pas plus que nos Gasconnes, rassurez-vous, — mais enfin avec quelque chose dans le port qui sent sa grandeur, — *imperia gravitas*. On les trouve à la promenade, aux Vignes ou chez elles, encore que les sexes soient jalousement séparés. Elles ne se réunissent aux hommes qu'à la danse, mais là, par exemple, on se rattrape : les corps s'enlacent, les mains se pressent et les intrigues se nouent en dépit des maris, ceux-ci bons diables, mais d'une sévérité de tenue qui sent un peu sa sacristie.

Aux Vignes des Farnèse, des Sforza, du cardinal d'Este ou des Médicis [1], on entend quelquefois des sermons, et l'on y rencontre aussi sa maîtresse ; le sacré côtoie sans cesse le profane : Rome est ville ecclésiastique. Les courtisanes sont charmantes, leur commerce agréable, elles sont, en général, plus aimables que les nôtres. Mais les vilaines coutumes ! Figurez-vous que ces dames vendent aussi cher le plaisir de leur conversation que celui de leur corps. A-t-on idée de cela ! Elles auraient bien pu trouver un moyen plus simple de se défendre contre les bavards, qui viennent chez elles faire tapisserie, excusez le terme trop technique. Ce n'est d'ailleurs pas leur pire défaut ; le grand reproche à leur faire, c'est surtout la manie qu'elles ont de mêler à tout la religion. Voulez-vous des preuves?

1. Les vignes n'étaient autres que des parcs magnifiques entourant de somptueuses villas, des vide-bouteilles, comme on devait dire au xviii⁰ siècle. Ces parcs, à l'époque de Montaigne, étaient, si l'on s'en rapporte à lui, ouverts à tout venant. La Vigne la plus célèbre fut celle des Médicis où le pape Alexandre VI traitait les cardinaux et les riches Romains. C'est dans sa Vigne que ce Borgia mourut, on sait à la suite de quelle distraction.

« J'écris ici en liberté de conscience, en voici deux exemples
Un quidam étant avecques une courtisane et couché sur un lit,
et parmi la liberté de cette pratique-là, voilà, sur les 7 heures du soir, l'*Angelus* de sonner : Elle se jeta tout soudain du
lit à terre et se mit à genoux pour y faire sa prière. Étant avecques une autre, voilà la bonne mère (car les jeunes personnes
ont de vieilles gouvernantes dont elles font des mères ou des
tantes) qui vient heurter à la porte et avecques colère et furie
arrache du col de cette jeune fille un cordon qu'elle avait où il
pendait une petite Notre-Dame, pour ne la contaminer de l'or-
dure de son péché. La jeune sentit une extrême contrition d'avoir
oblié à se l'ôter du col comme elle avait accoutumé. »

Il est plusieurs façons de causer avec les dames ; on peut
les saluer quand on passe à cheval, et Montaigne ne s'en prive
pas. Les petites gens font leur cour à pied ; ils sont toujours
bien reçus, pourvu qu'ils soient jeunes et bien tournés. Les
grands ont des carrosses qui s'ouvrent par le haut ; on se
tient debout sur les coussins et l'on cause ainsi avec son amie,
la moitié du corps passé à travers le toit de la voiture. Les
dames se tiennent à leur balcon dès qu'elles sont en toilette,
et ce sont autour d'elles « forces bonnetades ».

Est-ce en leur compagnie que Montaigne apprit quelques
« secrets de beauté » ? c'est bien possible. En tout cas, il
note la recette d'une pommade pour épiler, pommade à base
d'orpiment, de chaux et d'axonge. Quand on a bon cœur, on
songe aux siens ; qui sait si la recette n'était pas destinée à
la bonne madame de Montaigne, alors sur le retour et dont
un malencontreux duvet commençait à estomper la lèvre ?

Le Carême est fort brillant à Rome ; le Lundi-Gras, il y a
même des courses de chevaux à travers les rues, mais alors,
comme de notre temps, ce sont les spectateurs eux-mêmes
qui constituent tout le spectacle. Montaigne a fait dresser un
superbe échafaud, une tribune, où tous nos Français, en
grande tenue, font la roue. Ils ont un vrai succès et sont fort
remarqués des belles Romaines qui, à l'encontre des Françaises, sortent en tout temps sans avoir de loup leur masquant
le visage. Splendide journée, mais un peu chère. Le Mardi-

Gras, dîner magnifique offert par le Gouverneur de la ville ;
ce fils de Grégoire XIII est vraiment un grand seigneur.

Mais le plus piquant du séjour à Rome, c'est l'entrevue
avec la Sacrée Congrégation de l'Index, qui venait d'examiner l'œuvre de l'écrivain. Ah ! les rusés compères ! Et comme
ils manœuvrent bien, les uns et les autres ! Tout d'abord ce
sont les religieux qui n'ont rien vu, rien lu, rien compris à
l'œuvre de Montaigne. Mon Dieu, oui, il y a bien le mot
Fortune employé très souvent ; le mot Providence convien-
drait mieux ; c'est Elle qui influence nos actes bien plus
que le Hasard. Fortune serait donc un peu païen. Mais le
livre est un si bon livre ! oh ! oui, tout à fait un bon livre !
Notre sire alors de faire le bon apôtre : Vous êtes trop indulgents, Révérends Pères, non, vraiment, trop indulgents. Les
Essais sont pleins d'imperfections, n'en doutez pas, il y en a
même beaucoup plus qu'on ne pense. Bref, c'est un assaut
d'aménités. On rend à l'auteur son ouvrage, on l'approuve en
l'engageant à continuer à mettre son beau talent au service
de l'Église. Je vois le compère rentrant chez lui avec ses
chers *Essais*. Mon Dieu ! comme il a dû en rire dans sa
barbe : et voilà une comédie qui du moins ne lui aura pas
laissé la migraine.

Si son opinion sur la Rome moderne est ondoyante et
diverse, s'il entremêle le récit de ses misères — nous allons
y arriver — aux réceptions papales et aux fêtes de la rue, tout
cela pêle-mêle et sans ordre, il a deux ou trois pages mélancoliques d'une belle tenue sur la Rome antique. On peut
même dire qu'avec l'archéologue Boni, notre contemporain,
il est le seul à avoir compris combien la vraie Rome nous est
encore inconnue, tant ses ruines bouleversées sont profondément enfouies dans le sol. Oh ! ne croyez pas qu'il va se
monter l'imagination devant des pierres. Il n'a pas l'esprit
évocateur, étant de ceux qui ne sauraient s'émouvoir parce
qu'on leur montre l'endroit où un grand événement a dû
s'accomplir. Mais peut-on lui en faire un crime ? N'y a-t-il
pas jusqu'ici quarante-deux manières d'expliquer le Forum ?
Inutile de lui signaler l'emplacement des rostres où parlait
Cicéron, de lui indiquer l'endroit où Antoine montra au peu-

ple le cadavre de César. Comme on l'a dit, les pierres stimu-
lent ses doutes, à ce grand sceptique ; pour lui, comme pour
beaucoup d'autres, « la voix de Cicéron est dans le bruissement des chênes verts qui ont poussé entre les ruines, l'âme
de César dans l'épervier qui nichait sur les chapiteaux des
colonnes. » D'ailleurs, écoutons-le :

« Il disait [1] qu'il ne voyait rien de Rome, que le ciel sous
lequel elle avait été assise... Ce ne sont pas les ruines de cette
épouvantable machine, ce n'était rien que son sépulcre. Le
monde, ennemi de sa longue domination, avait premièrement
brisé et fracassé toutes les pièces de ce corps admirable et parce
qu'encore tout mort, renversé et défiguré lui faisait horreur, il
en avait enseveli la ruine même. Les membres défigurés qui en
restaient, c'étaient les moins dignes ; la furie des ennemis de
cette gloire immortelle les avait portés à ruiner premièrement
ce qu'il y avait de plus digne ; les bâtiments de cette Rome
bâtarde qu'on allait attachant à ces masures antiques lui faisaient ressouvenir proprement des nids que les moineaux et les
corneilles vont suspendant en France aux voûtes et parois des
églises que les Huguenots viennent d'y démolir. »

Dans tout ceci, il n'a point encore été question de la colique. Nous l'avons eue fort souvent cependant ; une grosse
pierre s'est même arrêtée certain jour cinq ou six heures au
passage, il a fallu appeler le médecin. La térébenthine pres-
crite a fait bon effet, et aussi un lait d'amandes très bien
préparé. Un patriarche grec lui a donné une recette excellente mais qui ne l'a pas empêché de souffrir et de rendre
force pierres, force sable. Comme le Petit Poucet, il eût pu,
semble-t-il, retrouver sa route rien qu'en semant les cailloux
qu'à chaque instant il allait chercher au fond de son vase.
Mais que voulez-vous, il n'est pas d'écart de régime qui ne
se paye. La colique le guette sans cesse, elle se mêle à ses
plus belles descriptions, c'est sa Muse, à ce pauvre homme.
On ne peut cependant pas lui reprocher d'entrecouper ses

1. Je rappelle que c'est le secrétaire de Montaigne qui écrit cette partie
de journal sous la dictée de son maître.

récits du bruit de ses borborygmes : il était loin de penser qu'ils retentiraient jusqu'à la plus lointaine postérité !

Avant de quitter Rome, entouré d'un cortège d'amis, — on avait déjà l'habitude de se faire la conduite, — il réussit, grâce à l'appui du majordome de Sa Sainteté auquel son esprit a plu, à se faire décerner le titre de citoyen romain, *civis romanus*. D'aucuns trouvent le geste orgueilleux, moi je le trouve élégant. N'étant citoyen d'aucune ville, puisqu'il habitait son château, il avait voulu « être citoyen de la ville la plus noble et la plus ancienne qui fût oncques ». C'est là un titre vain, sans doute, mais c'est pour cela même « qu'il a reçu beaucoup de plaisir de l'avoir obtenu. » Et c'est ainsi que j'aime Montaigne. D'ailleurs, avec nos palmes, décorations, titres académiques, etc., sommes-nous bien qualifiés pour critiquer cette fantaisie de lettré tout imprégné de latinisme ?

De Rome, il se rend à Lorette où il se montre à nous sous un aspect imprévu. Il écoute des récits de miracles, il se confesse, communie, et c'est tout à fait édifiant. Il fait même cadeau à la Maison de la Vierge, la *Santa-Casa*, d'un superbe écusson d'argent où le donateur est représenté à genoux, ayant à ses côtés dame Chassaigne, son épouse, et la petite Léonor, sa fille. Ses dévotions faites, il va être tout à la gravelle. Nouveau passage à Florence, et de là, séjour aux Bains de la Villa, près Lucques. Il y arrive un peu avant la saison. Cette combinaison est des plus avantageuses ; d'abord les hôtes de la Station étant plus rares, les hôteliers vous soignent mieux ; ensuite on est moins exploité. Et ce ne sont pas là minces avantages : S'il tient à faire bien les choses, cet homme rangé n'aime pas à payer trop cher, et, en dépit de ce qu'il nous raconte dans les *Essais*, il connaît admirablement le prix de l'argent.

Nous voici donc aux Bains de la Villa, après quelques détours, car nous sommes d'humeur capricieuse et le chemin des écoliers nous agrée fort. Il fait si bon voyager en Italie ! la cuisine y est supérieure ; les hôtels mêmes seraient très confortables, n'étaient les punaises, vraiment trop nombreuses et entreprenantes. Figurez-vous, d'autre part, qu'il n'y a pas de vitres aux fenêtres ; cela est extraordinaire mais c'est ainsi. On n'a, pour se garantir du soleil ou du vent, que des volets de bois ; avouez que c'est insuffisant. Comment voulez-vous qu'on se plaise dans une chambre, si belle soit-elle, quand on n'a d'autre alternative que d'être exposé aux intempéries, ou plongé dans l'obscurité si l'on ferme les volets ?

VII

Si j'avais l'honneur d'appartenir à un Syndicat de médecins de Ville d'Eaux, je ne manquerais point de faire imprimer et habiller magnifiquement les chapitres du journal où Montaigne relate les péripéties de son séjour aux Bains. Je ferais distribuer les exemplaires dans les bureaux des hôtels, afin qu'on les offrît à tous les nouveaux baigneurs. L'exemple illustre de notre sire est, en effet, exceptionnellement idoine à montrer aux malades le péril où l'on se peut jeter en prenant les eaux à tort et à travers et sans l'avis éclairé du médecin. Le voyageur était arrivé à la Villa en assez bonne santé. Évidemment il y a la gravelle qui ne cesse de faire des siennes ; il y a bien aussi certaine douleur en casque qualifiée de migraine mais qui ressemble furieusement à la céphalée neurasthénique. Je passe sous silence de menus incidents parmi lesquels les « piqûres du gosier », que nous appelons aujou.'d'hui pyrosis, parce que nous sommes plus malins. Il y a enfin la constipation. Et nonobstant, notre état général est relativement bon ; mais vous allez voir une fois de plus comment la peur d'un mal nous conduit dans un pire.

A peine arrivée à la Villa, la caravane, réduite à huit personnes, songe d'abord à se pourvoir d'un logis. Cela n'est pas difficile. Dans cette Station, comme dans toutes celles du passé, du présent et du futur, on est hôtelier, ou apothicaire, ou médecin. Montaigne descend chez un apothicaire, le sieur Paulini, qui a le grade de capitaine, grade que notre sire enregistre gravement. Il choisit une jolie chambre, qui d'un côté donne sur le « jardin à promener », le parc, et de l'au-

tre a vue sur la vallée : « De ma chambre j'avais toute la
nuit bien doucement le bruit de la rivière. »

A la Villa, on boit et l'on se baigne. Vous jugez si le
malade est à son affaire. Malheureusement les méthodes de
traitement sont beaucoup plus brutales qu'à Plombières ou
aux Pyrénées. Ainsi, on a l'habitude de mettre du sel dans
l'eau de boisson ; la mode de la déchloruration n'est pas
encore inventée. On a aussi coutume d'absorber force élec-
tuaires à base de casse ; enfin on mâche toute la journée des
graines de coriandre [1]. De tout cela résulte une médication
compliquée, et Montaigne payera assez cher les orgies thérapeutiques auxquelles il va se livrer. Il abuse de la casse, il
se bourre d'indigestions d'eau, il reste des heures dans le
bain ; sa pauvre « tête lisse », il va la soumettre des demi-
heures au jet de *la Doccia*, la douche : « Ce sont tuyaux par
lesquels on reçoit l'eau chaude en diverses parties du corps
et notamment à la teste, et descendent sur vous sans cesse
et vous viennent battre la partie et l'échauffent. » Il y a aussi
la sudation, bref un régime de cheval qui affaiblit notre homme,
exagère sa dyspepsie et le met vraiment mal en point.

Dès le premier jour, bains, douches, verres à profusion.
Tout d'abord l'estomac obéit de son mieux, mais bientôt il se
cabre ; c'est l'embarras gastrique dans toute son horreur.
Affreuses eaux, constate l'imprudent, elles sortent toutes, soit
par la vessie, soit par le derrière. Et le malheur, c'est que
ces pluies n'abattent pas les grands vents : vents le matin,
vents le soir, petits, longs, bruyants : c'est Éole lui-même.
Ce régime des vents est certaine fois de telle violence que
c'est à peine si le bon capitaine Paulini, si obligeant, si
habile à manier la canule, peut accomplir son office et lui
donner un lavement !

Je pourrais ici tenter un essai de diagnostic rétrospectif et
vous montrer congrûment la nature des accidents qui acca-

---

1. Voir plus loin le chapitre sur la façon dont nos pères prenaient les
Eaux à Aix, en Savoie. En comparant les procédés usités à Aix, et ceux
en usage en Italie, on pourra voir qu'il y avait déjà au xvie siècle, une
certaine unité de méthode, et que, dans le sud de l'Europe, du moins,
on comprenait la cure thermale à peu près de la même façon.

blèrent alors le pauvre baigneur. Encore que la mode de ces
reconstitutions batte toujours son plein, j'aime mieux m'en
tenir aux interprétations du malade lui-même. Son testicule
est-il enflé ! Ce sont ces vents maudits qui s'y sont logés.
Est-il atteint d'une fluxion dentaire ? Encore les vents, eux
toujours, eux partout. Et ce n'est pas tout encore. Peu à peu,
la miction devient douloureuse, les urines se sont faites rares
et s'écoulent sanguinolentes. La fièvre s'allume, et voilà le
malade au lit. Les gens simples ont bien raison de dire que
l'excès en tout est un défaut. Mais aussi, comment ne pas
être tenté par ces eaux ? La terre, de ses flancs généreux,
laisse de toutes parts dans la vallée jaillir mille sources merveilleuses ; et elles ont de si jolis noms ! Êtes-vous d'un
naturel gourmand ? Voici *la Savoureuse* ; êtes-vous coléreux ?
usez de *la Douce* ; ambitieux ? prenez *la Couronnée* ; hypo-
condriaque ? allez à *la Désespérée*. Eau de Saint-Barnabé [1],
de Saint-Pierre, tout le calendrier y passe ; et Montaigne, avec
une constance digne d'un meilleur sort, butine à chacune des
fontaines. Chaque verre, — et Dieu sait s'ils sont nombreux !
— est accompagné de quatre grains de coriandre pour chas-

---

1. Il m'a paru piquant de rapprocher du récit de Montaigne la description d'un guide moderne. Je relève donc dans le Baedeker (Italie sep-
tentrionale, édition de 1880), (trois cents ans après le voyage) ce qui est
dit sur les Bains de Lucques et de la Villa : « Les Bains de Lucques,
Bagni di Lucca, dit Baedeker, connus déjà au moyen âge, sont des sources
thermales à une température de 24° à 43° Réaumur. La localité se com-
pose de plusieurs villages dans la vallée de la Lima, communiquant entre
eux par des promenades bien ombragées, et dont la population totale est
de 9.200 habitants. L'endroit principal est Ponte a Serraglio, le premier
village où l'on arrive dans un site pittoresque, où la rivière fait une
courbe. C'est là que sont les meilleurs hôtels... De magnifiques allées
conduisent, par une montée douce, de Ponte a Serraglio en vingt minutes
à Villa — les Bains della Villa de Montaigne. — Plusieurs hôtels ; tous
ont des jardins. A quinze minutes de Villa, les *Bagni caldi* (médecin, le professeur Carina, de Pise, logements agréables). Il y a encore les Établissements de Bains de Bernabo (le saint Barnabé de Montaigne), ainsi
nommé d'un habitant de Pistoïa qui recouvra la santé au xvɪᵉ siècle...
Les logements les plus calmes sont à la Villa. La vallée est fraîche et
bien ombragée ; il y a beaucoup de châtaigniers, les promenades sont
agréables et les chemins sont bons... »

ser les vents ; et les vents redoublent leurs efforts ! Çà et là
cependant l'orage faiblit, et l'on note une éclaircie.

La fête passée, adieu le saint, disent les Italiens. Notre
homme à peine remis ne songe qu'au plaisir. Son commerce
est des plus appréciés ; les autorités le visitent, on l'invite à
chasser la grive : elles sont abondantes dans le pays, un
chasseur moyen en tue cent dans la matinée. Le colonel des
troupes du pays,— chose curieuse, les habitants de la région
connaissent déjà le service militaire obligatoire, — lui envoie
des fruits, d'autres personnes le gratifient de leurs vieux vins.
On lui offre un bal, puis un autre. Bref, au Casino et au
baccara près, ce sont les divertissements en usage dans toutes
les villes d'eaux actuelles.

Mais quand on est gentilhomme de la chambre du Roi, on
ne peut accepter tant de politesses et de gracieusetés sans
les rendre. Et Montaigne, qui sait compter, va les rendre
toutes à la fois.

Il organise donc une grande fête. Quelques jours auparavant, il a envoyé à Lucques un messager pour faire emplette
de cadeaux à distribuer aux meilleures danseuses. Les acces-
soires de cotillon se composent de tabliers en taffetas, en
étamine; il y a aussi de mignons escarpins et des mules pour
les jolis pieds ; pour la tête, des coëffes, des tresses ; enfin
des épingles, des colliers de perles ; les hommes recevront
des bonnets de drap et de riches ceintures de cuir ; — on
sait vivre. Montaigne engage en outre cinq fifres ; ils feront
de la musique tout le jour durant, et cela ne lui coûtera qu'un
écu pour eux tous, ce en quoi il est fort heureux, « car on ne
les a pas à si bon compte d'habitude ». Il a fait inviter toutes
les Dames et tous les gentilshommes à plusieurs lieues à la
ronde. Le matin de cette journée, il ne laisse pas que d'être
un peu nerveux : Répondra-t-on à son invitation ! Songez
donc ! si les fifres allaient s'époumoner dans le vide ! Fort
heureusement les invités arrivent et bientôt la réunion est
au grand complet. On danse, on bavarde, et l'on est tout à
la joie en dépit de la gravelle. L'amphitryon a institué un
jury de Dames ; ce sont elles qui désigneront les lauréats ;
Montaigne se contente d'accompagner chaque cadeau d'un

discours charmant et qui sent son homme de cour. Tout se
passe à merveille; pas de jalouses.

Les mamans l'ont bien sollicité, pour qu'il n'oublie pas
leurs fillettes, et il pense, en effet, n'avoir omis personne.
Cela lui a bien coûté six écus ! Il a même pu, le coquin,
décerner en tapinois un prix hors série à une fille plus belle
que noble qui, de loin, regardait le bal. Que celui qui n'en
eût fait autant ose lui jeter la pierre ! Pour ce qui est de ses
invitées, il a tenu à récompenser en elles moins la beauté que
la grâce, « grâce qui ne tient pas seulement au mouvement
des pieds, mais à la gentillesse, à la bonne tenue de toute la
personne. » Après le bal, souper. On dévore force pièces de
veau, six paires de poulets, mais tout cela dans les prix doux :
En Italie, on peut être généreux sans se ruiner. Lui-même
présidait la table. A ses côtés se prélassait une affreuse
paysanne, qui est la poétesse de l'endroit. Admirez ici la
vanité des humains : cette improvisatrice est vieille et laide;
par-dessus le marché, elle est affligée d'un goître volumineux;
mais elle a chanté Montaigne, et Montaigne la trouve plaisante, et il a fort goûté ses vers, qu'il proclame élégants ; —
la fumée de l'encens, d'où qu'elle vienne, sent toujours bon.

Cette petite vallée de Lucques, toute bruissante du murmure de ses sources, est alors un grand centre pour la vente
des eaux minérales ; on en exporte dans toute l'Italie. Mais
allez donc faire comprendre à des charretiers que des eaux
qui ne contiennent rien de particulier ont une valeur quelconque ! Ces gens grossiers ne peuvent se hausser jusqu'à
nos théories. Aussi se livrent-ils froidement à la plus éhontée
des contrefaçons. Ayant puisé l'eau aux fontaines de leur
village, ils la vendent pour de l'eau de Lucques, de Saint-
Barnabé ou de la Villa. C'est surtout la *Grande Source* que
l'on exporte et que l'on fraude. Montaigne, qui est en avance
sur son temps, prévoit le danger de ces substitutions. Méfiez-
vous des contrefaçons, dit-il à un magistrat. Et sa subtilité
de juriste l'induit même à imaginer la création d'un certificat
d'origine. L'auteur des *Essais* est ici un véritable précurseur,
et vous ne vous attendiez sans doute pas à me voir revendiquer pour lui la paternité des bandes de garantie.

En dehors des fêtes, il a parfois de longs accès de mélancolie. Faisant un retour sur sa vie, il songe, certain soir, à son cher La Boétie, l'ami fidèle, et « ce lui est un bien pénible pensement ». Il se rappelle aussi son château de Montaigne, et sa femme, et sa petite Léonor, dont il est sans nouvelles depuis six mois. Ah ! s'il n'avait pas eu les médecins pour se distraire et passer sa mauvaise humeur, vraiment on ne sait ce qu'il fût devenu ! Quelle chose misérable que cette médecine ! Voilà, par exemple, un marchand de Crémone qui arrive aux Eaux. Lui aussi a des vents, qui soufflent avec grand bruit dans ses oreilles. Il a aussi des vertiges, de la perte de mémoire. Ce pauvre diable a vu tous les docteurs de l'Italie; eh bien, croiriez-vous que ces ânes lui ont donné des ordonnances contradictoires, où ils se traitent tous d'imbéciles et s'accusent réciproquement d'assassinat ! A-t-on idée d'envieux pareils ! Et comment voulez-vous que le marchand de Crémone se tire d'affaire ? Tout ce que notre pessimiste voit de la médecine finit par le dégoûter des Eaux. Il prend encore quelques douches sur le ventre pour chasser les vents, et sur la tête pour faire disparaître sa douleur en casque, et ayant dit adieu aux nombreux amis qu'il s'est faits, il quitte les Bains pour aller voir Pise.

La campagne l'enchante, non que le paysage soit bien plaisant : ce n'est plus l'Apennin « avecques ses cimes renfrognées et inaccessibles », mais la terre est si bien cultivée ! Trois choses, surtout, l'émerveillent. D'abord on laisse le grain dans les champs dix et quinze jours sans crainte des voleurs; les ouvriers travaillent le dimanche ; enfin, partout paysans ou bergères, le luth à la main, chantent les vers de l'Arioste.

« Cela est très remarquable » dit le voyageur ; — plus encore qu'il ne se l'imagine, ajouterons-nous. C'est la première fois, en effet, que j'entends parler de la paix profonde des champs à cette époque troublée du XVIe siècle. Ainsi, à côté de la vie municipale italienne, ardente, jalouse, haineuse, il est une autre vie, toute joie, toute harmonie. Tandis que les bourgeois des cités se passionnent pour les Strozzi ou les Sforza, se font égorger sous la bannière des Médicis, les

gens de campagne, tout à la douceur de vivre, redisent les
vers de leur poète. La politique n'a pas encore chassé la poésie du village. Heureux temps !

Nous arrivons à Pise dans les derniers jours de juin et
comme nous avons le sens de l'hygiène, nous remarquons
d'abord que la ville était si insalubre, il y a seulement quelques années, qu'on y exilait ceux dont on voulait se débar-
rasser ; grâce au desséchement des marais, le climat y est si
sûr maintenant, que les malades pourraient s'y rendre pour
recouvrer la santé.

Il y a, à Pise, deux villes : l'une, moderne, qui est toute
commerce et peu intéressante ; l'autre, la cité immortelle,
comprend seulement quatre monuments, mais quels monuments ! La Tour penchée, le Baptistère, le Dôme et le Campo-
Santo. Comme l'a dit Taine, « la véritable Pise est là, et,
dans ces reliques d'une vie éteinte, on aperçoit un monde,
une Renaissance avant la Renaissance, une seconde pousse,
presque antique, de la civilisation antique, un précoce et complet sentiment de la Beauté saine et heureuse, une primevère
après une neige de six siècles. » Ces merveilles, « qui reposent silencieusement dans la plaine comme de belles créatures mortes », datent des xiᵉ et xiiᵉ siècles. A ce moment, les
Pisans sont maîtres du commerce. De toutes parts, dit
Vasari, ils rapportent des trophées et des dépouilles. C'est
cette activité de peuple jeune qui a fait jaillir en pleine nuit
la lumière de ces chefs-d'œuvre.

Montaigne, je le reconnais, n'a rien vu de tout cela. Dans
le Campo-Santo, une seule chose lui paraît digne de remarque : c'est que la terre a été rapportée de Jérusalem. Comme
cela a dû coûter cher ! Pourtant, on sent percer sa mélancolie : pourquoi les temples païens sont-ils devenus des églises
catholiques ? Pourquoi ces bouleversements dont le monde
est sans cesse remué ? Et cela l'induit à penser à la mort,
sujet lugubre dont vient heureusement le tirer le bruit d'un
« potin » qui met Pise à feu et à sang : des moines et des
prêtres, ennemis les uns des autres, se sont pris de querelle,
au pied même des autels. Il y a eu échange de gros mots,
puis l'on s'est cogné ferme, à coups de poings, « de chan-

deliers, de flambeaux et de pareilles armes. Tout fut mis en usage. J'y allai aussitôt que le bruit en fut répandu et le tout me fut raconté. » Et dire que cette bataille est ce qu'il a vu de plus curieux à Pise !

Toujours préoccupé de sa santé, il a profité de son séjour dans la ville pour consulter Cornacchino, l'inventeur fameux de la poudre *de tribus*, encore aujourd'hui en usage dans certaines régions [1]. Cornacchino est un grand physiothérapeute, il démontre à Montaigne qu'il n'a rien compris au traitement thermal et il lui conseille de retourner aux Eaux. Comme il n'est pas de plus « gobeurs » que ceux qui disent du mal des médecins, vous allez voir que le sceptique va obéir incontinent à la suggestion du maître. Un homme remarquable, d'ailleurs, que ce confrère ; il a son régime à lui. De plus, il avoue modestement que la thérapeutique n'existe pas en dehors de la saignée et des Eaux. Celles qu'il préfère sont celles de Bagnacqua, où l'on est fort bien.

Montaigne va d'abord aux Bains de Pise ; il y trouve ces filaments de barégine qui lui déplaisaient tant à Baden. Il retourne ensuite à la Villa, où la saison commence à battre son plein. Tout le monde lui fait fête. « Il semblait, en vérité, que je fusse de retour chez moi ». Tout irait pour le mieux : « J'étudiais, je dormais quand je voulais, et quand la fantaisie me prenait de sortir, je trouvais partout compagnie de femmes et d'hommes avec qui je pouvais converser. »

Malheureusement il reprend son traitement de cheval et il va se remettre à mal. Est-il imprudent ! La première expérience qu'il a faite ne lui a donc servi à rien ? Les vents recommencent, alternant avec la constipation ; pour comble il prend froid et ces maudits « vents, mêlés de quelque humeur, sont remontés de l'estomac dans la tête » ; il lui survient une fluxion dentaire. La fièvre s'allume et il traverse là une nuit terrible, « la plus douloureuse qu'il me souvienne d'avoir passée de ma vie ». Le baigneur est d'importance ; quel ennui s'il allait trépasser ! aussi, grand émoi dans la Station. Chacun

1. La poudre *de tribus* est une poudre purgative composée de scammonée, de bitartrate de potasse, et d'antimoine lavé : De chaque, 125 grammes. On la prescrit à la dose de 50 centigrammes à 2 grammes

vient le voir, on lui applique des emplâtres de mastic, on va
réveiller l'apothicaire, le bon capitaine Paulini, qui donne si
bien les lavements, et qui, en cette occurrence, se montre
héroïque. Il prescrit de l'eau-de-vie en gargarismes ! A la longue tout semble se calmer ; cependant le journal porte ici
l'empreinte d'un singulier état d'âme. « Le seul remède, la seule
règle et l'unique science pour éviter tous les maux qui assiègent l'homme de toutes parts, à toute heure, et quel qu'il soit,
c'est de se résoudre à les souffrir humainement ou à les ter-
miner courageusement et promptement... » — *Ægri somnia...*

On a beaucoup discuté sur ce passage, dont je ne reproduis que l'essentiel. Montaigne a-t-il voulu approuver le suicide ou le condamne-t-il, comme le veulent des amis trop
zélés ? « Que scais-je ? » Quoi qu'il en soit, très soucieux de
voir que quand il boit deux livres d'eau il n'en rend qu'une,
sans cesse occupé à faire la balance entre l'entrée de ses bois-
sons et la sortie de ses urines, cet homme méticuleux finit
par prendre en grippe les Bains de la Villa. Il va les quitter
pour descendre vers Naples, où d'autres Eaux merveilleuses
l'attendent, lorsqu'arrive un messager de France, et cet événement est des plus heureux, car du train dont il y allait avec
la médecine thermale, sûrement il eût laissé ses os en Italie.
Donc le messager lui apprend qu'il est nommé maire de Bordeaux. Par lettre autographe, le Roi ratifie le choix de ses
sujets dans les termes les plus flatteurs : « Avons confirmé
ladite élection, et d'autant plus volontiers qu'elle a été faite
sans brigue et en vostre lointaine absence ».Politiciens d'aujourd'hui, saluez Montaigne. Il a été élu en dehors de l'appui
officiel et sans être là pour défendre sa candidature !

Comme il le dit lui-même, la France, « ce pauvre vaisseau
que les flots, les vents et le pilote tirassaient à si contraires
desseins », traversait une crise redoutable et notre prudent
personnage semble s'être fait un peu tirer l'oreille avant de
se jeter dans le guêpier politique. Mais le Roi devient si
pressant, les ordres si formels, qu'il quitte la Villa pour se
rendre à Rome prendre congé de ses amis. Il ne fait qu'y toucher barre, le temps de faire emballer 150 livres de bibelots
qui le suivront à petites journées, et d'assister à une vente

célèbre, où il remarque un superbe coffret à bijoux, une cou-
verture de lit fourrée de plumes de cygne, — notre édredon
moderne, — luxueuse rareté pour l'époque. Il y achète un œuf
d'autruche « ciselé tout autour et très bien peint ». Entre
autres souvenirs de voyage il rapporte un « magnifique chapelet, le plus beau qu'il y eût à Rome. Il avait été fait exprès
pour l'ambassadeur de l'Impératrice et un de ses gentilshommes l'a fait bénir par le Pape ». Cela fera un cadeau
superbe pour M{mo} de Montaigne.

Il se met en route fin septembre. A-t-il laissé la gravelle
en Italie ? C'est peu probable ; cependant il n'en sera presque
plus question. A peine çà et là quelque courte mention. Par
exemple il veut bien nous apprendre, certain jour où il est
en veine de donner des conseils, que « pour faciliter la sortie des pierres de la vessie on fait bien d'arrêter le conduit
de l'urine en serrant un peu la verge, ce qui lui donne ensuite
un peu de ressort pour l'expulser. » C'est une recette excellente, elle vient de M. de Langou ; entre malades on se rensei-
gne volontiers. Donc, à part ce détail de technique, plus rien sur
la vessie. D'ailleurs on brûle les étapes. A Massa di Carrara,
nous apprenons « comment on éclaircit le vin avec des copeaux
de bois et des blancs d'œufs, de manière qu'ils lui donnent
la couleur du vin vieux » ; ce procédé de collage du vin sera
peut-être très utile pour ses vignerons et ses administrés. A
Pise, nous apprenons d'un docteur de sapience que les années
d'un arbre se comptent d'après les cercles du cœur de cet
arbre, chose bien « remarquable ». Sauf ces notes, rien d'intéressant. Passage à Pavie, à Milan, traversée du Mont-
Cenis ; tout cela semble s'être fait en coup de vent. Du Mont-
Cenis on va à Chambéry, puis à Lyon, Pont-du-Château,
Clermont, Limoges, Périgueux, et enfin Montaigne, où le
voyageur arrive le 30 novembre 1581 au soir. « Par enfin avait
duré mon voyage dix-sept mois huit jours. »

Je ne sais si le compère vous aura amusés ; pour moi, en
dépit des vents et des orages intestinaux, en dépit du soin
apporté par notre malade à éclairer sa vessie comme une
lanterne, je trouve et toujours et partout mon Montaigne.

C'est une autre face de son esprit, sans doute, et je ne
vous cache point que mon intention première en prenant la
plume était de vous montrer le neurasthénique derrière le
philosophe : Dyspepsie, douleur en casque, vertige, hypocondrie, phobie de la pierre, il a bien, n'est-il pas vrai, quelques signes de notre mal moderne. Mais à la réflexion j'ai
planté là ma thèse, si plaisante qu'elle me parût : il ne faut
pas abuser du nez de Cléopâtre et du caillou de Cromwell.
Je me suis donc contenté de vous faire voyager avec l'homme
qui a eu, à notre endroit, la plus singulière fortune du
monde. Il a passé sa vie à dire du mal des médecins, et ce
sont peut-être les médecins qui l'ont goûté le plus ; pas un
d'eux qui ne le connaisse ; plusieurs ont consacré à l'étude
de son œuvre tout l'effort de leur vie. En résumé, et comme
toujours, je n'ai songé qu'à vous plaire en vous montrant, à
côté du grand voyant de vérité, de l'analyste subtil, de l'écrivain incomparable, le plus merveilleux exemplaire de ce pauvre être que nous sommes tous : un grand homme qui n'est
qu'un homme.

A PROPOS D'UN ACCIDENT DE LABORATOIRE
SURVENU A J.-J. ROUSSEAU
SON TESTAMENT EN FAVEUR DE Mme DE WARENS

Tout est dit, semble-t-il, sur les relations de J.-J. Rousseau et de Mme de Warens. C'est de Jean-Jacques lui-même que nous tenons le secret détail de ses amours, c'est lui tout le premier qui nous en souligne les particularités les plus choquantes, qui en signale à notre attention le charme presque maladif. Aberration d'un orgueil monstrueux qui déborde, ou sincérité d'un cœur simple qui éprouve le besoin de s'épancher, il ne nous fait grâce, il ne se fait grâce de quoi que ce soit. Les *Confessions* sont ainsi le plus formidable réquisitoire qu'on ait pu donner contre quelqu'un, et c'est ici l'accusé qui nous fournit les motifs de sa condamnation.

Le procès est jugé ; les rapports de Jean-Jacques avec celle qu'il appelait sa « maman » sont à tous égards répréhensibles ; nous n'avons besoin, pour accabler le coupable, que de ses aveux. Mais était-il sincère, ou même était-il conscient ? Sincère, oui, mais d'une sincérité littéraire. Jean-Jacques nous traduit l'impression que produisait sur lui, au moment où il écrivait, le souvenir de la réalité vécue, il n'exprime pas directement cette exacte réalité. Des actes officiels, récemment mis au jour, et que Rousseau n'a pas pu ou n'a pas voulu ranger parmi les pièces justificatives de ses mémoires, nous permettent de rectifier sur certains points et de compléter sur d'autres les *Confessions*.

Pourquoi Rousseau a-t-il poussé au noir son propre portrait ? Il y a deux façons d'écrire ses mémoires. Ou bien — tel Napoléon dans le *Mémorial de Sainte-Hélène* — l'auteur groupe les faits pour se peindre sous un jour favorable ; ou bien il exagère sa franchise pour se mettre en dehors de l'humanité. C'est cette dernière méthode que semble avoir suivie Rousseau. Sa vie serait banale au fond, et c'est pourquoi il a eu besoin de se noircir. Au moment où la division des classes était encore nettement accusée, quel relief ne se donne-t-il pas en montrant une femme de la noblesse éprise de lui, pauvre hère, hier encore vagabond ! Ce n'est pas une aventure commune, en tout cas ; aussi tout ce qui pourrait la rendre telle est-il soigneusement passé sous silence. Ce sont les faits laissés dans l'ombre que nous allons éclairer à l'aide des actes notariés du tabellionat de Chambéry.

Certes, nous ne prétendons pas laver complètement Jean-Jacques des reproches qu'il a fait lui-même peser sur sa mémoire ; quoi que nous pussions dire, ses aveux subsisteraient, et ils sont trop éloquents pour ne point emporter les convictions. Nous espérons cependant montrer, avec pièces à l'appui, un Jean-Jacques moins exceptionnel, participant davantage aux sentiments ordinaires de l'homme nature, moins ingrat et moins révoltant. Mais pour mieux comprendre et surtout pour mieux apprécier les rapports du philosophe avec son amie, il serait bon d'oublier un instant nos idées traditionnelles et *livresques* sur l'amour.

I

Le romantisme a fort exalté ce sentiment, et la poésie lyrique, en particulier, a fait planer la passion dans les régions éthérées, loin, bien loin des fanges terrestres. On ne définit plus l'amour aujourd'hui ainsi qu'au xviii⁰ siècle ; ce n'est plus affaire des sens, mais du cœur ; c'est « la communion des âmes ». Nous avons appris à lire dans Lamartine et dans Musset, et nous avons puisé, dès l'enfance, chez ces enchanteurs, des illusions dangereuses, dont les déceptions de la vie réelle ne nous ont pas complètement délivrés. Nous avons cru, et combien croient encore et croiront jusqu'à la mort, aux pures jouissances de l'amour idéal et sublime. Comme don Juan, nous l'avons poursuivi avec une persévérance infatigable, avec une ardeur toujours jeune, en dépit des plus cruelles expériences, mais sans avoir, comme Faust, le bonheur de rencontrer une Marguerite. Comme la Bovary de Flaubert, nous avons battu le briquet sur notre cœur, et, naïvement, nous nous sommes étonnés qu'il ne s'enflammât point. Mais loin d'accuser les poètes, c'est nous-mêmes, c'est notre froideur que nous accusons.

Pourtant nous savons aujourd'hui ce que nous devons penser des amours romantiques. Des révélations indiscrètes nous l'ont laissé entendre, qui n'ont même pas le mérite d'être de loyales et sincères confessions. Nous connaissons les tristes réalités qui se cachent sous le voile brodé des fictions, et l'admirable poésie de la forme ne suffit plus à dissimuler le prosaïsme banal du fond. Des curiosités sacrilèges ont osé déchirer la pourpre des mots éclatants, arracher le collier des rimes sonores, et notre idole est apparue dans sa nudité pauvre et triste. Graziella, Werther, les Nuits ! lamentables aventures ! et comme on doit chercher la source de cette passion bien plutôt dans la tête que dans le cœur !

Nous aurions cependant dû trouver le contrepoison dans le roman réaliste, plus sain que la poésie, moins dangereux, puisqu'il fixe de justes limites à nos aspirations en nous enseignant ce que nous pouvons attendre de l'existence et ce que nous sommes en droit de lui demander. Les œuvres ne manquent pas, qui auraient pu nous apprendre ce qu'il existe trop souvent de calcul intéressé et conscient dans les pures affections. Balzac est le plus grand, le plus fort, le plus vrai de tous nos romanciers, parce qu'il a le mieux étudié la « question d'argent » sous tous ses aspects. La *Comédie humaine*, qui marie les filles du vermicelier Goriot à un banquier juif et à un grand seigneur décavé, qui fait vivre aux crochets de ces ménages modernes les Rastignac et les Maxime de Trailles, tandis que Lucien de Rubempré est « aidé » par la courtisane Esther et le forçat Vautrin, la *Comédie humaine*, cette véridique histoire des mœurs contemporaines, ne nous offre que de tristes liaisons fondées sur l'attrait des sens et le besoin d'argent ; il y entre cependant plus de véritable passion que dans les effusions littéraires des romantiques.

Pour juger avec équité Jean-Jacques et Mme de Warens, il nous faut envisager l'amour tel qu'il est ordinairement, et non tel que se plaît à nous le peindre notre imagination, cette décevante magicienne. On ne doit pas oublier non plus, replaçant les êtres dans leur milieu, l'état de relâchement où se trouvaient alors les mœurs et l'exemple que donnait la société du temps, depuis les princes et le roi lui-même, jusqu'aux simples bourgeois.

« Jamais, dit Talleyrand, il n'avait fait aussi doux vivre. » Ce qu'était cette douceur de l'existence, nous le savons de reste. Alfred de Vigny, qui ne fut pas seulement un grand poète, penseur fixant les plus hautes idées dans le moule concis du vers, mais qui avait beaucoup d'esprit et même de grâce quand il daignait descendre des sommets de sa Tour d'Ivoire, a écrit une charmante comédie: *Quitte pour la peur*, où se retrouve la fantaisie de Musset avec le dialogue sémillant de Marivaux. La marquise, qui vit retirée, porte dans son sein le gage de ses amours avec le chevalier ; prévenu par le médecin, le marquis, galant homme, quitte Versailles la nuit, crève ses chevaux, mène grand bruit, réveille tout le monde, se montre chez lui à tout son domestique, pénètre même dans la chambre de sa femme, et repart, non sans lui avoir baisé la main. L'honneur est sauf et la marquise en est quitte pour la peur. Tel était le ton chez les gens de bonne compagnie. Les gens de lettres n'avaient rien à leur envier. A chacun de leurs noms nous pouvons accoler le nom d'une femme avec laquelle ils passèrent tout ou partie de leur existence, bien que mariés quelques-uns. C'est au début du siècle, l'octogénaire de Chaulieu, aveugle par surcroît, qui poursuit de petits vers et de petits cadeaux l'aimable de Launay, plus tard dame de Staal ; c'est le président Hénault et Mme du Deffand ; c'est Voltaire et Mme du Châtelet, Diderot et Mme de Puiseux, d'Alembert et Mlle de Lespinasse. L'hospitalité que reçut Voltaire au château de Cirey vaut bien, somme toute, l'hospitalité que reçut aux Charmettes Jean-Jacques Rousseau ; mais Voltaire était riche déjà, et il n'a pas écrit ses confessions.

II

L'éducation des deux amants ne leur fournissait pas davantage des règles de conduite assez fermes, des principes de morale assez stricts, pour qu'ils pussent y trouver un appui contre la contagion des mauvais exemples. Le père de Jean-Jacques, homme simple et faible, passait les nuits à lire des romans avec son fils ; souvent ils mêlaient leurs larmes, que faisaient couler les aventures tragiques du grand Cyrus et de la belle Clélie ; ils s'allaient coucher quand paraissait l'aurore, et le court sommeil de l'enfant était encore troublé par des rêves d'exaltation sentimentale. Mme de Warens n'avait guère plus à se louer, sa tête n'était pas plus solide ; on l'avait bourrée d'idées, à la vérité, mais ces idées étaient malheureusement fausses. « Elle avait appris un peu de son père, un peu de ses maîtres, un peu de sa gouvernante, et beaucoup de ses amants ; surtout d'un M. de Tavel, qui, ayant du goût et des connaissances, en orna la personne qu'il aimait. »

Leur âge enfin pourrait être invoqué comme circonstance atténuante. Il avait seize ans, elle, vingt-huit. Il avait tout ce qui plaît aux femmes, elle avait encore assez de charme pour séduire un jeune « apprentif ». Ils se virent et s'aimèrent. Après ce que nous avons dit de leur éducation, comment pouvait-il en être autrement, et le moyen de résister à des choses pareilles ? « Sans être ce qu'on appelle un beau garçon, j'étais bien pris dans ma petite taille ; j'avais un joli pied, la jambe fine, l'air dégagé, la physionomie animée, la bouche mignonne, les sourcils et les cheveux noirs, les yeux petits et même enfoncés, mais qui lançaient avec force le feu dont mon sang était embrasé. Malheureusement je ne savais rien de tout cela. Ainsi j'avais la timidité de mon âge avec celle d'un naturel très aimant, toujours troublé par la crainte de déplaire » ; et ce n'était qu'un charme de plus. « Elle avait un visage pétri de grâces, de beaux yeux bleus pleins de douceur, un teint éblouissant, le contour d'une gorge enchanteresse. Elle avait un air caressant et tendre, un regard très doux, un sourire

angélique, une bouche à la mesure de la mienne... » Ce dernier trait est délicieusement jeune ; on y sent le mélange de
pure affection, de naïve tendresse et aussi de volupté recon-
naissante qui caractérise bien la passion de Jean-Jacques
pour Mme de Warens; c'est la note juste et vraie de leur amour.
« Une bouche à la mesure de la mienne. » Et leurs lèvres
s'unirent, et nous croirions entendre Paolo et Francesca de
Rimini, dont l'idylle tragique marque un repos dans le sombre poème du vieux Dante Alighieri.

L'argent, qu'on affecte tant de mépriser et que l'on voudrait surtout séparer des sentiments désintéressés et des pures
affections, joue dans la vie et dans les liaisons de Mme de
Warens le plus grand rôle. Seuls, les besoins d'argent peuvent donner quelque unité à cette existence dispersée, sans
logique dans sa conduite ; seules, les difficultés pécuniaires
nous permettent de comprendre, sinon d'excuser, les erreurs
singulières de ce cœur aussi peu réglé dans ses choix que la
tête dans la pratique des affaires. M. Metzger[1] dans ses curieuses études sur Mme de Warens, nous montre la pauvre « maman »
de Jean-Jacques en proie aux chimères de la spéculation,
ouvrant des brèches toujours plus larges dans sa fortune pour
boucher les trous que faisaient son imprévoyance et sa mauvaise gestion.

Pendant qu'elle vivait encore avec son mari, dès l'année 1724, comme nous le savons par une lettre du mari lui-
même, elle avait fondé une manufacture de soieries, de compte
à demi avec un nommé Saint-André. Le commerce ne marchait pas, car Mme de Warens prenait pour son usage personnel le meilleur des marchandises, et profitait de la manu-

---

1. M. Albert Metzger, un érudit savoisien, a consacré à Mme de Warens
plusieurs études d'un haut intérêt : la Conversion de Mme de W...; les
Pensées de Mme de W... : une Poignée de documents inédits sur Mme de
W...; les Dernières Années de Mme de W... M. Metzger ne travaille que
sur des pièces authentiques d'archives et sur des actes notariés ; c'est là
ce qui donne à ses travaux une valeur, une solidité incomparables. De
plus, M. Metzger est aussi modeste que savant; il se contente de publier
les documents qu'il recherche et amasse avec une patience de bénédictin ; ne fournissant que les explications strictement nécessaires à l'intelligence des textes, il laisse à d'autres le soin d'en tirer parti.

facture « pour emprunter des sommes considérables. »
L'inventaire de 1726 annonçait un sérieux déficit. C'est alors,
au dire de son époux, qu'elle conçut le projet de se convertir
pour obtenir ainsi son indépendance et ne point payer sa part
du déficit constaté. Elle profita du passage de Sa Majesté
sarde à Évian pour s'évader du domicile conjugal et s'aller
jeter aux pieds du roi, lui demandant sa protection. Elle
avait eu soin d'emporter ses pierreries, toute la vaisselle d'argent, des marchandises, même un dictionnaire de Bayle et
une canne à pommeau d'or qui appartenait à son mari. Plus
tard, pour le dédommager des pertes qu'il avait subies, elle
lui abandonna ses biens de famille. M. de Warens, dans la
lettre à son frère, qui nous fournit tous ces renseignements,
dit qu'il avait rendu visite à la fugitive au couvent des Annon-
ciades à Annecy. « Elle n'excusa point, écrit-il, son change-
ment par des motifs de conscience ; au contraire, elle laissa
paraître tant d'indifférence à cet égard que j'en fus frappé.
Elle me dit que le dérangement de nos affaires l'avait en partie portée à faire ce coup. »

Une fois livrée à elle-même, et maîtresse de sa conduite et
de ses finances, avec Claude Anet, avec Jean-Jacques, avec
Wintzenried, elle continue ses opérations, fabriquant des
drogues, achetant et revendant des terres, voulant même
exploiter des mines. Rousseau lui-même, dans ses *Confessions*, nous dit un mot de cette manie et nous en indique
l'origine. « Quoiqu'elle eût quelques principes de philosophie et de physique, elle ne laissa pas de prendre le goût que
son père avait pour la médecine empirique et pour l'alchimie ; elle faisait des élixirs, des teintures, des baumes, des
magistères ; elle prétendait avoir des secrets. Les charlatans,
profitant de sa faiblesse, s'emparèrent d'elles l'obsédèrent,
la ruinèrent, et consumèrent au milieu des fourneaux et des
drogues son esprit, son talent et ses charmes, dont elle eût
pu faire les délices des meilleures sociétés. » C'est surtout
sous l'administration de Wintzenried que ces opérations rui-
neuses se multiplient, et dans les documents publiés par
M. Albert Metzger sur Mme de Warens on ne trouve que con-
trats de vente et d'association. Somme toute, c'est une femme

qui a mal organisé sa vie par défaut de bon sens et qui sans
cesse brasse des affaires où elle n'entend rien. Elle continua
jusqu'à la fin ses tentatives malheureuses, et n'ayant avec
une pension de deux mille livres que son indomptable espérance, elle vécut jusqu'à son dernier jour plus riche d'imagination que d'écus.

III

Si nous essayons maintenant de préciser la situation de
Jean-Jacques vis-à-vis de Mme de Warens, nous serons obligés de reconnaître qu'après avoir si longtemps vécu à ses
dépens, il finit par l'abandonner. Nous ne prétendons pas,
nous le répétons, excuser sa conduite ; il est aussi difficile de
justifier Rousseau qu'il est aisé de l'accabler. Et cependant,
s'il n'a pas fait davantage pour sa bienfaitrice et sa « seconde
mère », ce n'est point qu'il n'ait pas voulu, c'est qu'il lui était
à peu près impossible d'agir autrement.

Il fut l'obligé de Mme de Warens, cela est incontestable ;
il ne lui doit pas seulement d'avoir subsisté pendant quelques
années, il lui est redevable du meilleur souvenir de sa vie.
Plus tard n'avouait-il pas que le voisinage des Alpes seul
avait pu le rendre à la nature ? Lorsqu'il voulait retracer
quelque riant tableau, « n'était-ce pas toutes les illusions du
passé qui lui remontaient au cœur ? »

S'il s'adresse à elle en arrivant à Annecy, c'est sur l'ordre
de M. de Pontverre, curé de Confignon. Le brave prêtre lui
avait dit : « Allez à Annecy, vous y trouverez une bonne
dame bien charitable, que les bienfaits du roi mettent en état
de retirer d'autres âmes de l'erreur dont elle est sortie elle-
même. » On sait comment il s'installa chez elle. Tant que
vécut Claude Anet, il ignora l'exacte situation des affaires et
les charges dont était grevée la maison. Quand il les connut,
il voulut y remédier. Nous trouvons dans un des recueils de
M. Metzger un mémoire adressé de Chambéry par Jean-Jacques à S. E. Mgr le gouverneur de Savoie [1], et dans lequel

1. Cette requête de Jean-Jacques est assez longue. Il s'y déclare d'abord
fervent catholique, se recommande de Sa Grandeur l'évêque de Genève,

il sollicite un secours. Cette requête du jeune amant au vieux gouverneur de Savoie ne fait-elle pas songer à l'idylle du chevalier et de la folle Manon. De plus, il agit par lui-même et veut restreindre les dépenses; Mme de Warens ne répondant que par des caresses à ses affectueux reproches, il économise en secret, et c'est alors, prétend-il, qu'il contracta ses habitudes de lésine, étrangères à sa nature. Mais toujours « sa bonne maman » découvrait les cachettes où il mettait quelques louis en réserve, et les dépensait en petits cadeaux.

Voyant alors la futilité de ces petites économies il résolut de chercher des ressources moins fictives. « Bien convaincu qu'économiser ne me réussirait jamais et serait pour elle une mince ressource, je sentis enfin que je n'en avais point d'autre contre le malheur que je craignais, que de me mettre en état de pourvoir par moi-même à sa subsistance, quand, cessant de pourvoir à la mienne, elle verrait le pain prêt à lui manquer. Malheureusement, jetant mes projets du côté de mes goûts, je m'obstinais à chercher follement ma fortune dans la musique. » C'est alors, en effet, qu'il se livra passionnément à l'étude de l'harmonie.

On n'a pas prêté assez d'attention à ce passage de ses mémoires qui jette un jour plus favorable sur leur liaison et sur le rôle qu'il y joua. Mais il y a plus, et l'on ne saurait comprendre pourquoi Jean-Jacques ne parle pas de l'effort qu'il fit à ce moment pour subvenir à ses propres besoins. Le roi de Sardaigne avait décrété qu'il serait procédé à la mensuration générale de tout le territoire de la Savoie et à l'établissement d'un cadastre. On eut besoin d'agents auxiliaires, « d'extra », comme diraient les employés aujourd'hui. Jean-

et ajoute que s'il s'adresse à Monseigneur, c'est parce qu'il est atteint d'une maladie de langueur qui le met aujourd'hui au tombeau. Il est à charge à Mme de Warens, bien qu'il ait essayé de tirer parti de ses talents; « mais de quoi servent les talents dans ce pays?... Ma douleur est de voir que Mme de Warens a déjà trop fait pour moi. Je la trouve, pour le reste de mes jours, accablée du fardeau de mes infirmités, dont son extrême bonté ne lui laisse pas sentir le poids, mais qui n'incommode pas moins ses affaires déjà trop resserrées par ses abondantes charités et par l'abus que des misérables n'ont que trop souvent fait de sa confiance ».

Jacques se fit inscrire, et, en 1732, nous le trouvons secré-
taire-géomètre aux appointements de deux livres par jour. Il
resta assez longtemps en fonctions et dut remplir assidûment
sa modeste tâche, sans quoi il n'eût pas manqué d'être remplacé : alors comme aujourd'hui, les candidats aux postes du
gouvernement ne manquaient pas. Enfin le travail demandé
au commis était de ceux qui se contrôlent facilement. Pourquoi
a-t-il omis ce détail dans les *Confessions* ? Peut-être parce
qu'il a jugé humiliant de se peindre occupé, lui Jean-Jacques, à la réfection d'un cadastre. Enfin, ce qui prouve davantage encore sa sincérité et son désir de se montrer reconnaissant, c'est un testament écrit à Chambéry dans la maison du
comte de Saint-Laurent, à la date du 7 juin 1737.

Ce testament, signalé déjà par M. de Saint-Genis dans son
Histoire de Savoie, tome III, page 106, est demeuré peu connu.
Voici dans quelles circonstances il fut rédigé. Jean-Jacques
avait été gagné par les manies de Mᵐᵉ de Warens ; lui aussi
voulait faire de la chimie. Peut-être cherchait-il le moyen de
venir en aide à son amie. Toujours est-il qu'en fabriquant de
l'encre de sympathie il avait été blessé à la tête par l'explo-
sion du récipient qui servait à son expérience. Il fut à ce
moment-là si gravement malade qu'il crut devoir mettre ordre
à ses affaires. Il fit prévenir Barillot, son intime, et manda le
notaire de son amie, qui a lui-même rédigé et écrit l'acte,
Jean-Jacques étant dans l'impossibilité d'écrire. « Il y est
expliqué que le jeune Jean-Jacques, venant de recevoir une
blessure à la tête, était couché avec un appareil qui lui tenait
les yeux fermés. Le testateur, après le signe de la Croix,
recommande son âme à Dieu et aux saints, proteste de mourir catholique et romain, lègue 16 livres aux couvents des
Capucins, Augustins et Claristes (*sic*) de Chambéry pour dire
des messes. Il lègue 100 livres à son ami le sieur Barillot et
lui constitue pleins pouvoirs pour réclamer les biens lui venant
de sa mère, Suzanne Bernard. » Voici maintenant l'extrait qui
concerne Mᵐᵉ de Warens :

« Ledit sieur Rousseau [1], pour la décharge de sa conscience,

1. C'est ce testament dont M. Metzger a obtenu la copie (folios 104 à
06 du notaire Rivoire).

déclare de devoir à ladite Dame Françoise-Louise de la Tour de Warrens absente, moi Notaire pour elle stipulant, acceptant, la somme de deux mille livres de Savoye pour sa pension et entretien que ladite Dame lui a fourni depuis dix années, laquelle somme ledit sieur Rousseau promet lui payer, si Dieu lui conserve la vie, dans six mois prochains à peine de tous dépens, dommages-intérêts... Il a fait, créé et institué, et de sa bouche nommé pour son héritière la Dame Françoise-Louise de la Tour de Warrens, la priant très humblement de vouloir accepter son hoirie comme la seule marque qu'il lui peut donner de la vive reconnaissance qu'il a de ses bontés... » Rousseau laissait à la charge de son héritière les frais de son enterrement et de messes à faire dire pour le repos de son âme, en outre le payement de quelques dettes et créances. Cette pièce peu connue est démonstrative et vient bien à l'appui de notre thèse.

Plus tard, quand il s'est acquis un nom, Mme de Warrens le harcèle de ses demandes, et le 13 février 1753 il lui adresse une somme de 240 livres. C'était beaucoup pour lui, bien peu pour elle. Le 15 novembre de la même année, elle lui fait écrire de nouveau par l'archiprêtre de Gruffy, leur ami commun, pour l'attendrir sur le mauvais état de sa santé et de ses affaires. C'est le moment qu'avait choisi Wintzenried pour l'abandonner et pour épouser Mlle Chapperon. Rousseau ne voulut, ou plus probablement ne put répondre à cet appel ; nous en avons la preuve dans cet admirable billet de Mme de Warrens, billet qui clôt les rapports des deux amants :

« Ce dix de février 1754.

« Vous vérifié bien En moy le chapitre que je vien de Lire dans l'imitations de jesus-christ où il est dit, que là ou nous métons nos plus fermes Espérence, c'est ce quy nous menqueras totalement. Ce n'est point le coup que vous m'avés portés qui m'affliges mais c'est La main dont il part ; cy vous ettes capable de faire un moment de Reflection vous vous direz a vous même tout ce que je pourrois répondre à votre Létres ; malgré tout cela je suis et seray toute ma vie votre véritable bonne mère.

« Adieu. »

Une lettre de M. de Conzié nous apprend qu'elle mourut dans la misère, réduite « à mendier, pour ainsi dire, un recoin de chaumière dans un des faubourgs de Chambéry où elle n'a végété que par les secours et soins charitables de ses voisins, qui n'étaient pas, tant s'en faut, dans l'aisance. »

M. de Conzié ajoute : « J'ai toujours condamné Jean-Jacques, qu'elle avait décoré du nom de son fils adoptif, en premier lieu d'avoir préféré les intérêts de Levasseur à ceux d'une maman aussi respectable pour lui, en tous sens, que l'était peu sa blanchisseuse Levasseur ; il aurait bien dû suspendre son orgueil de temps à autre et ne travailler que pour gagner son indispensable nécessaire, pour restituer tout au moins en partie ce qu'il avait coûté à sa généreuse bienfaitrice. »

Le jugement que porte M. de Conzié sur Jean-Jacques est celui qu'a ratifié la postérité. Dirons-nous qu'il est injuste ? Non, mais il n'est pas absolument exact. Jean-Jacques fit au moins un petit effort pour gagner sa vie comme commis géomètre. En outre, il ressort d'une lecture attentive des *Confessions*, guidée et rectifiée sur certains points par l'examen des pièces des archives locales, que la liaison de Jean-Jacques et de sa « maman » ne mérite peut-être pas les noms dont elle a été souvent flétrie. Cette union demeure bien un ménage, dont les charges, si l'on veut, furent inégalement réparties, mais où la bonne volonté fut égale de part et d'autre. Rousseau voulut s'acquitter ; plus tard il ne le fit point, et ne pouvait point le faire, il suffit de lire la seconde partie des *Confessions* pour en être assuré. Qu'il conserve donc sa dette, si lourde à supporter pour son orgueil, mais qu'on lui tienne compte des bonnes intentions qu'il montra un jour, au moment de mourir ; aussi bien est-ce l'heure où d'ordinaire l'on est sincère avec soi-même et avec les autres.

LA SINUSITE MAXILLAIRE DU ROI LOUIS XIV

En l'an de grâce 1685, Louis XIV fut atteint d'une affection qui l'incommoda fort. Ses dents s'étaient cariées, il avait du pus dans le nez et son haleine était très fétide. S'entendre comparer tous les jours à Phébus-Apollon, être le Roi-Soleil vers qui tendent tous les regards, pouvoir se dire enfin le Maître absolu d'un grand peuple et se sentir frappé, comme un simple manant, d'une aussi cruelle infirmité, quelle disgrâce ! Le roi en demeura accablé. Il n'en fallut pas plus pour lui inspirer, mieux que ne l'eussent fait tous les sermons des prédicateurs de la Cour, de salutaires réflexions sur la vanité des grandeurs humaines. Il se détourna du monde, entra plus avant dans la dévotion, et se trouva trop heureux de rencontrer en Mme de Maintenon une garde-malade et une consolatrice.

Chacun de nous sait, hélas ! l'influence du physique sur le moral. Mais ce qui chez les particuliers ne sort pas d'un cercle limité, peut entraîner chez les grands des conséquences incalculables. « Cromwell allait ravager toute la chrétienté, la famille royale était perdue et la sienne à jamais puissante, sans un petit grain de sable qui se mit dans son urètre [1]. » De même ici une haleine un peu fétide, et voilà les affaires du royaume livrées à Mme de Maintenon et aux Jésuites. N'allez pas croire au moins que j'exagère. D'ailleurs, si tel était mon cas, je serais en bonne compagnie. De nombreux historiens se sont rencontrés, qui ont cherché à voir l'homme à travers les événements. Et jamais comme pour Louis XIV on n'a tenu plus compte des maladies pour expliquer et éclai-

1. Pascal. *Pensées morales*, LXIX.

rer les faits saillants d'un règne. Sans parler des mémoires
de l'époque [1], Michelet est celui qui a le mieux mis en relief
cette tyrannie du physique sur le moral. Il nous montre le
Prince vigoureux et fort au moment de la triomphante paix
de Nimègue; nous le voyons, au contraire, souffrant et décré-
pit quand il signe la révocation de l'édit de Nantes. Écoutez
plutôt ce que dit notre grand historien à propos de l'affection
qui nous occupe.

« Sa garantie unique (à Mᵐᵉ de Maintenon) était l'altéra-
tion de la santé du Roi qui peut-être le rendrait fidèle. Sous
ce rapport la nature la servit. Non seulement il perdit ses
dents, mais une carie de la mâchoire se déclara. Un trou se
fit dans l'os. Quand il buvait, il devait s'observer, autrement
le liquide remontait et voulait passer par les narines (*Journal
ms des médecins*, 1685.) Cette désagréable infirmité accusait
un état morbide plus général qui peu après amena une fistule. L'épouse devint garde-malade. Les Jésuites eurent ce
qu'ils voulurent. Ce fut un pacte entre elle et eux. Elle se
soumit, baisa la griffe, conseilla la proscription. Et ils se
compromirent, consentirent le mariage, etc. [2]. »

Le hasard d'une lecture m'avait mis sous les yeux ce passage de Michelet. Tiens, tiens ! me dis-je, mais ce mal ressemble terriblement à de la sinusite maxillaire. Un peu intri-
gué, je remontai aux sources. Ce ne fut pas sans peine. L'indication bibliographique fournie par l'historien n'est pas
rigoureusement exacte [3]. Tous les détails qu'il rapporte, il
les avait tirés d'un ouvrage aujourd'hui assez rare et paru en
1862 sous ce titre : *Journal de la santé du roi Louis XIV* [4].

1. Dangeau, notamment, fait remarquer que le roi accueille avec
faveur les requêtes s'il est bien portant. Il les repousse quand sa santé
n'est pas bonne. (*Journal de Dangeau*, année 1685.)

2. Michelet, *Histoire de France*, tome XV, chapitre XIX, page 259.
Marpon et Flammarion, éditeurs. Paris, 1879. (Édition in-18)

3. Ce n'est pas *Journal manuscrit des Médecins*, comme on vient de
le lire dans la citation copiée dans Michelet, mais bien *Journal de la
santé du roi Louis XIV*. J'insiste sur ce petit détail. Il a son importance
pour ceux qui auraient des recherches à faire de ce côté.

4. *Journal de la santé du roi Louis XIV*, de l'année 1647 à l'année 1711,
écrit par Vallot, d'Aquin et Fagon, tous trois ses premiers médecins,

I

Ce *Journal* fut rédigé par les trois médecins du roi : Vallot, d'Aquin et Fagon. Vallot venait de Montpellier. Il avait dû sa fortune à son maître, Vauthier. On a dit de lui qu'il fut meilleur courtisan que médecin. En tout cas il sut se montrer homme de cœur en conservant à Fouquet disgracié toute son affectueuse sympathie.

D'Aquin est de moindre qualité morale. Ce fut lui, on le verra plus loin, qui eut à traiter la sinusite de Louis XIV. D'origine juive, élève, lui aussi, de l'École de Montpellier, il était venu de Carpentras pour conquérir Paris. Souple, insinuant, il sut plaire à Mme de Montespan et, s'étant rendu indispensable à la favorite, il ne tarda pas à gagner la confiance du maître. Très positif, il faisait rendre à sa charge mille petits bénéfices. L'indiscret était même allé si loin

avec introduction, notes, réflexions, critiques et pièces justificatives, par J.-A. Le Roi, Conservateur de la Bibliothèque de la ville de Versailles, etc. (Auguste Durand, éditeur, Paris, 1862).

J'ai dit plus haut que le *Journal de la santé du roi* était aujourd'hui presque introuvable. Grâce à l'obligeance de mon excellent confrère et ami, le Dr Cabanès, de la *Chronique Médicale*, j'ai pu, non seulement avoir entre les mains un exemplaire de l'ouvrage, mais encore un exemplaire exceptionnel et unique en son genre : il ne s'agit ni plus, ni moins, en effet, que du volume même ayant appartenu à Sainte-Beuve. De sa petite écriture fine d'homme passionné et volontaire, le maître a tracé en marge et sur la garde du livre des notes bien curieuses. Elles montrent d'abord à quel point Sainte-Beuve, jadis étudiant en médecine, était resté au courant des choses de notre art. Elles nous renseignent en outre sur sa façon de lire et de tirer parti de ses lectures. Dans le deuxième volume des *Nouveaux Lundis*, où il commente le *Journal de la santé du roi*, j'ai retrouvé, développées, parées et ciselées, toutes les pensées qu'il jetait au hasard, et un peu frustes, sur chaque page de l'exemplaire en question. En comparant le premier jet des idées avec leur complète mise au point, on se rend bien compte du procédé de travail du grand écrivain. Je ne puis insister ici sur ce détail : qu'il me suffise de dire que j'ai pris un plaisir au moins aussi vif aux annotations qu'au texte qui les inspirait.

qu'un jour le Roi voulut lui donner une leçon. Au petit lever,
on annonçait la mort d'un gentilhomme très réservé et mauvais courtisan : — En voilà un, dit Louis XIV en regardant
d'Aquin, qui ne m'a jamais rien demandé. — Et d'Aquin de
répondre, sans se déconcerter : « Oserait-on demander à Votre
Majesté ce qu'Elle lui a jamais accordé ? » Le trait était
piquant et ne pouvait déplaire. Fût-on roi, cela rassure toujours le malade de voir qu'il n'est pas entre les mains d'un
imbécile.

A la longue cependant le crédit de d'Aquin diminua. Il
était, avons-nous dit, la créature de Mme de Montespan. Or
Mme de Montespan, c'était le passé ; Fagon, le rival qui se dressait contre lui, s'appuyait sur Mme de Maintenon, qui représentait l'avenir, et un avenir plein de promesses. Sainte-
Beuve [1] ne tarit pas d'éloges sur Fagon. Je n'oserais jamais,
moi chétif, m'inscrire contre une telle autorité. Il n'en est
pas moins vrai que le procédé dont usa notre confrère pour
évincer d'Aquin n'est pas des plus recommandables. Nous
n'avons pas inventé la « rosserie médicale » ; le mot seul est
nouveau, les anciens connaissaient la chose.

La mort de la reine porta un premier coup à la confiance
que le roi avait mise en son médecin. A partir de ce moment
aucune décision ne fut prise sans l'approbation de Fagon. La
lutte entre les deux rivaux dura assez longtemps. D'Aquin
se tenait sur ses gardes, et malin comme il l'était, il arrivait
tant bien que mal à parer aux embûches de l'adversaire. Un
soir cependant il eut le tort de se départir de sa vigilance.
Le roi avait été fort souffrant dans la journée. Vers le milieu
de la nuit, le malaise semblant disparaître, d'Aquin décida de
s'aller coucher. Fagon l'accompagna, mais il ne fit qu'une
fausse sortie. Il rentra peu après dans l'antichambre et s'y
installa pour attendre les événements. Sur le matin, le malade
s'étant réveillé torturé par la fièvre, le gentilhomme de service insinua que M. Fagon était resté dans la pièce voisine ;
il se ferait un devoir d'apporter à Sa Majesté quelque soula-

1. Cf. Sainte-Beuve, *Causeries du Lundi*, tome XI, page 96, et *Nouveaux Lundis*, tome II, page 365.

gement. Le Prince hésita un peu pour la forme, ayant feint
de craindre le mécontentement de d'Aquin. Mais pourquoi
celui-ci n'était-il pas à son poste ? c'était sa faute, après tout.
On n'abandonne pas ainsi les gens ! On fit donc entrer Fagon
qui, pour la première fois de sa vie, se trouvait seul avec
le roi.

A dater de ce moment la disgrâce de d'Aquin était décidée.
Un jour Louis XIV le fit mander, causa avec lui de choses et
d'autres, puis le renvoya avec force bonnes paroles. Le lendemain, sans autre explication, le malheureux médecin était
chassé de la Cour et renvoyé dans ses terres. Nous nous plai-
gnons volontiers de l'ingratitude des malades ; les médecins
du bon vieux temps n'étaient pas mieux partagés que nous.

Avec Vallot et d'Aquin c'était l'École de Montpellier qui
accaparait la faveur des grands. Avec Fagon c'est l'École de
Paris qui s'affirme définitivement. Pris entre les deux Facultés rivales, on voit que l'infortuné d'Aquin devait tôt ou tard
être sacrifié. Quand Fagon arrive à être titulaire de la charge
si enviée, il s'empresse de modifier la thérapeutique de ses
prédécesseurs. Dès lors, plus d'antimoine ; les saignées, les
purgations, les clystères, forment la base du traitement, selon
la formule des médecins de Paris.

On a fort reproché à Fagon sa thérapeutique. Les purgations dont il accabla son malade ont notamment donné lieu
à maintes plaisanteries. Il faut se reporter, si l'on veut l'excuser, à la vie que menait le roi. Louis XIV passait son temps
à se donner des indigestions. Très porté sur sa bouche, il ne
résistait jamais au plaisir de goûter un nouveau ragoût ou un
gibier cuit à point. Or, le moyen d'empêcher un maître aussi
redoutable de manger à son appétit, qui était formidable [1] ?

---

1. Voici d'ailleurs un ou deux faits touchant l'appétit du roi : « Je l'ai
vu souvent, dit La Palatine, manger quatre assiettées de soupes diverses,
un faisan entier, une perdrix, une grande assiettée de salade, du mouton
au jus et à l'ail, deux bonnes tranches de jambon, une assiettée de pâtis-
serie, et puis encore du fruit et des confitures... » Le pauvre homme !

D'autre part, quand on le mettait à la diète, voici comme il se comportait : « Le roi voulut bien qu'on ne lui servît à dîner que des croûtes,
un potage au pigeon et trois poulets rôtis. » Au moment de ce repas, le

Fagon avait beau recommander au roi un régime frugal, « lui faisant connaître que la plus grande partie des petits maux qui nous arrivent se guérissent plus heureusement par le régime que par les remèdes », le malade promettait tout ce qu'on voulait, mais une fois à table, adieu les bonnes résolutions.

Le médecin était de par sa charge dans l'obligation d'assister, muet et impuissant, à ces excès qu'il ne cessait de déplorer. Sa mine piteuse réjouissait même fort les courtisans qui ne l'aimaient guère [1]. Parfois, n'y tenant plus, il s'adressait aux officiers de bouche, les suppliant de supprimer tel ou tel service. Mais le fâcheux était rabroué d'importance : Notre métier est de donner à manger au roi, lui répliquait-on, le vôtre est de le purger. A chacun sa besogne, et laissez-nous en repos. La réponse était logique. Les gentilshommes de la table n'avaient, pour se faire valoir, que les bons morceaux présentés au maître. Ils auraient donc cru manquer à tous leurs droits et à tous leurs devoirs en écoutant les doléances du médecin.

Placé entre l'autorité du roi, qui n'en faisait qu'à sa tête, et le mauvais vouloir de son entourage, Fagon dut chercher le moyen de parer aux écarts de régime. A cet effet la purgation était tout indiquée. Les jours où il prenait médecine, le malade gardait forcément une diète relative ; et c'était toujours cela de gagné. Ensuite, puisqu'on ne pouvait lui enlever les morceaux de la bouche, à ce grand mangeur, du moins les médecines faciliteraient-elles leur évacuation par l'autre bout du tube digestif. Comme on le voit cette thérapeutique si raillée était après tout fort rationnelle. Il n'est pas jusqu'à la sinusite maxillaire, — dont il me tarde de parler, — qui n'explique les nombreux purgatifs. On sait que dans la sinusite quantité de produits septiques sont déglutis. Tous, nous avons pu observer des cas de dyspepsie gastro-intestinale chez des sujets dont les sinus étaient remplis de pus. Peutêtre les indigestions, les diarrhées répétées dont le roi eut à

roi était très souffrant et abattu, dit Fagon. Jugez un peu ce qu'il aurait absorbé s'il eût été bien portant !

1. Voir les mémoires de Mme de Motteville.

souffrir, surtout à partir de 1685, tiennent-elles à l'auto-intoxication produite par le mauvais état du sinus ! Dans ce cas encore, faute de mieux, la purgation devait s'imposer à l'esprit du médecin.

II

Ce qui prouve au surplus que la médication de Fagon n'était pas si mauvaise, c'est que Louis XIV mourut dans un âge avancé, lui qui avait été malade toute sa vie. Car il y a loin du Louis XIV vigoureux et superbe dont on nous a laissé le portrait officiel, au pauvre diable de roi qui traîna, somme toute, une existence misérable. Et ici l'on pourrait faire un rapprochement entre Louis XIV et Auguste ; ce dernier, dépeint par la légende comme un brillant cavalier, ne fut, lui aussi, qu'un valétudinaire.

Tout d'abord le roi subit la tyrannie des vertiges [1]. Sans cesse, « il était pris de vapeurs », et ce vertige, probablement d'origine stomacale, pesa lourdement sur toutes ses actions. Il ne se passait pas de semaine qu'il n'en ressentît les atteintes. Si les grandes cannes furent à la mode, c'est qu'elles servaient au roi à raffermir sa démarche vacillante.

Auprès d'un maître souvent malade, les médecins devaient avoir grand crédit. En effet, s'il n'écoutait pas toujours leurs conseils, le roi ne savait rien leur refuser. J'ai noté quel solliciteur importun fut d'Aquin. Fagon, plus discret, fut tout aussi bien partagé ; s'étant fait opérer de la pierre, le prince lui donna, à titre de témoignage sympathique, la somme rondelette de 100.000 francs.

Le pouvoir de nos confrères sur l'esprit de Louis XIV — l'exemple de d'Aquin prouve qu'ils n'étaient pas sans abuser de la situation — explique peut-être pourquoi Molière s'est

---

1. Louis XIV devait attacher une grande importance aux vertiges. Dans le *Journal* tout ce qui y a trait est souligné avec soin ; et cela probablement par ordre du malade, puisque les trois médecins successifs n'ont jamais négligé de s'arrêter à ce détail. Le roi, très frappé de ces accidents répétés, en cherchait certainement la cause d'après les circonstances dans lesquelles ils se produisaient.

tant acharné après eux. Ce faisant, il était sûr d'avoir pour
lui toute la Cour qui les détestait cordialement. De plus,
Molière avait pour intime ami Mauvillain; qui lui fournissait
les renseignements sur la médecine de l'époque [1]. Or Mauvillain était de la Faculté de Paris. En documentant Molière,
c'étaient les confrères de l'École de Montpellier, alors au pouvoir, qu'il tenait surtout à rendre ridicules. Une chose prouve
en tout cas que Molière visait surtout les médecins de la
Cour. « *Desfonandrès* (autrement dit tueur d'hommes) n'était
autre que des Fougerais, médecin de Madame. *Bahis* (jap-
pant, aboyant) désignait Esprit, premier médecin de la reine-
mère, et qui, en effet, bégayait en parlant. *Macroton* était le
pseudonyme de Guénaut, premier médecin de la reine, qui au
contraire parlait avec une extrême lenteur. *Tomès* représentait Vallot, médecin du roi, et non d'Aquin [2]. Quant à *Purgon*, ce n'était autre que Fagon. Je dois ajouter pour ce dernier que les commentateurs de Molière sont loin d'être d'accord.

III

Quoi qu'il en soit, Louis XIV fut sans cesse préoccupé de
sa santé, et ceci nous explique l'origine du *Journal*. Louis XIII
n'avait eu ses enfants que sur le tard, alors qu'il était peut-
être déjà atteint de la tuberculose dont il devait mourir quelques années après. Évidemment les questions d'hérédité n'in-
téressaient point les esprits comme aujourd'hui; néanmoins
on n'était pas sans redouter l'influence du tempérament du
père sur celui de ses descendants. Louis XIV dut en être très

1. Rappelons en passant que Mauvillain est le médecin qui fait l'objet
du troisième placet présenté au roi lors de la reprise de *Tartufe*. Molière
demande à Louis XIV pour le fils de son ami le canonicat de la chapelle
royale de Vincennes. L'auteur de l'*Amour médecin*, du *Médecin malgré
lui*, quémandant pour un membre de la Faculté, la chose était neuve et
imprévue. Louis XIV accorda le canonicat.

2. Voir pour plus de détails *Les médecins au temps de Molière*, par
Maurice Raynaud, ch. III, page 126. (Didier, éditeur, Paris, 1863.)

frappé, car ce fut lui qui enjoignit aux médecins de noter, avec la plus grande minutie, jour par jour, — comme cela s'était fait pour son père d'ailleurs [1], — l'état de sa précieuse santé. Grâce à cette manière de Livre de raison, les médecins pouvaient être renvoyés, disparaître, les successeurs auraient à leur disposition tous les documents propres à les éclairer sur les antécédents du malade, sur son tempérament, etc. Enfin il serait facile d'y trouver la trace des traitements heureux et des tentatives inutiles.

Cette rédaction constituait pour les médecins une lourde tâche. Quand à l'âge de 17 ans le jeune roi fut atteint d'urétrite, vulgo chaude-pisse, il faut voir les périphrases qu'emploie le pauvre Vallot pour présenter la maladie d'une façon décente. Il s'en tira d'ailleurs fort bien. Le maître qui lisait avec soin le devoir imposé à ses docteurs ne put rien trouver à y reprendre.

Ce qui prouve bien au surplus que le *Journal* était une besogne forcée, c'est qu'il nous est arrivé incomplet. Dans les dernières années du règne, quand le lion devenu vieux ne peut plus veiller à la stricte exécution de ses ordres, Fagon supprime tout simplement sa rédaction. Ce document devait rester à jamais secret. Le roi, qui posait toujours pour la galerie, comme nous disons, se souciait fort peu de montrer à la postérité l'envers de sa personne royale. Si, suivant l'expression de Sainte-Beuve, le bruit de ses borborygmes est arrivé jusqu'à nous, c'est sûrement contre son gré. Il s'agit là d'une violation posthume de secret médical, et le *Journal* dont toute la Cour ignora l'existence était destiné à noter les souffrances de l'homme et non à fournir des documents à l'histoire du souverain.

Vallot, d'Aquin et Fagon nous ont laissé le récit des moindres faits touchant les maladies de Louis XIV. On y retrouve donc des indications intéressantes sur quelques maladies spéciales. Je cite, entre autres, une otite qui guérit rapidement et passa presque inaperçue. Mais ce qui domina toute l'histoire pathologique de Louis XIV, ce fut, en dehors des

1. Voir le *Journal* d'Héroard, médecin de Louis XIII, dont on a donné une édition malheureusement très incomplète (en 2 vol.).

vertiges et de la goutte, le mauvais état de son tube digestif. Très arthritique, gros mangeur, grand buveur, le roi,
comme je l'ai dit, fut sans cesse en proie à l'indigestion.
Ainsi que chez tous les arthritiques à partir d'un certain âge,
il se forma, au niveau du collet de ses dents, des dépôts de
tartre. Ces dépôts occasionnèrent de la gingivite et Louis XIV
perdit ses dents de bonne heure. Au bon vieux temps les
soins d'hygiène de la bouche étaient peu connus. La fameuse
Eau de Botot date de la fin du xviii° siècle et l'on considéra
son invention comme une découverte extraordinaire.

Cette société du xvii° siècle nous apparaît à travers le
mirage des écrits du temps comme des plus parfaites et des
mieux policées, alors qu'en réalité, même à la Cour, on ignorait les choses les plus élémentaires du confort et de l'hygiène. Louis XIV ne se baignait jamais. A Marly, la malpro-
preté était telle que les punaises empêchaient le roi de dormir. Le palais de Versailles ne contient aucun de ces cabinets
indispensables aujourd'hui à la plus modeste de nos habi-
tations.

Ainsi, à part quelques gargarismes çà et là, le roi ne prit
jamais aucun soin de sa bouche. On va voir les conséquences
de ce manque absolu d'hygiène. J'arrive ainsi à la sinusite.
Dans le commencement de l'année 1685, dit le *Journal de la
santé du Roi* « il n'y aurait rien eu à souhaiter si la mauvaise disposition de sa *mâchoire supérieure du côté gauche*,
dont toutes les dents avaient été arrachées, ne l'eût obligé de
remédier à un trou de cette mâchoire qui, toutes les fois
qu'il buvait ou se gargarisait, portait l'eau de sa bouche dans
le nez, d'où elle coulait comme d'une fontaine. Ce trou s'était
fait par l'éclatement de la mâchoire arrachée avec les dents
qui s'étaient enfin cariées et causait quelquefois *quelque écoulement de sanie de mauvaise odeur*, d'autant qu'il était impossible de reboucher ce trou que par l'augmentation de la
gencive, et qu'elle ne se pouvait reproduire que sur un bon
fond, c'est-à-dire en guérissant la carie de l'os de la mâchoire,
quelque profond qu'il pût être [1]. »

1. *Journal de la santé du roi*, page 162, année 1685 (Rédaction de
d'Aquin).

Pour comprendre cet accident, il faut se reporter à quelques mois auparavant. Le roi avait « un vieux chicot » à la mâchoire supérieure. Étant venu à en souffrir, il fait lui-même des tentatives d'arrachement si maladroites, qu'elles déterminent une tuméfaction des gencives, de la périostite alvéolodentaire avec abcès et fluxion. Il se décide alors à faire extraire sa dent par le chirurgien. Mais sa mâchoire, du côté gauche, « était en très mauvais état ; les dents en étaient tombées. »

L'ablation du chicot en question fut-elle mal pratiquée, ou mieux, y avait-il communication entre l'alvéole et le sinus ? — le *Journal* n'en dit absolument rien. Une seule chose est certaine, c'est qu'une fois la dent enlevée, il reste à la place un trou profond aboutissant au sinus maxillaire. Tout d'abord, on ne s'inquiéta pas outre mesure de ce fait, mais bientôt la perforation devint si gênante qu'il fallut à tout prix y remédier. Le médecin place le récit de cet accident au début de 1685, parce que c'est à ce moment qu'on opéra le roi, mais en réalité le mal datait de plusieurs mois auparavant.

S'étant résolu à intervenir, d'Aquin demanda une consultation. Je lui laisse de nouveau la parole.

« Les avis de M. Félix et de M. Dubois furent soutenus du mien, qu'il n'y avait que le feu actuel capable de satisfaire aux besoins de ce mal. Pour cet effet, le roi y étant résolu, l'on fit faire des cautères de grosseur et de longueur convenables pour remplir et brûler tous les bords aussi profondément que la carie le demandait. Le 10 de janvier on y appliqua quatorze fois le bouton de feu, dont M. Dubois, qui l'appliquait, paraissait plus las que le roi qui le souffrait, tant sa force et sa constance sont inébranlables dans les choses nécessaires, quand il s'y est déterminé [1].

« Après cette application du feu, nous lui conseillâmes trois ou quatre fois par jour de faire passer de la bouche par le nez

---

1. Il est incontestable que l'opération dut être assez douloureuse. Mais ce qui surtout explique l'éloge de d'Aquin sur le malade, c'est que le *Journal* était écrit pour le Maître seul. Comme il en prenait fréquemment connaissance, exalter sa fermeté, c'était à la fois rendre hommage à la vérité et aussi faire sa cour.

une liqueur ou gargarisme composé d'un quart d'esprit-de-
vin, autant d'eau vulnéraire distillée, et moitié de fleur d'oran-
ger, pour résister à la pourriture, faciliter la chute des escharres, et avancer la régénération de la gencive par laquelle
seule on pouvait espérer de boucher le passage dont une partie
se trouve naturelle à tous les hommes pour le commerce de
quelques petits vaisseaux qui fournissent de la nourriture aux
dents et à la mâchoire où ce canal se porte de l'os cribleux,
et dont l'autre partie s'était faite en arrachant les dents, par
la violence, et formait la communication de la bouche à ce
petit canal naturel. Ce qui nous obligea, sitôt que nous vîmes
toutes les escharres tomber, et les chairs qui commençaient à
revenir, de prier le roi de ne plus forcer le passage, et de ne
pousser rien plus de la bouche par le nez, et de laisser revenir les chairs sans les contraindre. »

Cette première opération fut tenue secrète. Dangeau men-
tionne simplement que le Roi ne sortit presque pas un seul
jour de ses appartements pendant le mois de janvier. Il omet,
et pour cause, de nous dire, lui si minutieux d'habitude, la
raison de la réclusion du roi. Le silence fait autour de l'intervention montre bien que les médecins avaient gardé scrupu-
leusement le secret [1].

La première opération fut insuffisante. « Ce ne fut, continue d'Aquin, qu'après avoir encore appliqué le cautère par
trois fois, le 1er de février, pour plus grande sûreté, et ce ne
fut pas sans raison, que la carie nous parut entièrement guérie. Depuis ce temps, les chairs se sont engendrées, si abondantes et si solides que le trou de la mâchoire est entièrement
rebouché et qu'il ne trouve plus aucun passage pour porter
l'eau de la bouche par le nez. »

Donc la fistule était guérie, mais le sinus restait infecté.

---

1. On sait qu'il n'en fut pas de même pour l'autre fistule, la fistule
anale. Celle-ci devint rapidement célèbre. A la Cour, pour gagner les
faveurs de Sa Majesté, il était de bon ton de se proclamer atteint de cette
incommodité. Où l'adulation va-t-elle se nicher? A la ville, dans les provinces, on vit surgir quantité de guérisseurs qui, tous, possédaient un
remède infaillible. Quelques-uns arrivèrent jusqu'au roi, mais finalement
le dernier mot resta aux chirurgiens.

Ici nous entrons en quelque sorte dans la deuxième période de la sinusite. Le malade va souffrir longtemps de l'empyème latent de l'antre d'Highmore. Reprenons la narration du médecin :

« Cette guérison(?) était assez de conséquence pour donner de la joie à Sa Majesté et nous faire ressentir tout le plaisir que nous en pouvions goûter ; mais il lui succéda incontinent après un accident fâcheux qui a *longtemps* incommodé le roi, c'est-à-dire *une odeur forte et quasi cadavéreuse dans les mucosités qu'il mouchait, qui lui donnait non moins d'inquiétude par elle-même que par la difficulté, ou pour mieux dire l'impossibilité d'en ôter la cause qui nous faisait craindre être quelque carie ou ulcère dans l'os cribleux, où les mucosités du nez et de quelques glandes voisines, venant à séjourner, par le mélange de quelques ichorosités corrompues, contractaient la mauvaise odeur dont Sa Majesté se plaignait.* Mais comme cet accident n'était point continu, et que souvent il ne paraissait que de loin en loin, je n'ai pu me persuader qu'il eût une cause fixe et permanente, et j'ai pensé que ce n'était que l'effet d'un plus long séjour que ces mucosités faisaient quelquefois dans ces parties encore échauffées de tous les cautères que l'on y avait appliqués, et qu'à la longue du temps cette mauvaise odeur se passerait. »

Comme on le voit, il s'agit bien là d'une sinusite maxillaire telle que nous comprenons aujourd'hui cette affection. Fistule alvéolo-sinusienne, infection du sinus, puis, la fistule ayant été bouchée, évacuation du pus de l'antre d'Highmore par le nez. Rien ne manque au signe de la sinusite et, écrivant pour le public médical, je ne discute pas davantage le diagnostic, qui est évident. D'Aquin ajoute que le roi fut débarrassé de cette incommodité sur la fin de l'année 1685. Nous allons voir que cela n'est pas tout à fait exact. La sinusite va continuer son cours, seulement on la considérera désormais comme un simple coryza.

En effet, je passe quelques notes ayant trait aux années 1686 et 1687, et j'arrive à 1688. A la date du 4 janvier, on relève ceci : « sans aucune douleur de dent considérable, la joue lui enfla un peu du côté gauche ce qui se dissipa en deux ou

trois jours. » A ce moment il y eut écoulement de pus par
le nez.

En 1695, nouvelle atteinte ; il eut de la fièvre, un peu de
pesanteur de tête, et moucha beaucoup de pus. Traitement :
purgation.

En avril 1696, nouvel accident qui sans conteste doit encore
être rapporté à la sinusite. « Le 29 du mois [1], le roi, au retour
de la chasse au chien couchant, sentit des étourdissements qui
l'inquiétaient. J'eus l'honneur de l'assurer que c'était un effet
du soleil ardent, auquel il s'était trop exposé, qui avait fondu
quelques humeurs, et qu'il y avait apparence que ces étourdissements seraient les avant-coureurs d'une migraine, qu'ils
précèdent souvent. Cela arriva comme j'avais eu l'honneur de
lui dire ; les étourdissements diminuèrent considérablement
lorsque la douleur de tête se déclara, et cessèrent absolument
le lendemain par un rhume qui soulagea la tête en coulant
abondamment par le nez. » En réalité que s'était-il passé ? Le
sinus est plein de pus, il se vide par regorgement, et aussitôt le malade est soulagé.

Même remarque pour le mois d'avril 1698, « les étourdissements ayant cessé par une abondante décharge de sérosités
par le nez, qui en débarrassa la tête. »

Je passe sur les accidents pareils à ceux que je viens de
rapporter et signalés plusieurs fois au cours des années 1702
et 1703. Invariablement Fagon purge son malade. En cela il
est logique. Ne pouvant évacuer ces humeurs anormales par
en haut, il les tirait par le bas, tout simplement.

A la date du 20 mars 1703, cependant, il est obligé de convenir que les purgations ne guérissent pas complètement ; aussi,
le mois suivant, comme le rhume de nez continuait, il passe à
un autre exercice. Cette fois, c'est à la saignée qu'il s'adresse.
A la fin de cette même année, la série continue. Je ne m'y
arrête point, c'est toujours la même antienne, « pesanteur de
tête, qui lui paraissait fendue » et qui n'est soulagée que par

---

1. Toute cette partie du *Journal* est rédigée par Fagon, qui avait succédé à d'Aquin en 1693. Ainsi qu'on le remarquera, la langue de Fagon
est plus souple, les phrases sont beaucoup moins longues. En outre, les
termes médicaux sont mieux appropriés et plus précis.

une « fonte de nez survenue pendant que le roi était au service à la chapelle. La continuation de l'écoulement qui se fait par le nez a soulagé le roi petit à petit de la pesanteur qu'il sentait à la tête et l'a disposé à finir heureusement l'année sans aucun reste de cette incommodité. »

En 1704 (février), « l'air chargé de neige et morfondant, a causé, les jours suivants, quelques pesanteurs à la tête de Sa Majesté, qui ont été suivies d'un rhume qui s'est déchargé par le nez, dont la tête a été soulagée. »

Vers le milieu de novembre, nouvel accident de même nature. Cette fois, il n'y a pas à s'y méprendre, il est nettement question de sinus. Je reproduis textuellement le passage : « Le 19 de novembre, le roi s'étant morfondu, a commencé d'être enrhumé et l'a été depuis beaucoup davantage ; de façon que le 2 décembre la sérosité du catarrhe remplissant les *sinus voisins du nez* et ses glandes, et abreuvant la gorge, le palais et la langue, Sa Majesté a perdu le goût et l'odorat et a senti la tête pesante. » Comme les autres fois, le malade est soulagé dès que l'écoulement se fait abondamment par le nez.

Il est curieux de voir comme les notes sur ce sujet se ressemblent ; on les croirait copiées les unes sur les autres.

« 19 décembre 1706. Le roi sentit le matin quelques tournements de tête ; il en fut soulagé en prenant l'air après dîner. Sa tête demeura chargée pendant huit jours à diverses reprises, et enfin son nez ayant coulé, et le roi ayant aussi mouché et craché beaucoup, cette pesanteur s'est tout à fait dissipée. »

Quelques mois après, au début de 1707, le *Journal* note que Louis XIV a de l'inaptitude au travail. « Il fut incommodé de tournements de tête, accompagnés d'éblouissements des yeux, suivis dans le reste de la journée d'un peu de douleur et de pesanteur de tête... Dans cette dernière occasion, le ventre s'étant ouvert et le nez ayant un peu coulé, Sa Majesté s'est trouvée tout à fait libre. »

J'arrête là mes citations parce qu'elles sont invariablement les mêmes. A part une complication passagère du côté du sinus frontal, et qui d'ailleurs n'eut pas de suites, je ne relèverai plus rien. Je fais remarquer cependant en terminant que, jusqu'à la fin du *Journal*, resté malheureusement incomplet comme je l'ai dit, Fagon fait mention de cet « écoulement de sérosités par le nez ». La médication qu'il emploie oscille toujours entre les purgations et la saignée.

Ce que je viens de dire suffira, je l'espère, à démontrer que Louis XIV, dans la dernière partie de sa vie, souffrit de l'affection que nous désignons aujourd'hui sous le nom d'empyème latent de l'antre d'Highmore.

IV

On me pardonnera cette longue dissertation. Il était écrit que le grand roi, déjà en proie aux médecins de son vivant, ne leur échapperait pas davantage une fois mort. Sainte-Beuve, qui a longuement écrit sur les événements du règne, était quelque peu médecin. Le bibliothécaire Le Roi, qui édita le *Journal*, l'était aussi. Quant à Michelet, il a traité le sujet en physiologiste autant qu'en historien. Si j'ai imité l'exemple de ces illustres devanciers, c'est que la sinusite chronique de Louis XIV m'a paru la plus ancienne en date dont la littérature médicale ait fait mention. En outre, elle était peu connue. Des deux fistules placées aux deux pôles du tube digestif de l'auguste malade, l'une, la fistule anale, avait jusqu'ici accaparé toute l'attention; l'autre, la fistule dentaire, n'en joua pas moins un certain rôle dans nos affaires, puisque c'est elle qui aurait décidé du mariage de Louis XIV avec Mᵐᵉ de Maintenon [1], et, par suite, de la révocation de l'édit de Nantes [2]. Mais, pour ne pas encourir le reproche d'avoir voulu faire passer une partie de l'histoire de France par le nez d'un de ses rois, je me suis gardé de souligner l'influence de cette affection sur la conduite du royaume, me contentant de replacer les faits dans leur milieu et de renvoyer, pour le surplus, le lecteur à Michelet.

1. Ce mariage eut lieu après l'opération de la fistule dentaire.
2. Voir plus haut le passage de Michelet.

Que si, d'aventure, on trouvait ces détails oiseux, je répondrais que rien de ce qui touche à notre domaine ne doit nous demeurer étranger. En outre, des moindres faits on peut tirer d'utiles renseignements. Les médecins apprendront par là combien la tâche de leurs prédécesseurs était difficile, alors que la Rhinologie n'existait pas. Les malades eux-mêmes sauront tirer quelque consolation de cet humble essai. Ils pourront toujours, si modestes soient-ils, se dire plus heureux que les grands d'autrefois puisque, grâce aux progrès de la chirurgie moderne, on vient rapidement à bout de cette affection dont

> La garde qui veille aux barrières du Louvre
> Ne défend pas les rois.

APOTHICAIRES ET PHARMACIENS

Les choses de la pharmacie nous laissent en général assez indifférents. La solidarité n'est pas notre fort et nous avons trop de mal à la pratiquer chez nous pour la répandre au dehors. Les pharmacophiles sont plutôt rares ; j'ignore s'il est des pharmacophobes, en tout cas les neutres constituent parmi nous la majorité. Quant à moi, je l'avoue, j'eus toujours du penchant pour la profession sœur de la nôtre. Certains mots ont le pouvoir magique d'éveiller en nous des images lointaines. Lorsqu'on me parle pharmacie, c'est toute mon enfance qui me remonte au cœur.

Je revois l'officine d'un de mes vieux parents avec ses grands bocaux verts et jaunes où se jouaient les rayons du soleil. Je ne savais alors rien de plus beau. C'est que j'étais un tout petit enfant, et les choses de ce monde m'apparaissaient dans leur magnifique nouveauté. Mon parent me faisait l'effet d'un véritable demi-dieu. Sa grande barbe et ses bons yeux noirs très doux lui donnaient un air de ressemblance avec le buste d'Esculape qui trônait au milieu du comptoir. De plus, je savais qu'il détenait au fond d'un bocal secret la pierre infernale. J'avais tiré de ce fait la certitude que l'excellent homme était armé d'un pouvoir redoutable. C'est pourquoi mon affection pour lui se mêlait d'une grande reconnaissance ; je lui savais gré d'oublier avec moi sa puissance et d'être si paternellement bon.

Tout ceci pour vous expliquer comment je m'intéresse à la Pharmacie. Mais, parmi nous, qui connaît son histoire? Quelques rêveurs avides comme moi de fureter les vieux livres. La masse, elle, courbée sur le labeur quotidien, a trop de peine à vivre dans le présent pour s'égarer inutilement dans le passé. Ce passé n'est cependant pas sans gloires. Mires et apothicaires ont, durant de longs siècles, labouré le même sillon, et si leurs enfants ont pu jouir d'une bonne récolte, c'est que les pères laborieux avaient ensemble rudement fouillé le sol.

I

Aux premiers âges de l'Humanité, la Pharmacie n'existait pas. Le médecin se chargeait lui-même de distribuer les médicaments préparés de ses mains. Plus tard, la clientèle étant devenue nombreuse et la pharmacopée plus complexe, on dut recourir à la division du travail. Le guérisseur s'adjoignit un aide pour confectionner ses drogues, et dès ce jour nous voyons poindre la nouvelle profession [1].

Les prêtres égyptiens furent de grands pharmaques, nous en avons pour preuve non seulement les compositions qui entraient dans la préparation des momies, mais encore les recettes écrites sur les vieux papyrus. Au dire de Champollion, les contemporains de Sésostris le Grand employaient journellement l'aconit, l'opium, la colchique, l'eau de laurier-cerise, la casse, la manne, etc. Tous ces médicaments s'élaboraient dans l'ombre silencieuse des temples, et nul profane n'était admis à en connaître la composition. Chacun trouvait son intérêt à cette pratique, et les prêtres qui lui devaient de conserver intact leur prestige et le peuple qui se croyait sûr ainsi d'avoir des produits toujours efficaces : N'étaient ils pas préparés par des mortels amis des dieux ?

Malgré toutes les précautions prises, il se produisit çà et là

---

1. Dans tous les Mémoires que j'ai parcourus je retrouve la préoccupation de préciser le moment où la Pharmacie se sépare de la Médecine. Les uns veulent que cette séparation ait eu lieu du temps d'Hérophile ; les autres soutiennent au contraire qu'elle ne se produisit que sous Auguste. En réalité tout le monde a raison. Pharmacie et Médecine sont des territoires qui se pénètrent réciproquement trop pour que l'origine de leurs frontières soit nettement délimitée. De nos jours encore le praticien ne se double-t-il pas souvent d'un pharmacien ?

cependant quelques indiscrétions. Durant la captivité de Babylone, les Hébreux apprirent le nom de quelques-unes de ces substances et les enseignèrent à la Grèce. Plus tard, après les Ptolémées, la décadence du corps sacerdotal étant venue, celui-ci se dispersa à travers le monde. On l'attira particulièrement dans l'Hellade, les formules furent achetées à beaux deniers comptants, et de la vieille Egypte ces rudiments de la pharmacie arrivèrent en Europe.

Chez les Grecs la confection des médicaments prit rapidement un essor inouï. Aspasie de Milet, l'hétaïre de Périclès, ayant protégé les pharmacopoles, les ayant au besoin aidés de ses belles mains, quantité de femmes, pour suivre la mode, donnèrent dans la préparation des drogues. La légende a retenu le nom de la belle Agnodicé, qui s'habillait en homme pour porter ses remèdes aux malades. Dupes de son déguisement, les médecins l'accusèrent d'avoir franchi le seuil du gynécée pour corrompre les femmes. Le cas était pendable, car la loi punissait de mort les téméraires qui osaient pénétrer dans l'asile inviolable. Heureusement, Agnodicé connaissait le point faible de ses concitoyens, avant tout amoureux des belles formes. Les magistrats lui ayant donné la parole, elle laissa pour tout discours tomber ses vêtements d'homme et offrit à tous les regards le spectacle de sa magnifique nudité. Le geste était beau, le corps d'Agnodicé ne l'était pas moins. Convaincu et charmé, l'Aréopage la renvoya indemne ; il fit même plus, il accorda à partir de ce jour le libre exercice de la Médecine et de la Pharmacie à toutes les femmes.

Je pourrais citer encore Artémise, reine de Carie, qui également s'occupa de thérapeutique. L'armoise, *artemisia vulgaris*, porte encore le nom de cette illustre aïeule. Presque tous les rois d'ailleurs, avant l'hégémonie de la puissance romaine, pratiquaient plus ou moins la pharmacie. La raison en est toute naturelle. Les peuples étaient alors soumis pour la plupart au régime théocratique. Le Prince était en même temps le maître des corps et le maître et le grand-prêtre des âmes. Or les prêtres se livraient tous aux pratiques de notre art ; donc rien d'étonnant si les Rois, en tant que chefs de la Religion, se tenaient au courant des progrès de la thérapeutique. Mithridate, le roi de Pont, est resté célèbre dans cet ordre d'idées : la réputation de ses formules était si grande que Pompée après sa victoire s'empressa de faire rechercher dans les bagages du vaincu les recettes que le savant homme avait imaginées au temps de sa splendeur. Voilà comment l'Electuaire de Mithridate est parvenu jusqu'à nous.

Le grand avantage qu'offrait aux puissants la connaissance des médicaments réside encore dans ce fait — et Mithridate en est un exemple — qu'ils espéraient ainsi se prémunir contre les tentatives d'empoisonnement toujours menaçantes. C'est pour cette raison que les empereurs romains eux-mêmes ne dédaignèrent parfois pas d'être des pharmacopoles.

A Rome, après l'invasion pacifique de la civilisation grecque, la Médecine et la Pharmacie atteignirent rapidement à un haut degré de prospérité. De toutes parts des officines s'ouvrirent, qui devinrent bientôt les endroits les plus courus de la ville. On y venait pour chercher les nouvelles du jour, et aussi pour trouver des remèdes contre les souvenirs cuisants laissés par les courtisanes. Le praticien le plus célèbre de la Rome des Empereurs est Andromaque, le médecin de Néron, qui inventa la Thériaque. Les pharmaciens de Rome, si l'on en croit les satiriques, ne furent point à plaindre ; certaines officines rapportaient jusqu'à 500,000 sesterces par an, plus de 100,000 francs de notre monnaie ! Heureux temps !

Je n'insiste pas sur les médicaments en usage chez les Romains, il y aurait trop à dire. Par exemple, outre les produits de l'Orient, ils étudièrent un peu les sels métalliques. La chimie commence chez eux à bégayer. Ils utilisaient l'*ærugo*, qu'on préparait soit avec du vinaigre et du cuivre (acétate de cuivre), soit avec du soufre et du cuivre (sulfate de cuivre). Ils connaissaient également le produit de l'oxydation simple de ce métal (carbonate de cuivre). Le fer était employé contre l'anémie ; on préparait l'eau ferrée en éteignant des clous rougis dans de l'eau. La science des poisons était aussi fort en honneur. Le mal naît souvent du bien et nous devons aux grands empoisonneurs de Rome une étude très poussée des sels arsénieux.

A la suite du désastre de la civilisation romaine, un grand

trou se fait dans notre histoire. Trop de guerres ensanglan-
tent le monde pour qu'on ait le temps de se soigner. La science
est décapitée ; ses tronçons se tordent sur le sol et toute l'activité de Charlemagne est impuissante à les rassembler. Pour
de longues années, l'Occident est enveloppé des ombres de la
barbarie.

Fort heureusement la Pharmacie et la Chimie fleurissent
chez les Arabes. Ce sont eux qui ont pris le flambeau dans la
main vacillante du Romain. En peu de temps, ils deviennent
les fournisseurs du monde entier. L'école de Bagdad, sous la
direction d'Almanzor, prend une place prépondérante. Grands
alchimistes, les Arabes découvrent l'eau distillée, l'eau-de-
vie, le sublimé ; ils étudient les drastiques, puis, allant plus
loin, recommandent l'emploi des laxatifs, rhubarbe, casse,
tamarin, etc. Avicenne obtient un succès fou avec ses pilules
dorées et argentées. L'empreinte des Arabistes dans l'Histoire est encore si visible que beaucoup de mots de notre
Codex ne sont autres que des mots arabes. Alcool vient de
alkoal, Julep, de *djoulab*, sirop, de *schirah*, etc. Ce sont eux
qui sont les vrais fondateurs de la Pharmacie ; on leur doit du
moins la première tentative de réglementation de cet art. Ils
distinguaient les *stationnarii*, marchands de médicaments, simples herboristes, des *confectionnarii*, ou pharmaciens proprement dits. Ces deux catégories étaient placées sous la surveil-
lance de médecins inspecteurs armés des pouvoirs les plus
étendus. Ici encore je dois me borner, mais je ne puis omettre les noms de Rhazès, à qui l'on doit la découverte de l'orpiment, du réalgar, du borax, etc., d'Albucasis, qui découvrit
l'alcool, étudia la cristallisation, et par sa classification des
métaux en métaux nobles et en métaux vils fut véritablement le père des alchimistes.

Les découvertes de l'Orient parvinrent en Europe grâce
aux Israélites d'abord, et ensuite aux Universités de Cordoue,
de Murcie, etc., toutes dirigées par les Arabes. Mais si la civilisation orientale pénétra complètement en Occident, ce fut
surtout à la faveur des Croisades. Durant ces expéditions,
c'étaient les flottes vénitiennes et génoises qui ravitaillaient
les Croisés. Les navires ne quittaient pas le Levant pour ren-

trer à leur port d'attache sans emporter une cargaison de produits exotiques, épices et médicaments. L'Espagne et l'Italie furent donc les deux sources où l'on alla puiser pour reconstituer à nouveau la matière médicale.

Dans la première partie du Moyen-Age, la Pharmacie se réfugie dans les cloîtres. Les Cisterciens surtout s'appliquèrent à la préparation des médicaments. Ils ne s'occupaient presque exclusivement que de la pharmacie galénique ; celle-ci s'entend, comme chacun sait, des préparations où entrent des produits dont la combinaison est loin d'être définie. Si l'on veut un exemple, le chef-d'œuvre du genre est l'électuaire, aidé de ses adjuvants et flanqué de ses correctifs, et qui vient avec sa base faire brèche sur la maladie. Avec le temps, les choses se compliquent, on augmente le nombre des bases.

C'est ainsi qu'on réunissait dans la même potion la substance active qui s'adressait à la fièvre et celle qui guérissait la colique. On obtint par ce moyen des drogues supérieures à toute médecine puisqu'elles pouvaient, par leur composition même, lutter contre une foule de maux à la fois. La thériaque, qui comprenait quatre-vingt-sept substances, est le type de ces panacées. On y mariait la cannelle, le poivre, l'opium, l'agaric, l'iris, les roses, la réglisse, le gingembre, le safran, le citron, l'anis, le fenouil, le miel, le vin d'Espagne, l'encens, le bitume de Judée, et bien d'autres choses encore, entre autres des têtes de vipères desséchées. La thériaque nous venait de Venise au début, mais, dans la suite, les moines arrivèrent à la préparer tout aussi bien que les Vénitiens. On doit encore aux religieux [1] toute la série des vins aromatiques, l'Eau de Mélisse qui date du xiiie siècle, le sirop de sucre qui remplaça le miel dans les potions sucrées. Leur tisane favorite, dite tisane des monastères, était à base de froment ; ne voyez-vous pas là en germe la tisane des quatre céréales remise en honneur ces derniers temps par un médecin de notre Faculté?

1. Quelques médicaments, encore inscrits à notre Codex, portent les noms des moines qui les inventèrent. Je me contente de citer seulement le laudanum de Rousseau dont la formule est due à un Bernardin qui appartenait, si j'ai bonne mémoire, à une abbaye du prince de Condé.

Mais jusqu'à ce moment, c'est toujours le galénisme qui triomphe. Il faut aller à l'année 1225 pour assister à l'éclosion d'idées nouvelles. A ce moment, la place Maubert est envahie par la foule des escholiers. Rangés comme des oiseaux sur les marches de la vieille place, ils écoutent l'ardente parole de maître Albert, le précurseur de la chimie moderne. Ce grand alchimiste s'occupe tout naturellement des métaux. Il étudie les sels d'argent, de plomb, d'or, découvre l'eau régale, qu'il appelle eau prime. Chemin faisant, il ébauche la théorie de l'isomérisme. A sa suite, Vincent de Beauvais, son élève, s'occupe des phénomènes de la chaleur.

Les apothicaires de ce temps n'ont pas encore boutique ; ils vont sur les marchés débiter leurs marchandises, côte à côte avec les épiciers. Ils sont cependant astreints au serment, ils jurent d'honorer leurs père et mère, de ne pas dire du mal des confrères, de refuser tout médicament demandé sans ordonnance, enfin de n'employer que les *qui pro quo*, autrement dit les succédanés autorisés par les médecins.

Mais être confondus avec les « espiciers », de gros personnages cependant, cela ne faisait point le bonheur des apothicaires. Tout leur effort va porter à faire décréter le divorce entre les deux professions. Les rois firent longtemps la sourde oreille. Votre prétention est injustifiée, leur disait-on. Ce sont les épiciers qui ravitaillent le marché de plantes et de produits exotiques ; eux seuls ont qualité pour apprécier la valeur et le degré de conservation des marchandises vendues ; vos deux professions sont donc solidaires.

Que résolurent les apothicaires ? Avec beaucoup de bon sens ils se dirent que pour arriver à leur but il fallait d'abord être unis. D'autre part il était indispensable d'élever le niveau moral de la corporation. Ce dernier point obtenu, on verrait bien qu'apothicaires et épiciers ne devraient pas être réunis sous la même bannière. Ils suivent donc les leçons des maîtres, se perfectionnent. Sous Jean le Bon, premier succès ; pour être admis à vendre des drogues il faudra savoir lire et posséder l'Antidotaire de Nicolas [1], le Codex d'alors. Leur

1. *L'Antidotaire de Nicolas Myrepsus* est le père de tous les Codex qui se sont succédé ; il est resté d'un usage courant jusqu'au xviie siècle. Pour

métier devient un métier franc, ils ne doivent plus le guet au Roi. Enfin, avantage inestimable qui les classe au-dessus des épiciers, ils obtiennent la charge de vérifier les poids en usage dans les autres corps de métier. Les officines sont soumises à des visites spéciales effectuées par deux médecins et deux apothicaires. Sous Charles VIII, nouveau pas en avant. L'apprenti doit justifier de quatre années de stage dans une boutique. L'examen de stage comporte, outre des interrogations orales, la confection d'un « chef-d'œuvre ». Je note que la première pharmacie fondée en Europe fut celle de Willekin, qui exerçait à Munster en 1267.

On ne peut parler pharmacie sans citer Paracelse, qui perfectionna l'ébauche de Maître Albert. Ce fut lui qui posa la grande assise de la matière médicale moderne. « On ne doit, disait-il, rechercher que les principes élémentaires des corps et ne s'attacher qu'aux seuls moyens actifs de la Nature. Isoler avec soin les principes utiles des corps organiques ou organisés, les appliquer contre tel ou tel désordre fonctionnel, tel doit être le but exclusif du médecin. »

Ce n'est que sous Louis XIII grâce à l'heureuse influence des médecins de Montpellier, que la pharmacie est bien et dûment émancipée. Qu'on ne croie pas, néanmoins, que l'ère des luttes est close. Délivrés du voisinage plutôt fâcheux des épiciers, c'est contre les médecins que les apothicaires vont avoir à combattre. Notre vieille Faculté entend non seulement être la maîtresse chez elle, mais encore régenter les barbiers, les chirurgiens et les fabricants de drogues. La bataille fut longue, mais avec beaucoup de sagesse, d'habileté, et aussi quelques concessions, les pharmaciens arrivèrent, au xviiᵉ siècle, à vivre en assez bon accord avec le corps médical pour que Molière ait, sans distinction, poursuivi les deux professions des traits de sa satire. Dans ses comédies, M. Fleurant fait vis-à-vis à Diafoirus et la seringue parade fraternellement à côté du bonnet pointu, pour la plus grande joie des spectateurs en bonne santé.

tous ces détails, que je ne fais qu'indiquer, voir l'*Histoire des Apothicaires*, par A. Philippe, Paris 1853, et *la Pharmacie à travers les siècles*, par E. Gilbert, Toulouse, 1892.

La seringue! Que de choses il y aurait à dire sur ce vieil instrument de nos pères! Molière eut beau la railler, il ne lui ôta rien de sa faveur. Inventée par Gatenaria, un professeur de l'Université de Pavie, elle aurait eu, au dire de certains auteurs, presque autant d'influence sur les progrès de l'esprit humain que l'imprimerie, cette autre découverte du xve siècle. N'est-ce pas à elle que les Gens de Lettres durent d'avoir la pensée plus alerte, et les puissants l'humeur moins atrabilaire?

On en fabriquait en étain pour le peuple, en argent ou en écaille pour les grands. Sur sa table de toilette, Mme de Montespan étalait la seringue en belle place. Louis XIV fut clystérisé deux cent quatre-vingts fois en six mois; Ninon de Lenclos prenait cinq lavements par jour. C'est à cet excès de lavages intestinaux qu'elle attribuait son éternelle jeunesse.

Sous le grand Roi, la seringue donna lieu à maintes discussions qui préoccupèrent la Cour et la Ville durant de longs mois. Alors les apothicaires administraient eux-mêmes leurs clystères à domicile. Devait-on les recevoir en temps de carême et avant la communion? En d'autres termes, le clystère interrompait-il le jeûne? Cruelle énigme! Heureusement, un médecin, Montanus, — nom prédestiné — armé d'un syllogisme qui sent bien son époque, vint rassurer les consciences : Une seule chose peut interrompre le jeûne, c'est l'aliment. Or, le caractère d'un aliment c'est d'être introduit par la bouche; le lavement ne se prend point par la bouche, il ne passe pas par l'estomac, donc ce n'est pas un aliment.

Il n'y a pas seulement là une anecdote plus ou moins piquante; admirez la conclusion qui fut tirée du syllogisme de Montanus. Puisque le lavement n'interrompt pas le jeûne, se dirent les dévotes gourmandes, pourquoi n'essayerions-nous pas de prendre en carême quelques bons lavements de bouillon? Nous ne ferions aucun tort à notre âme, et notre corps en tirerait peut-être réconfort. C'est donc à la faveur de cette discussion scolastique que l'usage des lavements nutritifs s'introduisit dans la pratique courante.

Battus sur ce premier point, les trop sévères directeurs de

consciences n'en restèrent pas là. N'ayant rien pu contre la chose, ils s'attaquèrent au mot. Le P. Le Tellier, confesseur de Louis XIV, se fit leur porte-parole auprès du Roi. Par l'intermédiaire de Mme de Maintenon, il n'hésita pas à réclamer la prohibition du terme de « lavement » appliqué au lavage intestinal, sous prétexte que ce substantif est employé dans les cérémonies de l'église. La rumeur fut grande à la Cour. A l'instigation de Le Tellier, l'abbé de Saint-Cyran blâma publiquement le P. Garasse qui s'était servi de ce vocable malhonnête. Louis XIV accéda au désir de sa prude maîtresse; il ne demanda plus son lavement, mais bien « son remède ». De plus, il intima gravement l'ordre à l'Académie française d'insérer ce mot dans son dictionnaire avec l'acception nouvelle. Malgré cette décision, malgré Saint-Cyran, les Jésuites, le P. Le Tellier, les Dames de la Cour et l'Académie, le mot lavement n'en est pas moins resté dans la langue.

Il me reste à parler maintenant de la fondation de l'École de Pharmacie. C'est à Nicolas Houël qu'on la doit. Ce brave Houël avait fait dans son officine une assez jolie fortune, mais il avait vu autour de lui beaucoup d'ignorance et de misère. La misère est mauvaise conseillère. Dans *Roméo et Juliette*, Shakespeare nous montre un pauvre fabricant de drogues qui refuse d'abord à l'amoureux désespéré le poison qui terminera ses maux. Mais Roméo est riche, il fait valoir ses arguments sonnants et à la fin l'apothicaire cède : « *My poverty but not my will consents*. Ma pauvreté consent, mais non ma volonté. » Pour améliorer le sort de ses confrères malheureux, pour élever leur niveau moral et les empêcher de succomber à pareille tentation, Houël consacra son avoir à l'aménagement de la Maison des Enfants-Rouges, sise au Marais et cédée par lettres patentes de Henri II. Mais à peine installé, il est expulsé par l'archevêque de Paris. On lui accorde alors un vieil hôpital de vénériens, l'Ourcine, fondé par Marguerite de Provence, femme de Saint-Louis. Houël y établit son école; cette fois, ce sont des moines qui le jettent dehors. Il en meurt de chagrin. Sa veuve et un de ses élèves reprennent l'œuvre du maître ; avec l'aide d'autres apothi-

caires, ils achètent des terrains rue de l'Arbalète et c'est là
que durant des siècles, jusqu'à 1882, je crois, des générations
d'étudiants sont venues apprendre les principes de leur art.

II

Dans ce court aperçu j'ai omis forcément beaucoup de
détails ; je n'ai pas parlé de Celse, non plus que de Galien,
qui posséda une officine magnifique sur la Voie sacrée ; j'ai
omis Dioscoride, et combien d'autres ! A plus forte raison,
ai-je dû me borner dans mes citations de pharmaciens célèbres. Néanmoins je tiens à mentionner parmi ces derniers le
Dante Alighieri, qui était inscrit sur les registres de la Con-
frérie des Apothicaires de Florence ; Fioraventi, apothicaire à
Venise, à l'enseigne du Phénix, le premier peut-être qui uti-
lisa la réclame en faisant crier partout « que son officine était
bien fournie de telles bonnes compositions, desquelles il vendait très abondamment pour pouvoir emporter en diverses
régions. » Je cite enfin Lémery, Rouelle, le maître de Lavoisier, Scheele, simple gérant de la pharmacie d'une veuve, et
qui découvrit tant de corps nouveaux, Priestley, Baumé, Vau-
quelin, Pelletier. C'est aux apothicaires, aux vieux pharmaciens, que sont dues presque toutes les grandes découvertes
du début de la Chimie.

Dans la première partie de ce siècle, la Pharmacie n'a pas
d'histoire ; c'est dire qu'elle était heureuse. Peut-être le fut-
elle trop. Les liens qui unissaient les membres de la corporation au moment des luttes s'étant relâchés, l'intérêt individuel
fit bientôt place au vieil esprit de corps. A la fin de ce siècle
une transformation radicale s'étant opérée dans le commerce
et l'industrie, un pharmacien ingénieux imagina un jour de
suivre le courant nouveau et d'offrir à ses clients des rabais
exceptionnels sur tous ses articles. A dater de ce moment, le
rabaisien était né, concurrent redoutable pour son confrère le
pharmacien de comptoir. Engagée dans cette voie, la Pharmacie devait marcher de crise en crise, et ils sont nombreux
aujourd'hui ceux qui croient que tout est perdu. Il n'en est

rien cependant. Malgré les nombreux parasites qui vivent aux dépens des officines, malgré les nombreuses pharmacies d'hôpitaux en province, la corporation peut encore se défendre.

L'erreur première, cause de tout le mal, a été de croire que le praticien pouvait se contenter d'un maigre bénéfice sur le produit livré. En le revendant 0 fr. 15 ou 0 fr. 20, cela peut laisser un « boni » suffisant. Ce raisonnement, vrai s'il s'agit d'épicerie ou de mercerie, n'a point place ici. Le pharmacien n'a-t-il pas, aussi bien que nous, le droit de faire payer son acquis, sa peine, l'argent déboursé durant ses études, et par-dessus tout sa responsabilité ? Le prix matériel d'une drogue n'a dès lors qu'une importance secondaire. Pour combattre la baisse exagérée des prix, bien des moyens ont été proposés. Peut-être le meilleur serait-il de tenir la main, par le moyen d'inspections rigoureuses, à l'exécution stricte des ordonnances, sans diminution de doses, ni substitution de médicaments. Les bonnes officines n'auraient pas trop à souffrir de ce contrôle minutieux. S'il en est de peu scrupuleuses, celles-là auraient vite fait de disparaître. Notez que nous sommes tous intéressés dans la question ; plus le pharmacien fera ses affaires, moins il sera tenté de donner des consultations. Nos prescriptions n'en seront, en outre, que mieux exécutées. Ce n'est là qu'un point de vue, il en est d'autres.

Si l'on veut que la Pharmacie reprenne son ancien lustre, il faut qu'elle augmente sa compétence et étende ses attributions. Tous les efforts doivent porter à faire des praticiens aussi instruits, aussi solidement armés que possible sur le terrain de la lutte scientifique.

Voyez ce qui se passe en Allemagne et réfléchissez à tous les produits thérapeutiques qu'on nous envoie de là-bas. Si nous utilisons tant d'agents exotiques, c'est évidemment qu'ils sont utiles ; pourquoi ne pas essayer d'en inventer aussi chez nous ? Nous n'avons pas l'esprit moins ingénieux que nos rivaux.

Je n'ai pas à défendre ici la Spécialité, parce que d'abord personne ne l'attaque ; ensuite je n'ai pas mission pour cela. Je vous donne mes réflexions comme elles viennent et pour ce qu'elles valent ; elles n'ont d'autre mérite que d'être désintéressées. Mais la Spécialité, qu'on le veuille ou non, doit être désormais admise. Elle constitue un stimulant puissant et souvent fécond pour la recherche de médicaments nouveaux. Quantité de substances sont entrées dans la pratique courante par la porte de la Spécialité. Pour les malades elle a aussi plus d'un avantage. Obligé de lutter contre une marque connue, le pharmacien, s'il veut arriver à faire accepter ses propres produits, est dans la nécessité de n'offrir au public que des médicaments de premier choix. Enfin la spécialisation est admise en médecine, il n'y a pas de raison pour qu'on la condamne en pharmacie. Voilà donc de ce côté un effort toujours plus grand à faire, ce n'est pas le seul.

En ces dernières années, la médecine s'étant transformée, son champ d'action s'est étendu à l'infini. Sous l'influence des idées pastoriennes et des recherches de Brown-Séquard, la matière médicale, elle aussi, est à la veille de bouleversements qui font songer à la pharmacopée de nos pères. La séquardine, la néphrine, la thyroïdine ne rappellent-elles pas les décoctions d'organes, les têtes de vipères pulvérisées, en usage autrefois dans la vieille pharmacopée. Extraits d'organes et sérums nous ramènent insensiblement aux pratiques de la pharmacie galénique.

Le grand mouvement qui a rompu les cadres usés de la thérapeutique eut pour premier résultat de remettre entre les mains des médecins, comme aux anciens âges du monde, la préparation des médicaments. Or, ceci est bien pour l'heure présente, les sérums sont en petit nombre, les sucs organiques restent d'un emploi limité. Mais avec les progrès de chaque jour, lorsque la quantité de ces préparations aura décuplé, les raisons qui jadis amenèrent le divorce entre la Pharmacie et la Médecine se reproduiront. Le mode de préparation sera simplifié et nul doute alors que ce ne soit des officines que sortent les agents dont je viens de parler. Dans cette prévision, il est de toute nécessité que l'étudiant apprenne la bactériologie. Et cependant il n'existe pas encore, officiellement du moins, d'enseignement bactériologique à l'École de pharmacie.

A ce domaine nouveau qui sera demain celui des pharmaciens, on peut ajouter dès à présent les analyses d'urine, de suc gastrique, les examens de sang, la préparation des objets de pansement, aseptiques ou antiseptiques. Dans les grandes villes, certains praticiens ne vivent déjà que des recettes de leur laboratoire. Que dire aussi de toutes les recherches si nombreuses et si complexes touchant l'hygiène individuelle ou l'hygiène urbaine, la chimie agricole, industrielle, etc. ? Dans l'examen des crachats, dans l'analyse des eaux de boisson, des terres arables, des solutions commerciales de tanin, dans la désinfection, les pharmaciens trouveront, s'ils veulent s'en donner la peine, des territoires nouveaux à exploiter.

Il serait donc injuste de dire que la Pharmacie est à son déclin ; elle traverse simplement, comme je l'ai déjà dit ailleurs, une période de transition. Ceux qui la croient retombée au voisinage de l'épicerie ne se doutent pas qu'elle est au contraire à la veille de s'élever plus haut pour le plus grand profit de tous. Mais si l'on veut que ce but soit atteint, il est nécessaire que le niveau moral et intellectuel du pharmacien soit de plus en plus à la hauteur de sa nouvelle tâche. Il faut que l'instruction de l'étudiant devienne chaque jour plus complète. En terminant cette longue et cependant bien incomplète esquisse de l'histoire des apothicaires et pharmaciens, je résumerai toute ma pensée sur les destinées de la pharmacie par un aphorisme, encore que je ne les aime guère : Dans l'avenir, la pharmacie sera scientifique ou ne sera pas.

LA CIVILITÉ PUÉRILE ET L'HYGIÈNE INDIVIDUELLE CHEZ NOS AIEUX

L'autre jour, dans le Métropolitain, j'étais assis en face d'un bonhomme, entre deux âges, convenablement vêtu, mais sans autre luxe que celui de la propreté. A la minutie de sa toilette, je crus reconnaître un employé qui se rendait à son bureau. Pour tuer le temps, il avait sorti de sa poche son journal ; l'ayant déplié soigneusement, il s'était mis à le lire avec la plus grande attention. Nous méprisons la politique, et cependant elle occupe tous nos loisirs et absorbe toute l'indépendance que nous laissent nos occupations professionnelles.

Mon voisin se trouvait placé juste en face d'un arrêté préfectoral qui interdit de cracher sur le plancher des voitures. Je n'aurais point fait cette observation, qui semblerait manquer d'intérêt, si à un moment donné, — *magnum de pectore trahens*, — il n'avait interrompu sa lecture pour tousser violemment et cracher par terre au mépris de l'hygiène, des prescriptions de la police et de M. le Préfet lui-même.

Hélas ! pensai-je, voilà un citoyen qui paraît être à même de comprendre les choses. Employé dans une administration quelconque, il doit être, par conséquent, habitué au respect de la discipline. On a pris la peine de lui défendre de cracher par terre parce que cela est malpropre et surtout malsain. Il le sait et se fâcherait lui-même si son voisin le faisait. Et il n'en continue pas moins à le faire. Pourquoi ? Par une raison bien simple : parce qu'il a toujours agi ainsi, parce que ses ancêtres agissaient ainsi, parce que c'est une habitude et qu'en nous la raison est moins forte que l'habitude.

La voix du sang ne parle pas seulement dans les mélodrames de l'Ambigu, elle parle en chacun de nous, à tout moment. C'est elle qui nous conduit à notre insu. Ayant monté les ressorts de nos actions, elle les fait jouer tout seuls, par eux-mêmes, sans que notre raison ou notre volonté y aient la moindre part. Si j'avais pu montrer à cet homme son inconséquence, il en fût demeuré d'accord avec moi, et sans doute il m'eût répondu : Que voulez-vous ! je n'avais pas réfléchi.

Et voilà comment les erreurs et les préjugés se perpétuent : par la force de l'habitude. Dans l'antique combat qu'elle a engagé contre l'ignorance, l'Hygiène sera-t-elle donc toujours vaincue malgré l'appui de tant d'hommes de bonne volonté ? Cela est à craindre, et les apôtres des Ligues nouvelles doi_ vent s'armer de patience contre notre négligence héréditaire. Les racines du mal sont trop profondes en nous pour être extirpées du jour au lendemain.

Pour avoir une idée exacte des mœurs et des habitudes de nos ancêtres, il faudrait pouvoir feuilleter une quantité de Mémoires et noter au passage chaque trait saillant afin d'en tirer un tableau d'ensemble. Mon cadre ne me permet pas une telle abondance de documentation. Mais en passant, je recommande cette question à nos apprentis docteurs en mal de sujets de thèses. Il y aurait là quelque chose de très vivant, et je crois de très intéressant à mettre sur pied. Mon intention étant seulement de brosser une large ébauche de pratiques individuelles de nos aïeux, je me suis simplement adressé aux livres qui, en indiquant les remèdes aux excès, dénonçaient par cela même les excès à corriger. Ces livres, oubliés de nos générations, mais familiers à nos anciens, ne sont autres que les Manuels de Civilité. Aujourd'hui on en parle surtout pour s'en moquer. Jadis l'enfant y apprenait à lire, il y apprenait en même temps à éviter certains défauts, qui ne sont pas des crimes, certes, mais qui sont assurément très désagréables.

Le premier en date, et le plus important de ces Manuels, est la *Civilité puérile*, par Erasme, de Rotterdam. Erasme fut réellement l'inventeur du genre ; son ouvrage en est resté le modèle. Avant lui, on trouve dans les *Vers dorés* de Solon, dans le *De officiis* de Cicéron, dans l'*Education de la jeunesse*, de Plutarque, voire même dans les préceptes de l'Ecole de Salerne, quelques remarques générales sur la manière de vivre « honnêtement ».

Caton le Censeur avait aussi commis quelques distiques pédagogiques et Erasme en avait précisément donné une édition. Mais tout cela était tellement insuffisant qu'il crut devoir composer quelque chose de plus complet et de plus nouveau.

D'autres raisons l'y avaient décidé. Erasme était avant tout un philosophe. Or bien que les menus détails de la Civilité paraissent être au-dessous de la Philosophie, ils ne touchent pas moins à son domaine. Comme il nous le dit, les bonnes mœurs se reflètent dans la politesse des manières; la rectitude appliquée aux gestes, aux actes usuels, manifeste l'équilibre des facultés, la netteté du jugement. Il n'est donc point indigne d'un philosophe de s'occuper de ces minuties.

Il y a encore une question de tempérament dans l'œuvre éducatrice d'Erasme. Cet érudit à l'intelligence délicate, ce pur lettré, cet humaniste que préoccupait la prononciation grecque, avait eu maintes fois, comme il nous l'apprend dans ses *Colloques*, à souffrir de la grossièreté de ses contemporains. Va-t-il dans une auberge, on lui parle dans la figure en lui envoyant au nez des bouffées d'ail; on crache partout; les vêtements mouillés sèchent au poêle et toute la salle en est empuantie. Il en est qui nettoient leurs bottes à table, tout le monde trempe son pain dans le plat, mord à belles dents et recommence le manège jusqu'à épuisement de la sauce. Si un plat circule, chacun se jette sur le meilleur morceau sans se soucier de son voisin. Les uns se grattent la tête, d'autres épongent leur front ruisselant de sueur. Erasme en a le cœur soulevé, et c'est pourquoi il fait le dessein de critiquer d'abord dans ses *Colloques* de pareilles mœurs et de tâcher d'en introduire de nouvelles au moyen de sa *Civilité*.

Allez voir au Salon carré du Louvre son portrait par Holbein, c'est une merveille qui vaut le voyage. Ses longues mains chargées de bagues, ses doigts allongés sur le porte-plume avec lequel il trace des signes compliqués, son air à la fois sérieux et railleur, son bonnet de vieux maître d'école

hollandais, tout l'ensemble montre le délicat en même temps
que le critique. Et tous furent ainsi à cette époque de la
Renaissance qui unissait à toute la naïveté du xv⁰ siècle la
gravité pratique de l'esprit moderne. Voyez Rabelais et *Gar-
gantua*, Montaigne et l'*Institution des enfants* ; ils produisirent peu, et furent les hommes d'une seule œuvre, mais ils
la firent durable, éternelle. Le xvii⁰ siècle vécut de leur pensée et nous en vivons encore aujourd'hui. La Renaissance
littéraire a gravité autour de l'éducation, les grands hommes
de la Renaissance se firent les instituteurs des âges suivants.
Erasme ne dédaigne pas, pour son compte, d'enseigner ses
jeunes contemporains.

Son livre venait tellement à son heure qu'il eut d'emblée
une fortune énorme. On le traduisit aussitôt dans toutes les
langues ; bien mieux, de siècle en siècle, on le réédita en le
modifiant au point qu'il fait songer au légendaire couteau de
Jeannot dont on changeait tour à tour et le manche et la
lame. On modifiait, suivant les progrès, ou le fond des préceptes, ou la forme du style. Une seule chose resta, ce sont
les caractères d'impression, qui sont particuliers. Tous les
bibliophiles les connaissent sous le nom de « caractères de
civilité. » Inventés par le lyonnais Jean de Tournes pour faire
concurrence aux *italiques*, venues d'Italie, ils reproduisaient
l'ancienne écriture française. Malgré leur succès relatif dû
aux Manuels de civilité qui les propagèrent un peu partout,
ces caractères étaient trop compliqués pour supplanter définitivement leurs rivaux, qui ont fait la fortune que vous savez.

Ceux qui lisent aujourd'hui le *Manuel* d'Erasme seraient
tentés de trouver qu'il justifie bien son titre : rien de plus
puéril que ses recommandations. Mais que l'on songe à la vie
au Moyen Age. Pas de linge, et l'on ne se lavait presque pas !
A la vérité il y avait bien des étuves publiques, mais à Paris
seulement. Elles avaient été importées chez nous par les Croisés au retour de leurs expéditions. Ces premiers bains populaires furent à un moment tellement en vogue que le Prévôt
avait dû leur accorder des privilèges exceptionnels. Durant
les grands hivers, quand le prix du bois devenait trop élevé,
les barbiers-étuvistes avaient le droit d'augmenter leur tarif

sans que personne eût rien à dire. Des crieurs circulaient par les rues de la ville annonçant que l'étuve était chaude, et les clients s'y rendaient en foule. Mais ces établissements donnèrent lieu, peu à peu, à de nombreux abus. Tout n'y était pas parfait au point de vue des mœurs. En outre, ils avaient contre eux le pouvoir religieux et ils ne devaient pas tarder à succomber aux coups d'un si rude et si redoutable adversaire.

On l'a déjà dit bien souvent, presque tous les fondateurs de religions furent des hygiénistes, témoin Bouddha, Confucius, Moïse et Mahomet surtout. Le Christ, lui, ne le fut pas. Par réaction contre la délicatesse orientale et par horreur de la corruption romaine, la loi chrétienne avait fait du mépris du corps le premier article de la foi. L'âme était tout, le corps n'était bon qu'à souffrir. Ce principe ne devait pas se manifester seulement dans les mœurs, il se refléta encore dans les productions de l'art chrétien. Il semble, à regarder les statues des cathédrales et les fresques des cimetières, que les artistes n'aient jamais levé les yeux sur le corps humain. Pas de proportions, pas de mouvement ; à quoi bon d'ailleurs, puisque dans le cimetière on célèbre la rigidité du cadavre et la décomposition prochaine, dans l'église la délivrance de l'âme et son ascension vers le bleu Paradis.

Ajoutez à cette conception de la vie l'absence de linge de toile qui ne devint d'un usage courant qu'au xive siècle, et l'emploi de tuniques en laine qui irritaient la peau. Que l'on songe aussi à l'insalubrité des maisons, à l'amoncellement des ordures aux portes, et l'on comprendra la fréquence des pestes, la rapidité de la contagion, la persistance de la lèpre installée chez nos aïeux à poste fixe, la mortalité effrayante et la faiblesse morale des populations en présence de la mort multiforme et toujours menaçante ; on comprendra aussi pourquoi Érasme n'a pas jugé la civilité puérile indigne de lui.

Ce qui est intéressant à remarquer, c'est qu'un grand nombre de ces préceptes de civilité visent au fond l'hygiène. Dès le début, nous trouvons des prescriptions minutieuses touchant les soins à donner au corps. Il ne faut pas s'en étonner car le livre, dédié au jeune prince Henri de Bourgogne, s'adresse en réalité à tous les jeunes gens de toutes les classes et de toutes les conditions.

Pour être précises, ses recommandations ne sont pas plus sévères; on en pourra juger. Il conseille de se laver le visage le matin, mais le matin seulement. « Se laver le visage le matin dans de l'eau fraîche est aussi propre que salubre; le faire plus souvent est inutile. » C'était peu demander. Mais si l'on en croit ce propos attribué à Marguerite de Valois parlant à son amant, il ne fallait pas se montrer trop exigeant. « Voyez bien ces mains, disait cette princesse; encore que je ne les aye point encore décrassées depuis huit jours, gageons qu'elles effacent les vôtres et que toutes mal soignées qu'elles sont, elles leur font perdre leur lustre. »

L'entretien des dents est aussi recommandé d'une manière toute spéciale. Les Salernitains disent : « *Dentes fricare* ». Erasme insiste, mais il insiste surtout sur les moyens à ne pas employer. « Les blanchir à l'aide de poudres est tout-à-fait efféminé; les frotter de sel ou d'alun est nuisible aux gencives; les laver avec de l'urine (!) est une mode espagnole. » Au contraire, dans son *Théâtre d'Agriculture*, Olivier de Serres conseille de les laver « avec de l'eau fraîche et un peu de vinaigre parmi, ou avec du vin pur. » Et il ajoute des recettes de poudres dentifrices diverses. Erasme engage vivement à se servir du cure-dents en plume, en os, ou en brindilles de lentisque.

Malgré cela, les mâchoires de nos aïeux et aïeules étaient en fort mauvais état. Les dentitions gâtées gâtaient les jolis visages. Les dents de perles n'existaient que dans les vers des fabricants de sonnets, les haleines respiraient le zéphir seulement en poésie. Le Béarnais avait le « gousset fin », comme aussi les pieds. Si l'on en croit les Mémoires, il était atteint d'hyperhydrose plantaire, infirmité qu'il transmit à tous ceux de sa race. Le grand Roi incommodait par son odeur Mme de Montespan. Dans l'affaire des poisons, quand Louis XIV, ayant eu connaissance du dossier de la Chambre ardente, se répandit en reproches contre sa criminelle maîtresse, celle-ci l'arrêta d'un mot : « Hé, oui, je suis une empoisonneuse, mais au moins je ne sens pas mauvais de la bouche ! » L'argument devait avoir sa valeur, puisque malgré l'horreur des forfaits, le roi étouffa l'affaire.

Peignez-vous les cheveux, *crines pectare*, dit l'Ecole de Salerne; et Erasme : « C'est de la négligence que de ne pas se peigner; mais s'il faut être propre il ne faut pas s'attifer comme une fille. Prends bien garde d'avoir des poux ou des lentes, c'est dégoûtant. » La vermine rongeait nos ancêtres, non seulement le peuple, mais aussi les Dames de la Cour, « les Dames galantes. » La civilité puérile est sur ce point bien hésitante et bien puérile en effet. Dans les *Ricordi*, de Castiglione, sorte d'art de plaire à l'usage des gentilshommes, un de ces modèles de l'élégance « n'a d'autre pigne que le râtelier qu'il a dans la bouche. » On ne soigna sa chevelure que bien plus tard. Le coiffeur devint alors un personnage, témoin Binet au xviiie siècle. Il faisait de si jolies têtes que le nom de « binette » est demeuré dans la langue populaire. Je note encore que, lorsque la poudre fut à la mode, on en usa à tel point que les perruquiers en avaient les vêtements couverts. De là, l'expression de « merlan » réservée jusqu'à nos jours aux coiffeurs, par allusion au poisson couvert de farine et qu'on va passer à la poêle.

L'art de se moucher soulève aussi beaucoup de controverses. Selon Erasme « il est malpropre d'avoir la morve au nez. Se moucher avec son bonnet ou avec un pan de son habit est d'un paysan ; sur le bras ou sur le coude, d'un marchand de salaisons. » Je ne sais si les marchands de salaisons ont encore aujourd'hui conservé cette habitude comme un privilège de leur corporation, mais il est certain que pour la faire perdre aux soldats allemands chez qui elle est en grand honneur, on a cousu un rang de trois boutons sur le dessus de leurs manches. Erasme ajoute qu'il « n'est pas beaucoup plus propre de se moucher dans sa main pour l'essuyer ensuite sur ses vêtements. » Et il conclut qu'il « est plus décent de se servir d'un mouchoir, en se détournant s'il y a quelque personne honorable. » Il s'en faut d'ailleurs du tout au tout que cette opinion soit acceptée généralement ; Erasme lui-même fait cette concession qu'on peut se moucher avec deux doigts, mais « s'il tombe de la morve par terre, il faut poser le pied dessus. » On n'est pas plus accommodant. Avant lui, l'élégance consistait à se moucher avec un seul doigt, appliqué contre la narine, tandis qu'on soufflait très fort et très loin. Mais il fallait employer la main gauche, la droite devant servir à prendre les viandes à table, faute de fourchette.

> Enfant, si ton nez est morveux,
> Ne le torche pas à main nue
> De quoy la viande est tenue,
> Le fait est vilain et honteux (1).

On ne se gênait pas non plus pour cracher. Erasme recommande le mouchoir, mais comme un idéal auquel il n'espère pas que tout le monde puisse atteindre. Il déplore que l'on crache à terre, mais il accepte ce qu'il ne peut empêcher et demande seulement qu'on y apporte quelques précautions, comme « de se détourner pour ne pas arroser et salir quelqu'un, de poser le pied sur un crachat épais tombé à terre, de peur de faire lever le cœur à quelqu'un, *ne cui nauseam moveat.* » On trouve la même chose dans La Bruyère, où nous voyons que les classes se distinguaient par la manière de cracher. « Phédon le pauvre crache presque sur soi ; Giton le riche crache et se mouche à grand bruit. »

Il faut, d'ailleurs, remarquer que la civilité ne va jamais contre l'hygiène et la commodité personnelle. Au contraire, elle s'efforce toujours de concilier les égards dus à autrui avec ce que l'on se doit à soi-même. Ainsi, quand il parle de l'éructation, Érasme est presque de l'avis des Arabes, dont il ignorait d'ailleurs les usages. C'est tout juste s'il ne la considérait pas comme une marque d'honnêteté. Il en blâme seulement l'abus qu'en font certains « à chaque mot » et il recommande de s'appliquer dès l'enfance à ne pas contracter cette habitude.

---

1. Emprunté au livre de Franklin sur les soins de la toilette, dans la collection de *La Vie privée d'autrefois.* Cet ouvrage, très intéressant et très documenté, m'a fourni maints renseignements.

L'Ecole de Salerne avait constaté qu'il y a les plus grands inconvénients, *incommoda magna*, à retenir ses gaz. Aussi bien Érasme n'est-il pas de l'avis de ceux « qui commandent que l'enfant retienne la ventosité du ventre ». Si le malheur veut que l'on devienne trop bruyant par en bas, on pourra tousser par en haut pour que ce dernier bruit étouffe l'autre. En tout cas, « ce n'est pas chose civile de se causer une maladie pour avoir la réputation d'être bien appris ». Voilà qui est parler, c'est la sagesse même. Nos aïeux étaient de bonnes gens, ils pensaient que « nécessité n'a pas de loi ». Ils en avaient fait un proverbe et ils l'ont commenté en de multiples estampes. La chose ne les effrayait pas. La grande Dauphine se faisait administrer un clystère devant la cour dans l'antichambre du roi. En vrais Gaulois qu'ils étaient, ils ne reculaient pas davantage devant le mot. Qui eût cru, par exemple, qu'en ses bons jours le grand Turenne se montrât si gaillard : étant à table avec le maréchal d'Hocquincourt, un bruit insolite fut entendu. « Eh! Monsieur le maréchal, n'avez-vous point été renversé par la violence du coup ? » aurait dit en riant le majestueux et grave Turenne.

Les « commodités » étaient installées d'une manière insuffisante et bien peu commode. Comme les paysans aujourd'hui, nos aïeux se soulageaient dans des feuillées, ou au pied des murs, partout. Il n'y avait pas de lieux d'aisance, et l'on pourrait donner à ce vers de Malherbe : « Et la garde qui veille aux barrières du Louvre... » un commentaire irrévérencieux mais historiquement très exact qui rappellerait un sens un peu dérivé du mot « sentinelle ».

On ne connaissait presque pas les vases de nuit, ils étaient fort rares. On les faisait d'argent. Le roi de France en possédait un ou deux ; il les emportait toujours en voyage. « Retenir son urine, dit Érasme, est contraire à la santé, il est bienséant de la rendre à l'écart. » On la rendait un peu partout, dans les cours quand il était possible, à l'intérieur des appartements et de préférence dans la cheminée si l'on ne pouvait sortir. Le Roi et les grands ne se contraignaient guère. D'ailleurs c'était là un acte de leur existence exposé, comme tous les autres, à la vue de tous et réglé par l'étiquette. Un officier de la Couronne avait la charge spéciale de vider la chaise percée. Ce poste était très envié, car il assurait à son possesseur la faveur du maître.

D'ailleurs, je le répète, nos aïeux n'étaient pas aussi prudes que nous. Dans son *Journal de la santé du roi Louis XIII*, notre bon confrère Héroard nous raconte comment le Dauphin en usait avec ses visiteurs. Qu'il s'agît de quelqu'un de marque, d'un prince du sang ou d'un moindre personnage, l'aimable espiègle relevait ses cottes et donnait à baiser, soit devant, soit derrière, telle ou telle partie de son auguste personne. Je ne sais ce qu'il faut le plus admirer, de la gravité du narrateur, ou de la bonne volonté avec laquelle les courtisans obéissaient à ces caprices d'enfant.

On trouve dans ces manuels de civilité l'explication première de beaucoup d'usages conservés jusqu'à nous sans qu'ils aient gardé la même destination qu'autrefois. Ainsi, on se lavait les mains avant de se mettre à table parce que, jusqu'à la Renaissance, faute de fourchettes, on se servait avec les mains, « avec trois doigts », dit Erasme. De même la nécessité s'imposait de s'essuyer la bouche avant de boire parce que les voisins se prêtaient souvent leur verre par marque d'honneur, ou parce que tous les convives buvaient à la même coupe circulant à la ronde. D'autres marques de déférence, dont le sens nous échappe aujourd'hui, tirent leur explication du même principe. Ainsi l'on dit : céder le haut du pavé, pour dire que l'on fait honneur à quelqu'un. La chaussée était un ruisseau d'immondices, on n'y pouvait poser les pieds sans les plus grandes précautions. Quand on marchait à côté d'une personne d'un rang plus élevé, on lui abandonnait le haut du pavé pour lui éviter les ordures du milieu de la rue.

C'est à la Renaissance que nous devons le premier ouvrage de civilité, mais elle n'a pas eu seule le mérite de réformer les mœurs et l'hygiène individuelles. Je m'en voudrais de ne pas signaler en terminant la grande et salutaire influence des Précieuses et de l'Hôtel de Rambouillet. Ces pauvres Précieuses offrent un bel exemple de la rosserie humaine. Nous n'avons voulu nous souvenir que de leurs ridicules, si rudement censurés par Molière, et nous avons totalement oublié tout ce qu'elles ont laissé de bien. N'ont-elles pas réformé l'orthographe et épuré la langue ? Leur préciosité même n'a-t-elle pas été comme une barrière dressée en face de la grossièreté de l'époque ? Il est vrai que leurs modes nouvelles n'étaient pas toujours agréables. Par exemple, avant elles, la galanterie obligeait un homme à embrasser toutes les femmes d'une assemblée où il pénétrait. Nos précieuses surent imposer le baise-main, plus correct, plus cérémonieux. Après elles on en est venu au simple serrement de mains, réservé maintenant aux seules personnes de connaissance. La législation américaine est autrement plus sévère encore que les Précieuses. Dans certains États ne va-t-elle pas jusqu'à défendre le baiser sur la bouche ?

L'hygiène actuelle est loin, comme on le voit, du temps des Manuels de civilité. Où elle priait et conseillait avec Erasme, elle prescrit et condamne aujourd'hui par la bouche de la Loi. C'est le progrès. La société nouvelle, forte des acquisitions de la Science, ne craint déjà plus de restreindre les droits de l'individu au profit de l'utilité générale. Nos pères ont pâti de la trop grande licence en matière d'hygiène individuelle ; pourvu, mon Dieu, qu'à notre tour nous ne soyons pas trop gênés par l'excès de sévérité ?

LES PAYSANS AU MOYEN AGE

DU XIIIe AU XVe SIÈCLE.

A mon ami, le médecin de campagne.

Tandis qu'il déambule sur les routes du bon pays de France, notre confrère, le médecin de campagne, pense-t-il quelquefois à ce que furent ses prédécesseurs, les maîtres-mires du moyen âge, à ce qu'étaient leurs clients, les paysans attachés au sol de notre bonne France?

Ces paysans étaient-ils aussi malheureux qu'on est accoutumé de le dire? Il faut ici distinguer les époques. Certes, au XVIIe siècle, leur condition fut aussi misérable que possible ; nous avons, pour nous en convaincre, et les plaintes audacieuses de Vauban, et les sombres portraits de La Bruyère. Mais au temps dont je parle, il n'en était pas de même ; j'expliquerai pourquoi. Afin de vous donner une idée exacte du campagnard aux XIIIe et XIVe siècles, je vais vous faire pénétrer dans le village. Nous examinerons à loisir les maisons et les habitants : nous verrons comment on était vêtu, comment on se nourrissait, comment on se soignait. Nous parlerons enfin des distractions qui venaient rompre la monotonie de la vie.

A l'époque des Gallo-Romains, le village n'existait pas. Des légionnaires, devenus laboureurs, avaient fondé et fait prospérer de grands domaines. Les communes dont le nom se termine par le mot fonds, du latin *fons*, ne sont peut-être que les vestiges des grandes fermes gallo-romaines. Au XIIIe siècle, le domaine s'est agrandi et modifié. La Communauté rurale est une paroisse, le paysan un paroissien, la formation est purement ecclésiastique.

La paroisse comporte une seule rue; il n'y a pas de fermes isolées, trop de rôdeurs battent la campagne. Au milieu de la rue se dresse l'église ; elle est immense. Absorbant en elle la vie commune, elle suffit à tout et à tous : maison du culte, forteresse qui abrite les habitants en cas d'invasion, magasin où l'on serre les récoltes l'hiver. On s'y réunit pour y jouer, pour s'y battre, pour s'y chauffer. C'est le lieu de réunion, la vraie maison commune [1].

Un peu à l'écart, sur la hauteur, se dressait le manoir, simple tour encerclée de fossés, munie d'un pont-levis, et où l'on pénétrait par une porte basse. Le rez-de-chaussée ne comprenait que la salle de réception. C'est là que le paysan allait se faire juger ou rendre ses comptes. En haut, une pièce commune servait de dortoir à la garnison.

Deux grandes maisons, deux grands pouvoirs, le prêtre, le seigneur. Les politiciens d'aujourd'hui n'ont pas assez de dédain pour les pauvres hères qui toléraient cette double oppression. A mon humble avis, c'est faire injure à nos aïeux que de les croire plus bêtes et plus serfs qu'ils n'étaient. Ce n'est pas par pure ignorance ou veulerie que Jacques Bonhomme suait au profit du seigneur et de l'abbé.

Dans cette société dure comme une machine d'airain, a dit Taine, l'Église avait annoncé la bonne nouvelle, promis le royaume de Dieu. Dans la nuit barbare elle avait su faire briller la petite étoile de Bethléem ; elle avait formé une société

---

1. Les lecteurs que ces détails sommaires intéressent pourront les trouver développés tout au long, d'abord dans l'ouvrage de M. le vicomte d'Avenel, *Paysans et ouvriers depuis sept cents ans*; dans le livre de M. Léopold Delisle, *Classes rurales*, et aussi dans l'étude de M. André Réville sur *les Paysans au moyen âge*. Nul mieux que lui n'a su évoquer la vie de nos pères. C'est dans son travail que nous avons largement puisé les matériaux qui ont servi à ce modeste essai.

vivante fondée par la discipline. C'était le moine, ce sorcier, qui faisait trembler de peur le Germain converti, qui le faisait reculer de crainte sur le seuil du temple. L'Église enfin recueillait les vagabonds, les fugitifs. Sur cette mer agitée, elle apparaissait à tous comme le port de salut.

Le seigneur, lui, armait les bras. Il constituait, dit encore Taine, une gendarmerie où de père en fils on était gendarme. Grâce à ces braves, le paysan est à l'abri : on ne le tuera plus, on ne l'emmènera plus captif avec sa famille, par troupeaux, la fourche au cou. En cas de danger il sait qu'il trouvera un asile pour lui, pour ses grains et pour ses bestiaux, dans l'enclos de palissades au pied de la forteresse. Ce qui prouve bien le bon sens du paysan, c'est la façon dont il se débarrassa de ces pouvoirs quand il en comprit l'inutilité. Mais alors ils étaient tout pour lui, et c'est pourquoi il souffrait que le seigneur et le moine fussent les seuls possesseurs de la terre dont il n'était, lui, que le tenancier.

La terre, la bonne terre, était divisée en trois parts, l'une que le seigneur se réservait pour ses besoins et qu'il faisait cultiver par ses gens, la seconde qu'il abandonnait aux tenanciers et que l'on désignait sous le nom de *tenure*, la troisième enfin composée de landes, de marais, de friches ou de prés, et qui était commune à tous, Il y avait encore la forêt ; celle-ci n'était à personne. A cette époque, les forêts étaient immenses. Entre les terres labourées elles représentaient, si l'on veut, les vastes océans qui bordent les continents. Presque chaque paroisse était enfouie dans la verdure des bois, et ceci n'a rien d'étonnant. Au moment de la décadence romaine, bien des champs, faute de bras, étaient demeurés en friche. Or, la forêt, vous le savez tous, est envahissante si l'on n'y met ordre. Souvent il fallait l'incendier pour combattre ses empiétements. Jusqu'au xvie siècle, quand on voulait la défricher on y mettait le feu. Cette pratique était encore en usage dans le Midi au commencement du siècle suivant.

Comment cultivait-on la terre ? Quand on se reporte à ces années lointaines on se dit volontiers : Mon Dieu, comme l'agriculture devait être routinière ! Eh oui, elle l'était ; ne l'est-elle pas encore aujourd'hui ? Songez au mal que nous avons à faire accepter les engrais chimiques ! Il y avait pourtant des agronomes distingués qui tous ont laissé des ouvrages remarquables. Ce qui fait l'infériorité de la culture c'est le peu de variété de semences. Les céréales étaient les mêmes que les nôtres, mais on n'avait pas de graines oléagineuses. La betterave n'était pas connue, non plus que la pomme de terre. Comme fourrage, on n'avait ni la luzerne, ni le sainfoin, ni le trèfle. La culture était uniforme, sans variété, et si l'année était mauvaise pour une denrée on ne pouvait se rattraper sur une autre. En outre, toujours ensemencée de la même façon, la terre arrivait à se fatiguer et à s'épuiser vite. Tout le fumier des villes était perdu, et les champs ne recevaient d'engrais que tous les deux ans. Pour donner au sol le temps de se refaire, on le mettait en jachère ; c'était son dimanche, à lui. Tous les trois ans on le laissait au repos durant une année.

Les instruments aratoires étaient à peu près ceux dont nous nous servions encore avant l'introduction des grandes mécaniques américaines. Dans la tapisserie de Bayeux, où est représentée une scène de labourage, on voit une belle et bonne charrue toute neuve attelée de quatre paires de bœufs puissants et solides. Parfois, dans les petites exploitations, les bœufs étaient remplacés par un âne. Il arrivait même, si l'on en croit la peinture facétieuse d'un vieux missel, que le laboureur attelait sa femme à côté du baudet.

L'élevage jouait déjà un grand rôle dans la vie agricole. Comme aujourd'hui c'est par la vente des bestiaux que les paysans se procuraient un peu d'argent. Quand on parle d'élevage il serait injuste d'oublier l'influence considérable des moines dans les progrès de l'agriculture. Ce sont eux qui ont aidé les paysans à défricher notre terre. Véritables précurseurs du collectivisme moderne, les moines mettaient tout en commun, leur travail, leur fortune. Eux seuls arrivèrent à trouver rapidement les méthodes rationnelles de culture: eux seuls avaient assez d'argent pour faire venir du dehors les bons reproducteurs.

Les redevances payées par les tenanciers n'étaient pas aussi élevées qu'on l'a cru. Suivant M. d'Avenel, la terre rapportait environ 10 0/0, et le calcul doit être assez exact car il est accepté à peu près partout sans conteste. Sur cette somme, 3 0/0 allaient au seigneur ou au clergé, et le cultivateur avait pour lui les 7 0/0 restants. Les impôts se payaient en nature, d'abord parce que l'argent était rare, ensuite parce que même avec de l'argent on n'était jamais sûr de pouvoir se procurer les choses les plus indispensables à la vie. Certaines redevances étaient plaisantes et sentaient bien leur terroir gaulois. Ici par exemple on devait fournir une guirlande de roses, là on offrait à l'abbé la fumée d'un chapon bouilli, ailleurs c'était avec des chants et des rondes qu'on s'acquittait. Plus heureux que nous, nos pères avaient trouvé le moyen de payer leur terme en chantant, ce que nous ne savons plus faire aujourd'hui.

II

Entrons dans la maison. Cela n'est point difficile, les serrures Fichet n'étaient pas inventées ; « tirez la chevillette et la bobinette cherra » est-il dit dans le *Petit Chaperon rouge*.

La maison, ou plutôt la masure, était construite en lattes de bois noyées dans de l'argile ou de la boue [1]. Sauf dans les pays ardoisiers, elle était couverte de chaume. Parfois, dans le Bassigny, par exemple, la charpente du toit était gar-

---

1. Nous possédons encore une maison de paysan du XVe siècle ; c'est la maison de Jeanne d'Arc. Je l'ai visitée bien souvent et c'est un pèlerinage que je vous recommande à l'occasion. Je dois dire que la maison de la Pucelle ne donne pas une idée bien exacte des intérieurs du moyen âge. D'abord il y a les restaurations et les aménagements que l'on a cru devoir apporter à cette manière de musée. Ensuite la demeure de la famille d'Arc devait être une des plus belles de la paroisse ; le père de Jeanne était un gros personnage, un notable. Ainsi, lors d'un grand différend avec le Damoiseau de Commercy, en 1423, c'est Jacquot d'Arc qui est nommé procureur par les habitants de Domremy pour aller demander justice au Sire de Baudricourt. (Voyez Siméon Luce, *Jeanne d'Arc à Domremy*).

nie de petites tuiles de bois encore connues dans certaines
régions sous le nom d'asseules. Pas de plancher, de la terre
battue, ou quelques grosses dalles de pierre. On faisait le feu
au milieu de la pièce principale et la fumée s'échappait par
où elle pouvait. Les riches paysans connaissaient seuls la cheminée, dont le manteau était immense. C'est sous le manteau
de la cheminée que, dans les longues veillées, nos paysans
venaient écouter les beaux contes de fées ou apprendre des
recettes de sorcellerie.

La chandelle constituait un luxe que bien peu pouvaient
se permettre. En hiver l'obscurité du logis eût été continue
depuis 4 heures du soir jusqu'à 7 heures du matin si l'on n'avait
eu l'éclairage de l'âtre. Le moyen âge fut l'époque des grandes flambées. Comme le bois ne coûtait rien, on pouvait en
brûler autant qu'on voulait.

Le meuble principal de la maison, c'est le lit. Relativement confortable, car notre race a toujours aimé être bien
couchée, il était de forme carrée. Assez vaste pour contenir
toute la nichée qui y reposait pêle-mêle, il pouvait même
fournir sans trop de gêne une place à l'hôte de passage.
Comme l'a montré Siméon Luce, un certain bien-être avait
pénétré dans la chaumière du xive siècle. Au moment de la
guerre de Cent ans on pouvait voir, sur les planches du bahut
bien ciré, pots d'étain reluisant et assiettes de faïence vernis-
sée. Tout à côté était la huche à pain. Assez grande et assez
profonde pour qu'un homme s'y pût cacher, elle était la ressource et l'ordinaire refuge des adultères. Çà et là des esca-
beaux de bois, une table, et parfois la haute cathèdre avec
un dossier et des bras. Le mobilier des ruraux d'aujourd'hui
est à peu près le même ; un calendrier du *Petit Journal*,
représentant le paysage des soldats en manœuvres, ou le
« salut au drapeau », une lampe à pétrole au plafond, témoignent presque seuls des progrès de la civilisation.

III

Si les logis se ressemblent, l'habitant, en revanche, est un peu différent. Mais toutes les modifications apportées par le temps ne sont pas à l'avantage de notre époque. Il est certain qu'au moyen âge le campagnard était mieux habillé, plus commodément et plus chaudement. L'hiver il portait des chausses, espèces de culottes collantes qui ne sont que les braies des Gaulois, une cotte de drap, sorte de robe serrée à la ceinture, et par-dessus un surcot ou manteau qui le recouvrait jusqu'à mi-jambes. Même costume pour les femmes, à l'exception des chausses. L'usage du pantalon ne date pour elles que du xvie siècle. Leur surcot descendait jusqu'aux talons. Par exemple, ces vêtements, bons en hiver, n'étaient guère pratiques en été au moment des moissons ; mais nos rustres ne s'embarrassaient pas pour si peu. Et il n'était pas rare de les voir travailler tout nus sans que personne en fût choqué. Aux pieds ils avaient toujours de bonnes bottines dont le prix était peu élevé, car le cuir était abondant. Comme coiffure, le chaperon, sorte de pèlerine avec ou sans manches et munie d'un capuchon. Le plus souvent on allait tête nue.

Vers la fin du xiiie siècle il se fit une révolution importante dans la manière de se vêtir. Elle fut amenée par l'intervention de la chemise, et c'est pourquoi M. Siméon Luce voulait faire appeler le xive siècle le siècle de la chemise. Dans cette innovation le savant chartiste voit la cause du succès de l'imprimerie, le linge de corps usé ayant fourni le papier de chiffon. Qu'il y ait là quelque exagération érudite, c'est possible ; l'emploi de la chemise n'en constitua pas moins une grande amélioration dans l'hygiène individuelle.

La nourriture et la cuisine du temps pourraient fournir un curieux chapitre à l'histoire de la civilisation. Ce qu'il est intéressant de constater, c'est la persistance de certains mets populaires. Ils n'ont pas d'histoire, on les retrouve partout et leur nom est à peine altéré. Le *botulus* du campagnard romain, contemporain de Caton, est devenu le boudin ; le nom a changé, la chose est restée la même. Dans *salis isicia* on retrouve facilement la saucisse, sans avoir besoin de passer par l'ancienne orthographe de saulcisse. Les pâtes frites que mangeait la plóbécule romaine sur les gradins du cirque, les *lasana*, ne sont autres que les lasagnes. Ces lasagnes n'ont perdu leur popularité que depuis la découverte de Parmentier et l'invention des pommes de terre frites. Les omelettes, les œufs à toutes sauces, frits, pochés ou perdus, comme dit Villon, étaient d'un usage courant. Les viandes de boucherie, moins chères qu'aujourd'hui, devaient paraître plus souvent sur la table. En Angleterre, alors terre bénie de l'élevage, elles étaient l'ordinaire.

Dans nos provinces, la principale ressource était le porc salé, les légumes : pois, fèves, haricots, les soupes épaisses où la cuiller tenait debout. Pendant le carême on se rattrapait sur le poisson, qui était peut-être plus abondant qu'aujourd'hui. Les moines étaient de véritables maîtres en pisciculture. Pas d'abbaye qui n'eût dans son voisinage trois ou quatre étangs. Toutes les cinq années on en vidait un, le produit était vendu et pendant deux ans la pièce d'eau devenait une grasse prairie. Au bout de ce temps les moines y ramenaient l'eau, l'empoissonnaient de nouveau, et quand les alevins avaient atteint leur taille, on faisait la récolte. C'était pour les couvents un élevage raisonné et très productif. Les mauvaises langues prétendent, vous le savez, que ce sont les moines qui ont imaginé le Carême pour faciliter l'écoulement de leurs marchandises. Si le poisson d'eau douce était trop rare, on mangeait du hareng ou tout autre poisson de mer salé. Le craspois était également un mets national. On désignait ainsi une manière de soupe faite avec la chair de la baleine ou de gros cétacés, alors très abondants sur nos côtes.

La boisson la plus habituelle était le vin. On cultivait la vigne partout, aussi bien dans le Nord que dans le Midi. Des économistes sont partis de cette culture générale de la vigne sur tout le territoire pour conclure que la terre avait dû se refroidir. Cela n'est point exact. Si aujourd'hui les gens du

Nord s'abstiennent de récolter du vin, c'est d'abord parce qu'ils ont mieux à faire et qu'ils en reçoivent facilement du Midi. C'est aussi parce qu'ils ont le palais plus délicat. Mais jadis tout était bon, et l'on se faisait tout de même plaisir avec un verre de « tranche-boyau » ou de « rompt-ceintures ».

La bière était connue, mais elle ne valait pas cher. On la faisait avec de l'avoine, de l'orge, mais sans houblon. Quand on pouvait, on la rehaussait avec des épices. Le cidre non plus ne devait pas être bien fameux. Cette boisson datait de l'époque mérovingienne, mais elle n'avait guère été perfection- née. Dans la *Vie des Saints,* quand on veut parler d'un homme qui se mortifie pour plaire au Seigneur, on ne manque pas de faire remarquer qu'il buvait du cidre à ses repas. Le bon cidre, tel que nous le connaissons aujourd'hui, ne fut inventé par les Normands qu'à la fin du xvıe siècle.

La grande misère de Jacques Bonhomme, c'est qu'il n'était pas garanti contre la disette. Il n'avait pas la Russie et l'Amé- rique pour compenser les mauvaises récoltes, et si parfois l'abondance faisait baisser le prix du blé, il profitait peu de la baisse, alors que les disettes le réduisaient littéralement à mourir de faim. Aussi les céréales étaient-elles soumises à une législation spéciale et très sévère. On fixait des maxima de vente; on poursuivait les accapareurs, on faisait des réserves dans les villes, parfois on allait jusqu'à défendre la fabrication des pâtisseries. Et avec tout cela les princes d'au- trefois ne mangeaient pas d'aussi bon pain que les ouvriers d'aujourd'hui. La famine était l'ennemi redoutable, rôdant sans cesse aux portes des maisons, et cela jusqu'à la fin du xviiıe siècle ! Le nôtre, grâce à la facilité des communications, grâce aux progrès de la science, pourra s'appeler le siècle du pain blanc. Et pour qui sait l'histoire économique du vieux temps, je vous assure que ce n'est pas un mince titre de gloire.

IV

Maintenant que nous connaissons la paroisse, la terre, la maison, voyons le paysan. C'est une erreur de se le figurer triste. Nos bons Gaulois d'aïeux étaient d'un naturel bien trop gai pour voir la vie en noir. « Le monde qui nous environne a son écho en nous-mêmes, et notre vieille âme, entourée et façonnée par la grande âme de la Nature, vibre et palpite comme elle. » Notre pays de France est, ainsi que le dit encore Taine, le pays du juste milieu. Il est plus tourné vers la délicatesse que vers la force. La beauté manque, mais l'intelligence pétille dans les yeux. L'esprit est aisé, leste, malin, prompt à l'ironie.

Les gens y sont gabeurs, gausseurs, toujours prêts à se moquer entre eux de leurs supérieurs. Le moine, le curé, pas plus que le seigneur, ne sont épargnés. Foncièrement, la race n'est point religieuse, elle a trop de tendance à voir l'homme sous le dignitaire. Toute notre littérature du moyen âge déborde d'ironie, relevée çà et là par une pointe de gaieté. Les fabliaux, aussi bien que les chansons de gestes ou les contes, ont tous plus ou moins l'allure frondeuse.

Si Jacques Bonhomme était volontiers frondeur, c'est qu'il n'aimait pas les paresseux. La pesante nécessité le rend dur pour autrui et pour lui-même. Il est déjà loin du grand ancêtre qui vivait seulement de chasse et de pêche. C'est l'esclavage qui a appris et imposé à l'homme l'obligation du travail; ici le mal a engendré le bien. Quand le chasseur de l'époque des cavernes eût mis la main sur un ennemi plus faible, il le condamna à peiner à sa place. Au moyen âge, Jacques Bonhomme ne pense qu'à son labeur. Çà et là cependant l'instinct ancestral reparaît et il redevient le chasseur des bois. La forêt est grande et très peuplée de bêtes de toutes sortes ; le droit de chasse est complètement libre, il ne fut aboli qu'au xviie siècle. Alors le dimanche, après la messe, notre homme se lance avec les siens à la poursuite de quelque gibier. Ses chasses devaient être bonnes si l'on en juge par un petit détail. Dans un vieux missel on voit un semeur épandre son grain dans le sillon. Tout autour de lui sautille et gambade une nuée d'enfants armés de frondes. Ils sont là sans doute pour chasser les oiseaux car on en voit des bandes nombreuses tournoyer en l'air autour du groupe avant de s'abattre sur le champ.

Les mœurs de ces paysans n'étaient pas des plus chastes. Au fond, la pudeur n'est qu'un sentiment artificiel qui n'a pris naissance en nous que grâce à une longue habitude. Les anthropologistes pourraient, je crois, vous dire que la pudeur est née de la crainte. Quand l'homme était entouré d'ennemis, force était, pour l'accomplissement de certaines fonctions physiologiques qui le mettaient sans défense, de se retirer à l'écart. C'est ce sentiment très primitif qui nous a conduits à la décence relative des mœurs actuelles. Mais ceux du moyen âge n'en étaient encore qu'à une étape intermédiaire. Nous avons vu qu'ils se mettaient volontiers tout nus dans les champs. Leurs propos n'étaient pas moins libres que leur tenue ; « la plus fine » ou « la cire de froment » faisaient le fond de leurs plaisanteries scatologiques. Ces facéties sont lourdes d'ailleurs; elles ressemblent à leurs taloches, et il y a de quoi assommer un bœuf.

La femme était traitée plutôt avec mépris. Le maître en parlait comme d'une bonne bête sans surot ni boiterie. Les qualités morales lui demeurent indifférentes. Les femmes sont battues et trompées, mais elles rendent « fèves pour pois et pain blanc pour fouace », comme dit Rabelais ; témoin la femme surprise en flagrant délit, qui, arrogante, réplique à son mari : Voyons, je n'ai jamais donné ni votre drap ni votre argent. Votre compte y est, de quoi vous plaignez-vous ?

Les jours de fête étaient fréquents et l'on s'y amusait à cœur-joie. Boire jusqu'à s'enivrer, et ensuite caresser sa femme, voilà la grande occupation. L'ivrognerie était un mal si ancré chez le paysan normand que vers le xvie siècle il fallut y remédier par des édits. On supprima la licence des cabaretiers à poste fixe et on les remplaça par des tavernes roulantes désignées sous le nom de « triballantes », du vieux mot français trimballer. Ces triballantes sont les aïeules de nos wagons-bars modernes ; mais il est curieux de constater qu'à l'encontre de ces derniers elles avaient été créées pour combattre l'ivrognerie.

Sans insister sur cette ivrognerie et cette immoralité, il y avait un côté par lequel les paysans d'autrefois étaient bien supérieurs aux nôtres. Ils furent en effet de grands amateurs d'exercices physiques. Danseurs passionnés, coureurs infatigables, lutteurs, joueurs de balles et de barres, ils s'adressaient entre eux ou d'un village à l'autre de véritables défis. Leur jeu préféré était la soule ou choule, sorte de foot-ball, consistant à lancer le ballon d'un camp à l'autre avec les pieds, les poings ou des bâtons à crosse. Les Basquais, continuateurs du passé, ont conservé les mêmes amusements. Dans *Ramuntcho*, Pierre Loti nous a donné une image idéalisée de ces mœurs antiques.

Il y avait encore d'autres plaisirs au village ; tantôt c'était un bateleur qui venait exhiber des ours savants, tantôt une troupe de chanteurs ambulants et qui en même temps colportaient les nouvelles. Il y avait aussi les pèlerins qui revenaient des Saints-Lieux et en rapportaient des objets pieux. Enfin certains historiens, entre autres André Réville, ont noté l'existence de personnages singuliers, prédicateurs ou ménestrels, qui çà et là venaient exciter le rustre contre ses maîtres ; et témoin ce refrain :

« Quand Adam bêchait, quand Ève filait
Où donc était le gentilhomme ? »

Nos commis-voyageurs en socialisme n'auraient, comme on le voit, rien inventé, puisqu'ils ont eu des précurseurs dès le xiiie siècle.

L'instruction était très peu répandue. Il y avait toutefois des écoles de hameau. Le *Continuateur de Nangis* nous apprend que, durant la peste noire de 1348, on ne trouvait point de maîtres pour les écoles ; donc il y en avait eu auparavant. Mais en réalité, comme personne n'avait d'intérêt à faire instruire le paysan, il ne devait pas envoyer souvent ses enfants vers le maître. D'ailleurs les traditions orales lui suffisaient.

Pour la médecine, c'était bien simple, on en était resté aux pratiques des Druides ou des Romains. Les simples, les incantations magiques accompagnées de formules latines, voire même grecques, répondaient presque à tous les besoins. On avait aussi les pèlerinages. D'autres fois on tombait à de véritables calembours. Par exemple, contre la goutte, on invoquait saint Genou; contre la crampe, saint Crampon; pour les yeux, sainte Claire; contre la teigne, saint Aignan (!). Le médecin n'existait presque pas pour les campagnards, ou s'il existait il n'était pas encore le personnage honoré et aimé qu'il est devenu. Les contes et les fabliaux le représentent ordinairement comme un pauvre hère et le tournent en ridicule. Il n'était pas installé à ses frais, mais appartenait le plus souvent au seigneur du village, comme le chapelain. Parmi les paysans, il n'eût pas trouvé une clientèle suffisante car tous étaient persuadés que les formules du sorcier avaient beaucoup plus de pouvoir que les prescriptions d'Hippocrate, de Galien ou de l'École de Salerne.

Si les malades manquaient souvent au médecin, les maladies ne devaient cependant pas faire défaut. Les affections de la peau surtout étaient fréquentes, occasionnées probablement par la saleté, les vêtements de laine et l'abus des salaisons. Le mal des ardents et la lèpre vous sont bien connus. La peste noire était trop souvent aussi l'hôte des campagnes, de même que le scorbut. La charité publique s'était intéressée à cette universelle souffrance. Non seulement les couvents et l'église assistaient les malades, mais il y avait encore une assistance publique et des hôpitaux, entretenus aux frais de la Communauté par des Frères et des Sœurs. M. Réville a compté soixante-deux de ces hôpitaux dans le département de l'Aube. Malheureusement, dès le xive siècle, l'institution dégénéra; Frères et Sœurs absorbèrent les revenus pour eux et leurs familles, et il n'y eut plus rien pour les pauvres. C'est pourquoi au xvie siècle, dans le but de réformer les abus, on changea les administrateurs qui devinrent des laïques: la laïcisation ne date pas d'aujourd'hui. Les religieux revendiquèrent seulement la faveur de soigner les malades ; elle leur fut conservée.

Telle était la condition du paysan au moyen âge. A n'envisager que le côté matériel, il fut peut-être plus heureux que celui d'aujourd'hui. Le bonheur ne réside-t-il pas surtout dans l'illusion qu'on a d'être heureux ? Or le paysan de nos jours se compare trop pour être satisfait. C'est depuis qu'il est bien vêtu qu'il s'aperçoit de sa nudité, et comme le personnage de Faust il ne peut toucher une fleur sans qu'elle se fane. Il ignore l'Histoire et vit dans le présent plutôt que dans le passé. C'est pourquoi, loin d'apprécier les améliorations apportées à son sort, il est humilié et irrité de sa misère qu'il met trop en parallèle avec l'abondance et le luxe apparents des riches de la ville. Les politiciens lui ont promis les pommes d'or d'un jardin chimérique, et l'idée qu'il ne les possède point encore lui fait trouver amères les bonnes pommes savoureuses de son verger. Dans ses rêves les plus fous, son ancêtre n'eût osé imaginer une époque où l'on mangerait à sa faim, où l'on boirait à sa soif. Cette époque est venue pourtant ; dans notre pays, les famines se sont arrêtées au seuil du xixᵉ siècle. Et Jacques Bonhomme, je le répète, reste mécontent.

Les cervelles en friche du moyen âge, au contraire, ne concevaient pas d'autre monde. La terre était avare, certes, et la table peu garnie, mais le nombre des convives n'était pas encore très élevé. S'il y avait peu de pain, il y avait aussi peu de bouches à nourrir. Plus tard, la population s'accrut dans des proportions formidables ; la quantité de denrées fournies par la terre resta la même. C'est alors que le paysan passa sa vie à mourir de faim.

Au xviiᵉ siècle c'est à peine un être humain. « L'on voit certains animaux farouches, des mâles et des femelles, répandus par la campagne, noirs, livides, et tout brûlés de soleil, attachés à la terre qu'ils fouillent et qu'ils remuent avec une opiniâtreté invincible. Ils ont comme une voix articulée, et quand ils se lèvent sur leurs pieds ils montrent une face humaine ; et en effet ils sont des hommes. » Ce sombre tableau de La Bruyère est malheureusement trop vrai. Le Roi, à ce

moment, tire tout à lui. Ce qu'il laisse est accaparé par les
courtisans qui ont déserté leurs vieux manoirs pour peupler
les antichambres de Versailles. Afin de satisfaire à leur luxe,
les nobles ne font que de prendre à la terre sans rien lui
rendre jamais.

Enfin, au moyen âge, le Roi se contentait de vivre au jour
le jour, empiétant sournoisement sur ses grands vassaux.
Alors, pas de longs desseins politiques, le peuple n'avait pas
d'histoire. Ce n'est que plus tard qu'il pâtit réellement des
vastes conceptions de la Royauté. Tant il est vrai que la
grandeur d'un pays est toujours faite de la misère et du sang
des humbles campagnards, qui sont, comme le disait Carlyle,
le sel de la terre.

DIDEROT MEDECIN

Une des nécessités les plus regrettables de l'éducation moderne est de nous condamner à n'être, en fin de compte, que des spécialistes. Et à mesure que va croissant le nombre des spécialités on voit se rétrécir le champ de l'observation réservé à chacune d'elles. Spécialistes, nous le sommes tous dès l'enfance. La distinction établie entre les enseignements littéraire et scientifique en est à la fois la cause et le résultat.

Plus tard c'est bien pis. Chacun cherche dans le domaine des Sciences et des Lettres un petit coin à l'écart, peu exploré encore, mais à frontières bien délimitées, pour le défricher avec une ardeur qui n'a d'égale que l'indifférence pour les travaux du voisin ; le voisin agit de même. Et mal nous en prendrait de notre curiosité si nous voulions jeter les yeux par-dessus les murs de notre enclos. S'occuper de deux choses en même temps, c'est se condamner à les mal faire l'une et l'autre ; c'est un dérèglement de l'esprit. Spécialiste ou dilettante, il faut choisir. Ainsi vivons-nous, l'intelligence de plus en plus fermée au monde extérieur, sans en rien connaître que ce que nous laisse apercevoir le verre de notre lorgnette qui, certes, s'il augmente la précision du détail, diminue singulièrement le champ de notre vision. Nous sommes dans le siècle des monographies.

Il n'en était pas de même autrefois. Les observations de détails, dirigées par des vues d'ensemble, conduisaient à des systèmes généraux sur la nature et sur l'homme. On craignait, en séparant arbitrairement une partie du tout pour l'étudier à part et d'une manière indépendante, de détruire les liaisons entre les phénomènes qui constituent la vie de l'ensemble. Tout se tient dans la nature, et pour pénétrer ses secrets le

9

seul moyen est de l'observer dans toutes ses manifestations à la fois. Aussi comprenait-on la nécessité d'une culture générale et jamais plus qu'au xviiie siècle cette culture ne fut répandue chez les hommes de lettres et les philosophes qui ont mérité le nom d'encyclopédistes. Encyclopédistes, ils le sont, moins pour avoir écrit l'ouvrage dont ils tirent leur nom que pour leur savoir universel et vraiment encyclopédique.

Ce nom d'ailleurs est moins le nom de quelques hommes illustres que celui de cette Société et de toute cette époque, où la marquise du Châtelet traduisait Newton, où les petites maîtresses suivaient les expériences de laboratoire, où les chefs d'État eux-mêmes cédaient à l'entraînement général pour la Philosophie et la Science. Qu'il y ait eu là quelque affectation, c'est possible. Il n'en reste pas moins que cet entraînement est le signe d'une réalité plus profonde et la caractéristique du temps. Il n'en reste pas moins surtout que les mathématiques d'alors atteignent à leur plus haut point de développement et que les sciences naturelles se constituent sur une base solide, avec des méthodes précises et fécondes qui laissent entrevoir la grande fortune à laquelle va les appeler le xixe siècle.

On n'a pas assez rendu justice au xviiie siècle ; il est resté comme écrasé entre le xviie que nous admirons par tradition et le xixe auquel nous nous intéressons davantage parce que nous le connaissons mieux et aussi parce que c'est nous qui en avons fait l'histoire.

Parmi les hommes du siècle précédent, il en est un surtout envers qui l'on est ingrat et qui mérite sa place au premier rang entre les grands : c'est Diderot, Diderot l'esprit le plus étonnant, le plus riche, le plus ouvert à toute espèce de questions.

Il n'est œuvre si haute dont la juste appréciation ne puisse être retardée par des causes secondes. Les ouvrages de Diderot n'ont paru qu'après sa mort, pendant la période révolutionnaire, à un moment où selon le mot de Sieyès il s'agissait plus de vivre que de philosopher. Chose singulière, tandis qu'il avait tant de peine à émerger dans sa propre patrie, il exerçait sur tous les esprits en Allemagne une influence con-

sidérable. Gœthe, ce génie si compréhensif, véritable encyclopédiste, lui aussi, se faisait le vulgarisateur du philosophe.
Non seulement il le mit à la mode à l'étranger, mais encore
il apprit aux Français à le lire et à l'apprécier.

Aujourd'hui la victoire est complète. Les théoriciens socia-
listes le revendiquent pour un de leurs ancêtres ; les physio-
logistes et les médecins pourraient tout aussi justement le
réclamer pour un des leurs. Ses œuvres et sa philosophie en
sont la preuve. Il nous a, en effet, laissé [1] des lettres sur la
querelle des physiciens et des chirurgiens, des travaux sur
l'inoculation, une *Étude sur l'histoire de la Chirurgie* de Pey-
rilhe, des *Éléments de physiologie*, une traduction d'un dictionnaire anglais de médecine, et de nombreux articles physiologiques dans l'*Encyclopédie*.

On peut s'étonner de ce goût qu'a montré Diderot pour
les études médicales, quoique par là s'expliquent en grande
partie la solidité scientifique et la portée de ses œuvres philosophiques et littéraires. On peut surtout se demander comment il fut jeté vers les recherches de ce genre et comment
il y resta toujours attaché.

La nécessité l'y poussa d'abord. Renonçant aux profits qu'on
tire de la chicane, après avoir renoncé déjà aux tranquilles
honneurs de l'état ecclésiastique, brouillé avec son père et

---

1. Dans la gigantesque forêt qu'est l'œuvre de Diderot, nous avons dû
faire plus d'une coupe. Aussi ne citons-nous que ses principaux travaux
se rattachant à la médecine. Il en est bien d'autres, dont nous ne parlons
pas pour éviter d'alourdir encore cette étude. Ainsi le *Père Côme*, macabre historiette d'amphithéâtre, qui est bien d'un carabin ; ainsi encore
le *Supplément au voyage* de Bougainville, les *Pensées sur l'interprétation
de la Nature*, etc., qui fourmillent d'observations touchant la physiologie
ou l'anthropologie. Je dois ajouter que si l'on extrayait des écrits du
philosophe tout ce qui a trait à notre art, on arriverait à composer des
volumes. Comme dernier exemple, je rappellerai le morceau célèbre *Sur
les Femmes*, où non seulement il parle de l'hystérie, des troubles de la
grossesse et de la ménopause, — et dans quelle langue merveilleuse ! —
mais encore où il cite des faits cliniques tirés, soit de la clientèle de
Bœrhave, soit, comme on l'a dit, de la pratique de Silva de Bordeaux
En résumé, Diderot ne se contenta pas de s'occuper de médecine en
dilettante, il publia sur les choses médicales, avec une verve et une
abondance qu'aurait pu lui envier plus d'un médecin de son temps.

sans autres ressources que le peu d'argent dont pouvait disposer pour lui la tendresse maternelle, Diderot essaya du préceptorat. Mais il avait l'âme trop altière pour subir la moindre entrave. De nos jours, il se fût fait journaliste.

Manquant de ce débouché, il fut réduit à donner des leçons de mathématiques et apprit ainsi très complètement ces sciences en les enseignant à ses élèves. Puis il fit surtout des travaux de librairie. Entre autres choses, il traduisit de l'anglais le *Dictionnaire de Médecine de James*, en six volumes. Il prit goût à ces études comme aux mathématiques, et l'on peut dire que les bénéfices matériels furent le moindre profit qu'il en tira. Ce premier essai du côté de la médecine lui ayant réussi, il résolut en effet de se hausser davantage. Et le voilà qui entreprend de faire connaître au public français le *Dictionnaire universel de Chambers*. De là il montera plus haut encore. Sa pensée créatrice, sans cesse en ébullition, lui fait concevoir le gigantesque dessein de compléter et de parfaire l'œuvre de Chambers ; et l'on peut dire que l'entreprise colossale de l'Encyclopédie dérive des deux travaux que je viens d'indiquer.

Une fois lancé dans les choses médicales, il y prend goût, disais-je plus haut. Mais comprenant bien vite qu'il ne viendra jamais à bout de produire seul quelque chose d'utile, il lie amitié avec quelques médecins et chirurgiens. Au premier rang de ses relations, je dois citer Bordeu et Antoine Petit. Bordeu, qu'on a appelé le Voltaire de la Médecine, méritait bien la sympathie de notre grand débraillé de philosophe. Ce Béarnais élégant et fin, médecin de Cour, en faveur dans tous les salons, était en même temps un esprit des plus remarquables. Je reviendrai quelque jour sur la physionomie curieuse de ce médecin philosophe ; elle est intéressante et vaut qu'on s'y arrête. Je me contente de dire aujourd'hui que Bordeu est cité partout dans l'œuvre de Diderot. Ses préférences allaient ensuite à Antoine Petit. Celui-là nous est moins connu, son homonyme, Jean-Louis Petit, lui ayant fait quelque tort devant la postérité. Il n'en fut pas moins un des premiers médecins de son temps. Dans sa *Thérapeutique des vieux Maîtres*, Fiessinger qui lui a consacré un beau chapitre nous rappelle qu'il « attirait à ses cours des disciples dont l'enthousiasme lui décernait communément l'épithète de génie. A l'entendre, Corvisart eut la révélation de sa vocation et sacrifia à la Médecine l'étude qu'il avait commencée du Droit (1). » Si oublié que puisse être aujourd'hui Antoine Petit, ce praticien qui décidait de la vocation de Corvisart et que le fondateur de l'Encyclopédie choisissait comme conseil et éducateur, ne devait après tout pas être un homme banal.

Diderot, est-il besoin de le dire, ne fut pas un étudiant ordinaire. Il s'instruisait à bâtons rompus ; en revanche il tirait de ses maîtres tout ce qu'ils pouvaient donner. Il lui arrivait même souvent de leur fournir des idées sur une foule de points. Son vaste cerveau, toujours sous pression, puisait dans la discussion comme une force nouvelle, pareil à ces caisses de résonance qui amplifient le son d'un instrument vibrant placé près d'elles.

Au surplus, voici, prise sur le vif, sa façon de procéder. A un moment il veut faire de la critique d'art basée sur des principes scientifiques rigoureux. Comme il ne possède sur le sujet que des idées vagues et à *priori*, vite il interroge Petit. Sa lettre très pressante est nuancée d'affection et de respect. Malheureusement, si Petit connaissait la médecine, il n'était pas très ferré sur les choses d'art. On voit dans sa réponse qu'il n'a pas très bien compris la question ; crainte d'errer il se cantonne dans les généralités. Le philosophe n'est pas satisfait, et comme ces malades qui changent de consultant jusqu'à ce qu'ils aient obtenu l'ordonnance rêvée, le voilà qui s'adresse à un autre médecin. Mais cette seconde réponse est encore plus vague que la première et le questionneur dut en rester là.

Je viens de le montrer prenant conseil auprès des nôtres, le voici maintenant qui tranche à son tour dans une grosse question de déontologie. On venait de fonder le Collège Royal de Chirurgie ; on y publiait des Mémoires fort appréciés et la Faculté ne pouvait voir sans colère le triomphe de sa vieille

1. La *Thérapeutique des vieux Maîtres*, par le Dr Fiessinger, page 164, Paris, 2e édition.

rivale. Toutes les querelles assoupies se réveillent alors et Diderot, dès le début, se jette au plus fort de la bataille. Il va dire leur fait à ces Régents de Faculté qui cherchent injustement noise à leurs dévoués collaborateurs, les chirurgiens. C'est seulement en citoyen zélé qu'il parle, mais il ne se prononce pas pour cela avec moins de décision. Dans sa lettre *Sur les troubles qui divisent la médecine et la chirurgie* il prend nettement parti pour les chirurgiens. Ce qui lui dicte son jugement c'est, aussi bien que l'intérêt des malades, l'intérêt de la science elle-même et des parties adverses. Pourquoi parler d'infériorité et de supériorité ? Dans notre organisme, les yeux sont-ils supérieurs aux mains qu'ils dirigent ? Que pourraient-ils sans les mains ? Les médecins se complètent naturellement par les chirurgiens. Au lieu de s'entre-déchirer ne devraient-ils pas faire tendre leurs communs efforts vers le même but et s'appuyer tous indifféremment sur les résultats acquis tant par les uns que par les autres. Le médecin aurait à gagner à connaître mieux la chirurgie, et le chirurgien réciproquement à ignorer moins la médecine.

Cette lettre vraiment très belle est à rapprocher d'une leçon d'ouverture de M. le professeur Bouchard. Lui aussi, exposait il y a quelques années, si j'ai bonne mémoire, les mêmes idées. J'avais cru à une fantaisie, à un paradoxe de grand seigneur de la Médecine. En réalité, MM. Bouchard et Diderot, bien que partis de points différents, luttaient tous deux contre la tendance aux spécialisations, toujours si nuisible à l'exercice de notre art.

Après cette incursion en territoire déontologique, Diderot va se jeter à corps perdu dans le grand combat de l'inoculation récemment mise à la mode dans le traitement de la variole. Le monde scientifique était alors divisé en deux camps: d'un côté, les inoculateurs, de l'autre, les antiinoculateurs. Les premiers représentaient le progrès. Ils menaient la lutte contre la tradition. Appuyés sur l'étranger, l'Angleterre, d'où l'inoculation était partie, ils avaient pour chefs tous les encyclopédistes; le duc d'Orléans les représentait à la Cour. Quelques médecins, Tronchin, Bordeu, Antoine Petit, etc., leur avaient apporté appui et autorité. Les antiinoculateurs, eux, étaient pour ainsi dire des manières de nationalistes. Repoussant tout ce qui venait du dehors, attachés aux vieilles traditions de la médecine française, ils luttaient obstinément contre leurs redoutables adversaires, ayant derrière eux une bonne partie de la vieille Faculté. Le combat nous paraît bien mesquin aujourd'hui que la fusillade a cessé, mais alors il faisait rage. Grimm, qui, de Paris, envoyait une correspondance suivie à des hobereaux d'Allemagne, et qui a laissé ainsi une sorte de journal du temps, note à maintes reprises les phases de la lutte et il y consacre des pages entières. Le fait n'est pas pour surprendre d'ailleurs si l'on songe que la copie lui était fournie le plus souvent par Diderot. Mme de Vandeul, la fille du philosophe, nous apprend que son père avait composé à son intention tout un livre sur le sujet. Cet ouvrage ne nous est point parvenu, mais il nous reste des observations sur un mémoire de d'Alembert, qui, à un moment donné était passé dans le camp des anti-inoculateurs. Diderot y raille d'Alembert et ce fut là probablement la première étape de la brouille qui devait séparer plus tard les deux anciens collaborateurs. Quoi qu'il en soit, Diderot lutte hardiment pour l'inoculation et les idées qu'il défend sont toujours celles de Petit ou de Bordeu, mais surtout de Bordeu.

Au surplus, j'arrive à l'œuvre capitale de Diderot médecin, celle où l'empreinte de son maître préféré est le mieux marquée. Je veux parler des *Éléments de physiologie*. N'allez pas croire, sur la foi du titre, qu'il s'agit là d'un traité didactique ; le philosophe était bien incapable de pareilles besognes. C'est un recueil de matériaux, une construction inachevée, mais d'où se dégage l'idée d'un ensemble et d'un ensemble gigantesque. Ces éléments sont formés à l'aide de notes prises par Diderot, soit à la suite de ses conversations avec son ami Bordeu, soit au cours de Bœrhave, le neveu du grand Bœrhave. Les éditeurs (1) nous avertissent qu'une partie des

1. Les *Éléments de physiologie* ont été publiés pour la première fois dans l'édition complète des Œuvres de Diderot par MM. Tourneux et Assezat (Paris, Garnier, éditeur).

Éléments a été rédigée à Amsterdam, où le philosophe
séjourna plus d'une année. L'intérêt dépasse ce qu'on pourrait attendre de simples notes. C'est la pensée géniale telle
qu'elle est sortie d'un des cerveaux les mieux organisés de
cette grande époque. La lave bouillonne encore en quelque
sorte et demeure brûlante comme si elle venait de jaillir du
volcan.

Les *Éléments de physiologie* nous renseignent donc sur la
façon dont travaillait le philosophe. L'esprit toujours en éveil,
toujours prêt à demander des conseils aux médecins, il criti-
quait, faisait ses réserves, et aussi poussait plus loin ses conclusions. Détail qui mérite d'être relevé, c'est que bien avant
l'*Anatomie générale* de Bichat, Diderot présente une *Physiologie générale* commençant par un exposé des propriétés de
la matière et de l'hypothèse transformiste, pour entrer ensuite
dans l'étude approfondie de chaque organe en particulier.

On a soutenu avec raison que Bordeu avait été le grand
inspirateur de Bichat. Sur beaucoup de points, où le premier
avait déjà trouvé la chose, le second n'avait inventé que le
mot. Or, n'est-il pas piquant de relever dans le plan de l'ouvrage de Diderot, élève de Bordeu, des ressemblances frap-
pantes avec le plan de l'ouvrage de Bichat ? Diderot écrivait
quarante ans au moins avant l'anatomiste. Celui-ci a-t-il eu
connaissance des *Éléments*, ou n'y eut-il qu'une rencontre
fortuite dans l'ossature d'œuvres voisines par le sujet ?

En tout cas, nous allons voir que les vues de détail de ce
livre ne sont ni moins intéressantes, ni moins fécondes souvent que les grandes vues systématiques, et que sur quelques
points les idées de Diderot recevront de la science contemporaine une confirmation aussi éclatante que la théorie du
transformisme. Il est même étonnant que M. le professeur
Mathias Duval, dans son livre sur *le Darwinisme* [1], n'ait pas
rangé notre auteur parmi les précurseurs de Lamarck et ne
lui ait pas assigné la même place qu'à de Maillet ou à Robinet. L'épigraphe du chapitre consacré au devancier de Dar-

---

1. *Le Darwinisme* par Mathias Duval, septième leçon, page 118 (Paris
1886, chez Delahaye).

win était cependant empruntée, et à juste titre, aux *Éléments de physiologie*. Comment mieux inaugurer des leçons sur la notion de race et d'espèce que par ces paroles du philosophe :

« Il ne faut pas croire la chaîne des êtres interrompue par la diversité des formes ; la forme n'est souvent qu'un masque qui trompe, et le chaînon qui paraît manquer existe peut-être dans un être connu à qui les progrès de l'anatomie comparée n'ont encore pu assigner sa véritable place. »

En effet, si, comme le dit très justement M. Mathias Duval, « la théorie de Maillet invoque des adaptations brusques et par ce fait même n'a aucun rapport avec le darwinisme basé essentiellement sur la transformation lente par évolution héréditaire », si « Robinet est un rêveur qui croit pouvoir résoudre tous les problèmes possibles, en vertu de quelques idées *à priori* présentées comme autant de principes indiscutables » et s'il a conçu « l'idée d'une véritable évolution continue », nous voyons que Diderot cherchait la solution des plus grands problèmes en s'appuyant sur des faits et sur des observations, qu'il a grandement contribué au développement de la science expérimentale et qu'il fournit à l'appui de la doctrine transformiste des arguments précis et des arguments de fait.

Nous trouvons la sélection dans la théorie des êtres contradictoires : Diderot entend par là ceux qui sont mal équilibrés et doivent disparaître dans la lutte par le vice de leur formation : « Un caractère violent et une fin rapide sont la conséquence d'une poitrine délicate ; au contraire, l'organisation forte, l'insensibilité, l'inertie, les goûts modérés sont la condition d'une longue vie. »

Nous trouvons l'évolution transformiste et l'adaptation au milieu, quelques pages plus loin. Il y établit l'identité du règne végétal et du règne animal et cherche à reforger les maillons brisés dans la chaîne des êtres. Pour lui, le règne animal est dans un devenir perpétuel, stationnaire en apparence mais au fond toujours en travail d'adaptation ; il se demande : « Pourquoi la longue série des animaux ne serait-elle pas des développements d'un seul ? » et il pense avec

Camper que tous les animaux « naissent d'un seul modèle, dont ils ne font qu'altérer l'angle facial. »

Enfin, et là surtout est son grand mérite, et son mérite propre, il découvre que l'organisation détermine les fonctions. « L'organisation détermine les fonctions et les besoins; et quelquefois les besoins refluent sur l'organisation, et cette influence peut aller quelquefois jusqu'à produire des organes, toujours jusqu'à les transformer. »

Quand, abandonnant les théories générales et les grands systèmes, il nous parle des animaux et de l'homme, ou quand il pénètre dans l'étude détaillée des fonctions et des organes, il n'est pas moins intéressant et n'a pas une moindre puissance de divination.

C'est d'abord la sensibilité : « Je serais tenté de croire que la sensibilité n'est autre chose que le mouvement de la substance animale, son corollaire, car si j'y introduis la torpeur, la cessation de mouvement dans un point, la sensibilité cesse. »

Passant ensuite à l'homme, il trouve la cause de sa perfectibilité « dans la faiblesse de ses sens dont aucun ne prédomine sur l'organe de la raison : « s'il avait le nez du chien, il flairerait toujours; l'œil de l'aigle, il ne cesserait de regarder; l'oreille de la taupe, il serait un être écoutant. »

Il voit dans l'activité toujours en éveil et toujours exercée la véritable hygiène de l'homme. « L'homme est né pour agir : le vrai mouvement du système n'est pas de se ramener constamment de ses extrémités au centre du faisceau, mais de se porter du centre aux extrémités des filets. Tous les serviteurs ne sont pas faits pour demeurer dans l'inertie ; alors les trois grandes opérations sont suspendues : la conservation, la nutrition et la propagation. L'homme de la nature est fait pour penser peu et agir beaucoup; l'homme de la science, au contraire, pense beaucoup et agit peu. On a très bien remarqué qu'il y avait dans l'homme une énergie qui sollicitait de l'emploi, mais celui que l'étude lui donne n'est pas le vrai, puisqu'elle le concentre et qu'elle est accompagnée de l'oubli de toutes les choses animales. »

Avec Diderot, le pittoresque ne perd jamais ses droits, et il nous donne un peu plus loin ces éloquentes et mélancoliques pensées sur la mort : « L'enfant y court les yeux fermés, l'homme est stationnaire, le vieillard y arrive le dos tourné. L'enfant ne voit point de terme à sa durée, l'homme fait semblant de douter si l'on meurt, le vieillard se berce en tremblant d'une espérance qui se renouvelle de jour en jour ; c'est une impolitesse cruelle que de parler de la mort devant un vieillard. »

Sur le système nerveux il a aussi des vues pénétrantes et bien en avance sur son temps. Il remarque « les fibres blanchâtres disséminées dans la substance du cerveau » et il en fait « l'origine de la fibre nerveuse ». De même « dans la substance médullaire du cerveau de petites cordes blanches paraissent être l'origine première des nerfs. Il naît de pareilles cordes de la moelle épinière. Toutes les parties du corps communiquent avec le cerveau et entre elles par les nerfs. »

Après le système nerveux, le tissu cellulaire (on sait que le mot tissu, si banal aujourd'hui, est de l'invention de Bordeu). « Il est composé de fibres et de lames : c'est un réseau parsemé d'aréoles plus ou moins grandes. C'est la gaine ou enveloppe générale de tous les organes. Elle fait la solidité et la facilité du mouvement. Fibreuse ou lamineuse, ou tous les deux. C'est une espèce de sac qui tient tout à sa place, fait stabilité de tout et mobilité de chacun. » Comment résumer d'une manière plus heureuse et plus forte le rôle prépondérant que joue dans l'économie générale le tissu cellulaire ? « Tout en dérive, car il fait aussi les os. Ainsi, toute la nutrition tend à engendrer le tissu cellulaire. La nature le prépare, c'est le passage de la plante à la vie, à l'animal, à l'organisation. » Et Diderot montre le processus de cette génération « du tissu cellulaire, le périoste, du périoste, les os ».

Il explique ensuite la physiologie du cœur et se demande « pourquoi il n'est pas lassé et douloureux d'une action aussi violente et aussi continue », et plus loin il trouve cette réponse qu' « il doit y avoir dans le sang même « un principe excitant du cœur » : l'idée des stimulines, comme nous disons aujourd'hui, n'est-elle pas en germe dans ce passage ? Il s'aperçoit que le pouls est « plus fréquent le soir que le matin » et il y voit la cause de « l'accroissement de malaise à la chute du jour, dans les maladies », expliquant ainsi l'exacerbation nocturne dans la fièvre. Il étudie à fond le mécanisme du cœur et de la circulation, et il constate pour les poumons et pour le cœur l'utilité de la plèvre et du péricarde. « Le péricarde défend le cœur à qui la nature n'a pas donné cette poche sans utilité. Le médiastin isole les deux poumons, en sorte que si l'un est malade, l'autre est préservé. » Il attribue un rôle semblable aux organes qui offrent par ailleurs des similitudes et il se refuse à croire qu'il y en ait d'inutiles : rappelons-nous que les inutiles sont « supprimés ou transformés ». Il décrit aussi les affections des organes qu'il a étudiés ; ainsi la péricardite sèche : « Si l'eau, entre le péricarde et le cœur se dissipe ou s'épaissit, le péricarde se colle au cœur » et la péricardite avec exsudat « si elle dégénère, le cœur devient velu » ; il note encore la production des anévrysmes « par la formation de pierres dans les vaisseaux. »

Sur la voix et la parole il fait également des « remarques intéressantes ». Il insiste sur les variétés de dysphonies et constate l'intime « correspondance de la voix avec les organes de la génération : Femmes châtrées. La maladie qui attaque les parties génitales affecte aussi les organes de la voix ». A côté de ces vues précises, des observations humoristiques comme celle-ci : « le ris est une espèce de toux dont la cause est dans l'esprit » ou d'un caractère plus littéraire et métaphorique, comme celle-là : « dans le rachitis, les viscères sont contournés par la nature comme les branches de l'arbre par la main du jardinier. »

Les philosophes qui s'étaient occupés de physiologie avaient tout rapporté au cerveau et en avaient voulu faire un organe exceptionnel, un organe-roi. N'était-ce pas en effet dans le cerveau, dans la glande pinéale que Descartes avait placé le siège de l'âme ? Persuadé, plus que Descartes lui-même, de la vérité de cette pensée cartésienne que « si l'espèce humaine peut être perfectionnée, c'est dans la médecine qu'il faut en chercher les moyens », Diderot les trouve dans la médecine, mais dans la médecine désintéressée et dans l'observation sincère, que l'aveugle n'a pas l'*a priori*. Aussi pour lui « le cerveau n'est qu'un organe comme un autre et il a sa fonction

particulière. Ce n'est même qu'un organe secondaire qui
n'entrerait jamais en action sans l'entremise des autres organes, il est vif et obtus comme eux. Il est paralysé dans les imbéciles : les témoins sont sains, le juge est nul. » Et plus loin :
« Piquez, irritez, comprimez le cerveau, il s'ensuivra ou la
convulsion, ou la paralysie des nerfs et des muscles. Piquez,
irritez, comprimez les nerfs, et vous transférerez la paralysie
ou la convulsion au cerveau. Les nerfs forment avec le cerveau un tout semblable au bulbe et à ses racines filamenteu-
ses. » Et il cite des exemples. « Homme privé d'une partie
du crâne : la moindre compression au cerveau lui faisait voir
mille étincelles; plus forte, sa vue s'obscurcissait; plus forte
encore et de toute la main, il s'assoupissait et ronflait; plus
forte encore, il était comme apoplectique. La main levée et
la pression cessant, bientôt il se réveillait et usait de tous
ses sens. » Aussi, veut-il donner à la plupart des maladies
une cause nerveuse. « Presque point de maladie qu'on ne
peut appeler nerveuse. Les nerfs sont les esclaves, souvent les ministres et quelquefois les despotes du cerveau.
Tout va bien quand le cerveau commande aux nerfs, tout va
mal quand les nerfs révoltés commandent au cerveau. » Et
l'on comprend maintenant, étant donné la fragilité de cet
organe de la raison et sa dépendance par rapport aux autres
organes, l'importance que Diderot accorde à l'influence du
corps sur l'âme : « Un peu de bile dont la circulation dans le
foie est embarrassée, change toute la couleur des idées, elles
deviennent noires, mélancoliques; on se déplaît partout où
l'on est. Et c'est à de pareilles causes que tiennent notre raison, nos goûts, nos aversions, nos désirs, notre caractère,
notre morale, nos vices, nos vertus, notre bonheur et notre
malheur, et de ceux qui nous entourent. »

On comprend aussi qu'il ait rejeté de son système maté-
rialiste et déterministe la volonté et la liberté qui ne sauraient y trouver place. « La douleur, le plaisir, la sensibilité,
les passions, les sensations intérieures et extérieures, les habitudes, l'imagination, l'instinct, l'action propre des organes,
commandent à la machine et lui commandait involontairement... Le plaisir et la douleur ont été les premiers maîtres

de l'animal, ce sont eux qui ont appris peut-être à toutes les parties leurs fonctions et les ont rendues habituelles et héréditaires. »

Sur les opérations des sens, il est on ne peut plus intéressant par le nombre des observations qu'il a recueillies et la sûreté des conclusions qu'il en tire. Il a soupçonné l'audition colorée : « J'ai connu une jeune aveugle qui recevait par l'oreille des sensations et des idées qui nous sont inconnues ; elle distinguait des voix blondes et des voix brunes. » Il établit l'analogie entre l'ouïe et le toucher. « Bœrhave dit de lui-même qu'ayant perdu l'ouïe, il entendait un air en posant la main sur l'instrument. » « Les poissons n'ont pas le canal d'Eustache ; ils entendent comme par un toucher direct. » Enfin il fait appel à l'anatomie comparée pour expliquer l'ouïe. « Ouïe, difficile à expliquer. C'est l'anatomie comparée qui expliquera tout cela. » L'anatomie comparée ! — et plus loin, pour la vue, la méthode expérimentale ! — « Un M. Kleckenberg, commis au bureau de Hollande, ne saurait distinguer le vert du rouge. Le fils d'un écrivain d'Amsterdam ne distingue aucune demi-teinte. Combien d'expériences à faire sur ces deux individus singuliers ! » ajoute-t-il en terminant.

Il insiste surtout sur les organes qu'il considère comme des animaux. C'est qu'ils ont chacun leur enfance, leur jeunesse, leur âge de vigueur, leur vieillesse et leur décrépitude. Ceci encore : « Chaque organe a son poison, son miasme qui l'affecte comme il faut des terres différentes à différentes plantes. Il en est des organes ainsi que des autres animaux, on les accoutume à tout, on brise leur indocilité. » Cela va même jusqu'à les créer en cas de besoin, et tout de suite un exemple à l'appui. La sympathie de ces organes indépendants vient « des anastomoses des artères et veines qui poussent le sang de l'une dans l'autre partie » et aussi de « je ne sais quelle singerie dans les organes qui leur est peut-être ordonnée par l'imagination ».

Quelques mots encore sur la digestion et la sécrétion pourront donner une idée de la valeur de cette physiologie et montrer combien elle est complète et précise dans le détail, de quelle largeur de vue elle témoigne dans l'ensemble. Diderot explique tel que nous le comprenons aujourd'hui le mécanisme des muscles de l'estomac, « exprimé par les fibres musculaires comme par des mains », le mécanisme enfin du péritoine et de l'épiploon, qui facilite le glissement des intestins sur eux-mêmes et « enduit d'une huile très douce les fibres musculaires ». Mais ce qu'il faut admirer surtout, c'est qu'il avait entrevu les organes hématopoïétiques et les sécrétions internes. Du moins, dit-il : « Le sang de la rate sert à la sanguification ; c'est comme un levain. Je crois qu'il faut regarder tous les viscères aveugles — il appelle ainsi ceux qui sont dépourvus de canal excréteur — comme des organes destinés à préparer un levain ou ferment. » Sans vouloir trouver dans ce passage l'origine des découvertes de Brown-Séquard et sans tomber dans l'erreur de ceux qui cherchent et croient partout rencontrer des précurseurs, nous regretterons que les idées de Diderot ne soient pas vulgarisées davantage, tout en reconnaissant que, par l'obscurité même où on les a trop longtemps tenues [1], elles n'ont pu jouer un rôle efficace dans le développement de la science contemporaine.

On pourrait nous objecter que ces idées exprimées par Diderot ne lui sont pas absolument personnelles, Bordeu ayant dû très certainement les lui inspirer, mais il faut avouer qu'il leur a donné un éclat et un développement extraordinaires.

---

1. Chose curieuse, à part l'énorme copie fournie pour l'*Encyclopédie*, à part de nombreux articles dans la correspondance de Grimm, Diderot a peu publié de son vivant. Gœthe, qui lui aussi s'était occupé de sciences naturelles, puisqu'il a laissé une théorie botanique qui est restée classique, Gœthe, comme je le disais plus haut, a été le grand vulgarisateur de Diderot. C'est par lui que nous avons connu notamment *Jacques le fataliste*. J'ajoute que bien des fragments de l'œuvre du philosophe nous viennent de la fameuse Bibliothèque de l'Hermitage, où la grande Catherine avait constitué une mine en quelque sorte inépuisable de matériaux sur le XVIIIe siècle français et en particulier sur les philosophes qu'elle avait reçus à sa Cour. Ceci pour appuyer sur le fait que Diderot, mal apprécié de ses compatriotes n'a été connu chez nous que grâce à l'enthousiasme des étrangers.

Il y aurait encore bien d'autres points à signaler dans les *Éléments*, mais je n'ai même pas dit encore comment le philosophe avait été amené à les rédiger. En deux mots, je dois rappeler que Diderot s'est fait physiologiste afin de pouvoir écrire le *Rêve de d'Alembert*, sorte de dialogue où Bordeu [1] tient l'un des premiers rôles. Je n'ai qu'un regret, c'est hélas! de ne pouvoir analyser le *Rêve* comme j'ai fait pour les *Éléments*. J'aurais pu ainsi démontrer, en quelque sorte, les ressorts secrets de la pensée du philosophe. Dans les *Éléments de physiologie*, c'est le fleuve impétueux, c'est le Meschacébé qui roule des eaux bourbeuses, de l'humus fécond et des paillettes d'or. Dans le *Rêve de d'Alembert*, tout s'est clarifié; l'inutile ou le trop lourd s'est enfoncé, a disparu, et l'œuvre se déroule, majestueuse et superbe, toujours jeune, toujours vraie, malgré les années, malgré l'évolution de la Science.

Pour prouver, en terminant, que Diderot fut bien médecin, c'est qu'après avoir lu tant d'ouvrages de médecine, après avoir entendu tant de leçons et vu de si nombreux malades, il n'en vint point à se croire malade à son tour. L'hypocondrie ne fut jamais son fait; d'abord il était bien trop préoccupé pour cela, ensuite son cerveau de Langrois robuste et avisé ne pouvait donner place à des imaginations de neurasthénique. Bien mieux, il note le « danger qu'il peut y avoir pour un malade de savoir la langue courante de la médecine. Il s'exprime par des mots techniques, et tenant à des hypothèses bien ou mal fondées, il abandonne les vraies voies de sensations qui correspondent toujours à quelque chose de réel. »

---

1. Les deux autres personnages de ce dialogue sont d'Alembert et Mme de Lespinasse, cette grande passionnée, l'ancienne amie de Mme du Deffand, qui passa une partie de sa vie avec le bon d'Alembert. Diderot, qui avait l'imagination plutôt déréglée au point de vue génital, avait trouvé le moyen, par certain détail trop cru du songe, de déplaire à Mlle de Lespinasse. Le manuscrit de l'œuvre fut sur le point d'être détruit. Diderot, après s'être longtemps défendu, avait fini par promettre ce sacrifice à d'Alembert, alors son collaborateur et son ami. La promesse ne fut pas tenue et cela est fort heureux, car, sauf un détail peu intéressant d'ailleurs, le *Rêve* n'a rien qui puisse justifier les reproches de Mlle de Lespinasse.

Ne voyez-vous pas poindre derrière cette remarque la silhouette de l'homme aux petits papiers que connaissent si bien les neurologistes modernes.

J'ai fini ce modeste essai ; d'autres viendront le compléter. Puissé-je vous avoir seulement inspiré le désir d'entrer à votre tour dans l'œuvre un peu touffue de l'encyclopédiste. Après la longue théorie des évadés de la médecine, il m'avait paru intéressant de montrer un philosophe s'évadant de sa philosophie toutes les fois qu'il pouvait pour se réfugier près des nôtres. Ma louange du maître ne fut pas excessive. Les grands hommes qui ont aimé notre art et célébré ceux qui le pratiquent n'abondent pas, avouez-le. Or en voici un qui s'est donné à nous sans réserve : — « Pas de livres que je lise plus volontiers que les livres de médecine, pas d'hommes dont la conversation soit plus intéressante pour moi que celle de médecins. » — A ce titre seul, Diderot médecin ne méritait-il pas toute notre reconnaissance ? Je n'ai donc fait ici, n'est-ce pas, que de lui rendre la monnaie de sa pièce.

DEUXIÈME PARTIE

LA MÉDECINE ET LA VIE

VARIATIONS NOUVELLES SUR UN AIR TRÈS ANCIEN : *L'AMOUR*

REVUE CRITIQUE

> *Si mes écrits scandalisent quelque personne impudique, qu'elle en accuse plutôt sa turpitude que les paroles dont je fus contraint d'user pour expliquer ma pensée.*
>
> SAINT AUGUSTIN.

La question sexuelle exposée aux adultes cultivés, par M. le PROF. AUGUSTE FOREL, de Zurich. — *L'instinct d'amour*, par M. le Dr JOHANNY ROUX, médecin des hôpitaux de Saint-Étienne. — *Physique de l'amour*, par M. RÉMY DE GOURMONT. — *Les affinités électives*, par GOETHE. — *L'instinct sexuel, évolution et dissolution*, par M. le Dr FÉRÉ.

L'autre soir, chez un confrère, on vint à parler de l'amour. Discuter une telle question n'a rien pour surprendre ; partout où il y a des femmes et des hommes réunis, l'Enfant divin n'est-il pas là, invisible mais présent, pour mettre, ici un peu de rouge sur les joues, là une lueur fugitive dans les yeux? Sans lui, la vie nous serait à charge; nos discours, non avivés par la passion, resteraient sans flamme et conduiraient à l'invincible ennui.

Un chimiste, habitué à tout ramener aux corps simples, soutint une fois de plus que l'amour n'est qu'une combinaison avec dégagement de chaleur. Un physicien invoqua l'idée de fluide : Entre un homme et une femme, un courant s'établit, très lent d'abord, puis il se renforce, jusqu'au moment où jaillit l'étincelle sacrée. Parfois, le contact brusque de deux êtres amène un court-circuit ; c'est la déflagration subite, le coup de foudre. Un linguiste, remontant presque au déluge, s'efforça de montrer le rôle immense de la blonde Aphrodite,

..... fille de l'onde amère,
Qui fécondait le monde en tordant ses cheveux.

Son fils Eros résume en lui tout l'univers vivant et agissant. La racine Σρ ou ηρ amour, se retrouve dans Αἰθηρ (αἰθ feu ηρ amour) et l'éther est le commencement et la fin de toutes choses. Un philosophe enfin théorisa, comme ont coutume de faire ses pareils.

Mais plus le débat se prolongeait, moins on était près de s'entendre. Disserter utilement sur l'amour nous semble bien défendu. Autant d'êtres, autant de sentiments ; aussi les Grecs avaient-ils, pour symboliser nos vains efforts dans la poursuite de l'irritant problème, une fiction d'une poésie adorable. Psyché, l'âme, — a connu l'amour, mais elle ne doit savoir quel il est. La curieuse, profitant du sommeil de l'Enfant, approche de lui une lampe; elle est troublée, — qui ne l'est en amour ? — sa main tremble, une goutte d'huile tombe sur le bel endormi, qui brusquement s'éveille et fuit à tire d'ailes. Plus vieux et plus rassis que la jeune Psyché, pouvons-nous à l'heure présente approcher notre petite lampe de la couche où repose le capricieux Eros? La lumière ne va-t-elle pas vaciller dans nos mains frémissantes et ne ferons-nous pas fuir, nous aussi, l'amour en le voulant connaître? Les biologistes, en ces dernières années, ont repris le pâle flambeau des mains de Psyché; hardiment ils soutiennent qu'ils ont pu soulever un coin du voile tiré sur le mystère splendide. Voyons s'ils ont eu raison, voyons si à l'aide de leur lumière nous pourrons, sans réveiller le dieu, surprendre son secret. Mais d'abord, deux lignes d'embryogénie sexuelle.

Au début, les sexes sont confondus dans le même être : puis, peu à peu le dimorphisme sexuel apparaît, mais toujours la femelle est la première en date. L'embryon humain n'a d'abord que des organes femelles; c'est après le troisième mois seulement, qu'à la suite de transformations complexes, les outils du mâle apparaissent. Il faut s'élever assez haut dans l'échelle des êtres et arriver aux oiseaux et aux mammifères pour que le mâle devienne égal ou supérieur à la femelle. On dirait, écrit M. de Gourmont, « qu'il a conquis lentement une première place que la nature ne lui destinait pas. Il est possible que, soulagé de tout souci, la fécondation terminée, il ait eu plus que la femelle le loisir de cultiver sa force. »

Pour s'en tenir à l'homme, le but de la vie étant le maintien de la vie même, l'instinct sexuel apparaît dès qu'il y a un homme et une femme en présence [1]. Chez le primitif cet instinct dut être assez rudimentaire ; l'amour tel que nous l'entendons est né seulement lorsque, sûr du lendemain, ayant surmonté péniblement les obstacles dressés sur sa route par la nature hostile, l'homme eût rejeté au second rang l'instinct primordial de la conservation de son moi, pour mêler le sentiment à l'acte brutal qui perpétue l'espèce.

En Egypte, les peintres des hypogées, les papyrus, nous montrent que l'amour est déjà raffiné et idéalisé. La Bible en est tout imprégnée et l'on ne chantera jamais au Maître Éternel des humains de plus beaux cantiques que ceux des

1. Ceci est évidemment un truisme, vous en trouverez bien d'autres dans cette étude, mais le sujet est de ceux où l'on ne peut les éviter. Vous voudrez donc les admettre comme je les ai acceptés moi-même d'autrui.

petits pâtres de Judée. Dans l'Hellade, l'amour va s'affinant encore et devient une simple opération de l'esprit ; il s'affine même si bien que l'instinct sexuel, relégué au dernier rang, n'a plus qu'une importance secondaire. L'organe et son spasme sont considérés comme grossiers, bons tout au plus pour la brute. Cet excès d'idéalisme conduit rapidement à l'inversion : *Socratus sapiens pederastes ; —* Qui veut faire l'ange fait la bête, a dit Pascal. Dans le *Banquet*, dans le premier *Discours à Alcibiade*, les idées émises par Platon nous apparaissent dans la crudité d'une louche équivoque et nos cerveaux modernes admettent difficilement certaines des théories du divin Grec. A Rome, c'est un mélange de délicatesse et de raffinement. La volupté est tour à tour grossière, comme dans Pétrone, ou légère, comme dans l'*Ode à Lesbie*, de Catulle, et dans l'*Art d'aimer*, d'Ovide. Au moyen âge, l'amour est le port où s'abrite l'idéal des âmes nobles. Brutal dans la lutte contre son semblable, le chevalier symbolisé par cet Amadis des Gaules qui plaisait tant à Don Quichotte, s'efforce gauchement d'être gracieux et doux avec sa Dame ; c'est même cette naïveté empruntée qui donne tant de charme aux contes de nos vieux auteurs. Plus tard, la famille devenant partie intégrante de l'État, la conception de l'amour se fait de plus en plus complexe. Tantôt on l'envisage par son côté austère et quasi-religieux, tantôt, — et c'est l'apanage des hautes classes, — il reste subtil, léger et éloigné en apparence de toute idée de finalité.

C'est la finalité cependant qui domine tout le phénomène, et s'il est chose au monde où notre libre arbitre soit à notre insu chargé de chaînes, c'est bien en amour. La Nature, cette grande sournoise nous a si bien enlacés dans ses rets mystérieux et ténus qu'elle nous a conduits à son but avec une finalité irrésistible. Le déterminisme domine tout le drame ; aussi quand en amour nous parlons de l'élue de notre âme, du choix de notre cœur, nous sommes en tout pareils aux petits enfants qui se proclament très fiers d'avoir choisi tel spectacle de Guignol, alors que leur bonne les y conduisit par la main.

I

La grande erreur quand on parle de l'amour, c'est de limiter son étude à notre espèce. Semblables au Micromégas de Voltaire, qui, pour connaître l'homme regardait dans les étoiles avec une grosse lunette, nous nous sommes longtemps refusés à voir à nos pieds, là où s'ébauche et fermente la vie. Heureusement, un de nos bons confrères, le Dr Fabre [1], s'est depuis longtemps appliqué à étudier l'amour dans les plus humbles espèces. Le chant du grillon, le frémissement de l'abeille, la mélopée nocturne de la grenouille par la plaine apaisée, le trille de l'oiseau dans la splendeur du matin, toutes les harmonies de la nature en travail lui ont servi à construire un nouvel et splendide édifice. Comme le poète qui bâtissait des palais aux sons de la flûte, les biologistes ont édifié des théories troublantes, et qui nous apportent à la fois orgueil et confusion : si elles font éclater ici la supériorité de l'esprit humain, en montrant de quelles généralisations il est capable, là elles ne prouvent que trop l'humble origine du plus noble de nos instincts.

Quoi qu'il en soit, grâce à ces chercheurs, on découvre, ainsi que d'un sommet, tout un monde de complications. On voit, par exemple, que tout ce que nous faisons en amour, les animaux l'ont pratiqué dès longtemps avant nous. Les inventions sexuelles de l'humanité sont presque toutes antérieures ou extérieures à l'homme, a dit M. Rémy de Gourmont ; il n'en est aucune dont le modèle, et même perfectionné, ne lui soit offert par les animaux, par les plus

1. Voir les *Promenades Entomologiques*, par le Dr Fabre. Ce livre, monument magnifique, témoignage splendide offert à l'instinct qui nous mène, est une des plus belles œuvres que je sache. Je suis heureux de pouvoir vous la signaler ici. A noter dans la même voie, à côté des travaux de M. Fabre, ceux de M. Forel, de Zürich, et de M. Ferré, le grand neuropathologiste. De même je remercie M. Rémy de Gourmont à qui j'ai fait de nombreux emprunts (Voir son beau livre, *Physique de l'Amour*, Éditions du *Mercure de France*, que j'ai eu le soin d'indiquer plus haut).

humbles. Lascivité, caresses, postures étranges, aberration des sens, les animaux connaissent tout cela. « Vue à cette lumière des mœurs animales, la débauche perd tout son caractère et tout son sel parce qu'elle perd toute son immoralité. L'homme qui réunit en lui toutes les aptitudes des animaux, tous leurs instincts laborieux, toutes leurs industries, ne pouvait éviter l'héritage de leurs méthodes sexuelles : Et il n'y a pas une luxure qui n'ait dans la nature son type normal. » Oui, l'amour dont nous nous targuons n'est que la synthèse des instincts obscurs de myriades d'êtres dont nous nous croyons séparés, alors que nous ne sommes que leurs imitateurs.

Célimène existe chez les insectes ; le pigeon est volontiers adultère ; la femelle du grillon, qui est muette alors que son pauvre mâle est sourd, recommence chaque année la scène de la nymphe qui se cache sous les roseaux, *fugit ad salices.* Quand la grillonne a entendu son mâle, elle accourt, se montre un instant, puis se cache sous une feuille. Écartant le rideau, nous dit le bon Fabre, elle se dérobe et désire être vue, *et se cupit ante videri.* Nous sommes fiers de nos arts ; né de l'amour, l'art existe chez les animaux. Les oiseaux perfectionnent leurs danses, modulent leurs chants pour mieux plaire à l'amie. *L'amblyonis ornata,* ce singulier oiseau de l'Australie, fait mieux. Dès qu'il a choisi l'aimée, il cherche une clairière abritée, y dessine un parc qu'il émaille de fleurs, et construit une maison, — le petit hôtel entre cour et jardin des galants de notre espèce. Il est des animaux monogames, les batraciens, les sauriens. Tantôt le mâle est le plus fort, et mieux doué ; tantôt inapte à la lutte, il est le plus faible, et nourri par ses femmes, il a des mœurs qui confinent au vagabondage spécial puni par nos lois. Mais il se rachète par la mort, ce frère de la volupté, tel le bourdon qui vit aux dépens des bonnes ouvrières, jusqu'au jour du vol nuptial. Par un beau matin, la reine des abeilles est sortie de son palais, escortée des clameurs et du frémissement de tout un peuple en joie. Elle monte vers le ciel, très haut, toujours plus haut. Les mâles la suivent d'abord en pelotons serrés, puis égrenés, semés en route. L'élu cependant, plus

rapide que la royale fugitive, la gagne de vitesse ; il l'a saisie
enfin et s'accouple dans la splendeur du jour naissant. Mais
à peine le grand mystère s'est-il accompli que le pauvre Icare
tombe foudroyé, laissant ses organes, trophée d'amour, dans
les flancs de la reine, qui, apaisée, rentre en son palais...

Il est des cas où la femelle porte, comme on dit, les culottes ; chez les mantes, par exemple. L'araignée, elle, sacri-
fie son malheureux amant aussitôt après le coït : c'est la
Cléopâtre ou la Marguerite de Bourgogne des espèces animales. La femelle du ver luisant devient phosphorescente à
la saison des amours. Dans le buisson, au bord du chemin,
elle allume sa petite lanterne comme pour dire à l'amant :
Viens, je suis là. Et celui-ci, qui est le seul à posséder des
ailes, accourt éperdu à travers l'espace. Pas plus que le signal
de la fenêtre, l'échelle de corde n'est invention des humains ;
c'est par un fil qui pend de la toile que le mâle de l'araignée
escalade la chambre nuptiale où il va trouver et l'amour et
la mort.

Mais que dirai-je de la taupe ? « Sa vulve, extérieurement
imperforée, dit M. de Gourmont [1], est voilée de peau velue
comme le reste du corps. Elle doit, pour être fécondée, subir
une véritable opération chirurgicale. A l'époque du rut, oubliant ses chasses, le mâle se met en quête d'une femelle, et
dès qu'il l'a devinée, il creuse dans sa direction, excave avec
fureur la terre hostile. Se sentant pourchassée, la femelle fuit,
l'instinct héréditaire la fait trembler devant l'outil qui va lui
ouvrir le ventre, devant ce redoutable pénis armé d'une
tarière qui perfora sa mère et toutes ses aïeules. Elle fuit, elle
creuse, à mesure que le mâle s'avance, des tunnels enchevê-
trés où peut-être son persécuteur finira par perdre son chemin. Mais le mâle, lui aussi, est instruit par l'hérédité : il ne
suit pas la femelle, il la contourne, l'enveloppe, finit par l'ac-
culer dans une impasse, et tandis qu'elle enfonce encore dans
la terre son museau aveugle, il l'agrippe, l'opère et la féconde.
Quel plus charmant emblème de la pudeur que cette petite

---

1. Rémy de Gourmont. *Loc. cit.*

bête au pelage noir et roux, et quelle vierge humaine montre
jamais une telle constance à garder sa vertu ? Et laquelle,
seule dans la nuit d'un palais souterrain, userait ses mains à
ouvrir les murs, toute sa force à fuir son amant ? Des philosophes ont cru que la pudeur sexuelle était un sentiment artificiel, fruit des civilisations : Ils ne connaissent pas l'histoire
de la taupe, ni aucune des histoires vraies qui sont dans la
nature, car presque toutes les femelles sont craintives, presque toutes réagissent, à l'apparition du mâle, par la peur et
par la fuite. Nos vertus ne sont jamais que des tendances
physiologiques, et les plus belles sont celles dont il est interdit même d'essayer l'explication. » La chatte, par contre,
cette Messaline, est agressive, et c'est elle qui pourchasse
l'époux.

Vous commencez à voir maintenant l'utilité de l'effort des
biologistes et des naturalistes ; eux seuls peut-être aideront
à comprendre l'amour et ses manifestations [1].

L'inversion, je vous l'ai déjà laissé pressentir, ne se comprend que grâce aux animaux ; les hannetons sont pédérastes,
le cheval, l'éléphant s'adonnent à l'onanisme, et vous n'avez
sans doute pas oublié à ce propos la phrase mémorable et
classique d'un de nos vieux maîtres. En vérité, je vous le
dis, quand les théologiens parlent des hommes qui font
l'amour comme les bêtes, *more bestiarum*, ils ont raison
mille fois. « L'amour est animal, c'est sa beauté. » On l'a
paré de fleurs et l'on fit bien, puisque c'est la personnifica-
tion de la vie. Il n'en demeure pas moins d'origine et très
humble, et très grossière, si éthéré que nous l'ayons fait.

---

1. Ainsi c'est des animaux que nous apprendrions l'histoire et l'évolution du baiser, qui fut d'abord une morsure, — « la morsure des baisers
de nos poètes », — pour devenir ensuite une caresse.

II

— Mais alors, direz-vous, l'amour se borne-t-il donc au contact plus ou moins agréable de deux épidermes ? L'irritation partie de la périphérie va exciter les centres, le désir naît, et la copulation suit. Cela, nous le savons, et pourtant le coït n'est pas tout l'amour, que diable ! Patience, cette fois ce sont les psychologues qui vont vous répondre, et en première ligne M. Johanny Roux.

Il faut rappeler d'abord qu'il n'y a pas, dans le cerveau, des centres génitaux spéciaux, pas plus qu'il n'existe des filets nerveux spécialisés pour conduire vers les centres les excitations génitales. La qualité seule des vibrations diffère, non leur mode de transport ou de réception. Le besoin sexuel, en effet, dit M. Roux, est perçu dans la zone où les conducteurs généraux aboutissent à la corticalité. Cette zone est très étendue. Elle comprend les circonvolutions centrales rolandiques, qui sont en même temps motrices, le pied des trois circonvolutions frontales, et le lobule pariétal inférieur. Mais s'il n'y a pas, dans le système nerveux, des localisations génitales anatomiques, tout porte à croire qu'il en est d'histologiques : à certains groupes cellulaires seuls de la corticalité est dévolu le rôle de percevoir les sensations génitales et de réagir aux vibrations du dehors.

Au surplus, quand on envisage l'instinct sexuel dans son ensemble, l'anatomie physiologique n'est que d'importance secondaire. S'il est vrai que le mécanisme de l'acte sexuel peut se ramener aux réflexes d'ordre supérieur, cet acte est loin de tout expliquer. Ainsi, on sait que la castration ne supprime pas complètement l'orgasme vénérien. Dans les harems, les eunuques ne sont pas aussi privés qu'il semble du dessert d'amour. D'un autre côté, le besoin sexuel et l'amour peuvent exister avant la formation définitive des organes génitaux ; ils survivent à la décrépitude de ceux-ci. Enfin le coït est loin de produire toujours le rassasiement parfait : on peut être attiré vers un être sans qu'intervienne le plus ou moins de réplétion des vésicules séminales. Dans l'amour, il y a donc autre chose que l'acte charnel, mais quoi ?

Examinons avec Balbiani, Régis Delbœuf ou Maupas un être monocellulaire quelconque. Nous voyons qu'il se reproduit d'abord par scissiparité, par dédoublement de la cellule. Mais vers la 130e génération l'espèce languit, elle va périr. Que fait alors la cellule ? Prise comme d'un rut subit, cette obscure ancêtre des amoureux recherche ses voisines ; elle les tient, puis les lâche, puis finalement s'accouple. Grâce à ce rudiment de coït, des enfants jeunes et robustes vont naître, qui durant 130 générations encore se passeront de l'accouplement. Or dans l'ovule et le spermatozoïde, nos cellules primordiales, le même phénomène se produit ; on en voit le jeu au microscope. D'un côté, « l'œuf attend, solide comme une forteresse ou comme une femme que beaucoup d'hommes regardent et convoitent. Les spermatozoïdes se mettent en marche, ils assiègent l'enceinte, ils la heurtent de leurs têtes. L'un d'eux a brisé la muraille, il entre, et dès que sa queue de têtard a franchi la brèche, la blessure se referme. Toute l'activité de l'ovule se réduit à ceci : qu'il accueille un seul des arrivants, sans que l'on puisse bien savoir si c'est un choix physiologique ou un choix mécanique. »

Allons plus haut. Quand la femelle du grillon accourt à la musique que lui font les mâles avec leurs élytres, pourquoi choisit-elle celui-ci plutôt que celui-là ? Sans doute parce que l'harmonie de son chant lui plaît mieux. De même chez l'homme qui est attiré, alors qu'il croit choisir, vers la femme qui le complètera le mieux, et réciproquement.

Mais chez nous le mécanisme est complexe. Il a lieu de distinguer, en amour, l'appétit et la faim. Quand je me mets à table, dit à peu près M. Roux, et que je suis en train, c'est l'estomac seul qui intervient pour me solliciter de faire honneur au repas. Mais si depuis de longs jours je suis privé d'aliments, ce n'est plus l'estomac, organe différencié et spécialisé, qui interviendra ; toutes les cellules de mon être réclamant satisfaction feront entendre leur plainte douloureuse, et je serai en butte aux tiraillements de la faim. On doit distinguer de même l'appétit sexuel provoqué par la vue d'une femme désirable, par la réplétion des vésicules séminales ou l'influence de la saison, « car les chairs fleurissent au printemps comme les fleurs ». La faim sexuelle opposée à l'appétit, c'est le besoin de se reproduire, de se survivre, qu'ont *toutes les cellules* de l'organisme, aussi bien les cellules somatiques que les cellules génératrices. Envisagé sous cet angle, l'amour en tant que phénomène général, n'est compliqué que du fait même de notre complication organique ; mais si nous redescendons à la cellule, tout s'explique.

On comprend d'abord la passivité féminine ; la chémiotaxie, si bien étudiée par les biologistes, nous sert ensuite à saisir le pourquoi de l'attraction cellulaire. Individuellement, chacune des deux cellules est périssable parce qu'il lui manque des éléments. Pour durer, elles s'accouplent comme le faisaient nos infusoires tout à l'heure. Mais cette attraction ne nous explique pas encore le choix. Pourquoi chacun de nous est-il conduit à son insu par la nature à élire telle femme plutôt que telle autre ? Sous quelle influence se produit l'amour qui chez la femme, plus encore que chez l'homme, est frère de la mort [1]. — N'y joue-t-elle pas quelquefois sa vie ? — Et pour l'homme lui-même, être de lutte, l'amour n'est-il pas souvent une entrave ! Pourquoi, malgré tout, deux êtres se précipitent-ils dans les bras l'un de l'autre ? Gœthe a émis l'idée des affinités électives. Prenez deux corps chimiques sans affinité, mettez-les ensemble, il y aura juxtaposition, mélange, mais rien de plus, aucune trace de vie. Ont-ils de l'affinité l'un pour l'autre, le rapprochement va devenir fécond. Avec dégagement de chaleur, ils réagiront l'un sur l'autre pour produire un troisième élément, et le phénomène, tout à l'heure inerte, sera cette fois la source d'activités souvent formidables. Il n'en va pas autrement chez les individus

---

1. « La Nature ne songe qu'au maintien de l'espèce ; et pour la perpétuer elle n'a que faire de notre sottise... A ne consulter que la raison, quel est l'homme qui voudrait être père et se préparer tant de soucis pour un long avenir ? Quelle femme, pour une épilepsie de quelques minutes, se donnerait une maladie d'une année entière ? (CHAMFORT).

Schopenhauer, qui a écrit admirablement sur l'amour, ne s'est pas payé de comparaisons, il a posé une loi. Chaque être, dit-il, cherche inconsciemment dans l'être avec lequel il va s'accoupler les qualités qui lui manquent à lui, et ceci pour le plus grand bien de l'espèce, ou mieux pour la meilleure adaptation au milieu de l'être qui va être conçu. Mais alors, dira-t-on, un être laid ne devrait choisir qu'une femme idéalement belle, et réciproquement. Ensuite, si l'on aime la personne qui doit nous compléter, celle-ci devrait, en retour, fatalement nous aimer ; or, c'est le contraire qui arrive trop souvent. Les psychologues ne s'embarrassent pas pour si peu. Si l'on choisit, répliquent-ils, telle femme plutôt que telle autre, cela ne veut pas dire qu'elle réponde absolument à l'idéal inconscient qui sommeille en chacun de nous, prêt à s'éveiller en présence de l'individu le plus capable de nous compléter. La nature fait pour le mieux, voilà tout. Si le hasard nous avait mis en présence d'un être remplissant mieux encore les conditions requises pour la perpétuation de l'espèce, c'est celui-là qui eût été choisi, c'est celui-là qu'attendra l'un des deux partenaires moins pressé que l'autre. Il est une objection plus grave : Si la nature nous mène par la main comme des petits enfants, pourquoi les dégénérés, dont les tares s'ajoutent, se recherchent-ils avec tant d'ardeur ! Mais précisément parce qu'ils se complètent, répondrai-je. Là, pas plus qu'ailleurs, la nature n'est en défaut. Je n'ai pas besoin de rappeler, en effet, à des médecins, que l'union des dégénérés aboutit à la stérilité fatale ou à la déchéance et à la disparition des produits. Ici encore l'éternelle tentatrice ne se sert-elle pas très habilement du masque d'amour pour arriver à sa fin, qui est l'élimination des faibles.

Ce besoin qu'ont les êtres de se compléter de ce qui leur manque n'est d'ailleurs pas une idée nouvelle. Les mythes anciens ne sont-ils pas tout émaillés de fictions où ce principe revient comme un *leit-motiv* : Les humains, dit Hésiode, étaient doubles autrefois, et c'était fort gênant. Ils se plaignent à Jupiter, qui un beau jour les sépare du tranchant de son glaive. Mais à peine désunis, les voilà qui brûlent du désir de se rapprocher. Et c'est pourquoi chacun erre sur le vaste monde à la recherche de sa moitié. Les Persans ont une fable qui repose sur la même conception. Un dieu nous remet en naissant une moitié de pomme ; nous allons tous dans la vie avec notre part de fruit chercher la moitié qui le complète ; quand les deux moitiés s'adaptent, tout est bien, mais malheur à qui s'est trompé !

En résumé, les êtres de sexe différent ont besoin de se compléter : ils sont, à cet effet, doués d'un instinct très sûr, l'instinct sexuel ; mais comme cet instinct est aveugle, il a besoin d'un guide pour atteindre son but naturel, qui est à la fois la conservation et l'amélioration de l'espèce. Ce guide, c'est l'amour ; les Anciens savaient ce qu'ils faisaient quand ils lui mettaient un bandeau sur les yeux, ayant symbolisé ainsi le déterminisme qui pèse sur les relations sexuelles ; ce déterminisme est tel que les humains, je le répète encore, empêtrés dans ses rets, ont beau croire qu'ils agissent dans la plénitude de leur volonté, ils n'en sont pas moins les jouets d'un petit enfant aveugle et qui les mène où il veut.

III

La grande lacune de la théorie évolutive est peut-être de ne pas assez tenir compte de ce fait que l'amour est un combat : le combat sexuel. L'idée de lutte préoccupe davantage le naturaliste que le psychologue. On nous a décrit tous les ruts : et les tournois gracieux des oiseaux, et les duels sanglants des cerfs au fond des bois. On n'en fait pas assez état lorsqu'il s'agit des humains ; on oublie trop, par exemple, les luttes des femmes entre elles. Notre compagne n'est plus passive comme elle le fut autrefois ; sa façon d'aimer ou d'être aimée est peut-être aussi différente chez les civilisés, que nous différons, nous, de l'homme des cavernes. Cette entrée en ligne de la femme, avec toutes ses armes et ses ruses, n'a pas peu compliqué l'amour moderne, et c'est pourquoi sans doute l'étude du phénomène est devenue si délicate. M'arrêter sur ce point m'entraînerait trop loin, je poursuis donc en éta

blissant — et cela est permis après ce qui vient d'être dit —
une sorte de hiérarchie dans l'amour.

Il y a lieu de noter d'abord la passion brutale, où l'irritation sexuelle seule entre en jeu ; puis l'amour où le physique
et le mental interviennent dans un juste équilibre, pour aboutir à la perpétuation de l'espèce et à la création de la famille.
Plus haut encore, signalons cette forme dans laquelle le sentiment s'épure pour devenir immatériel, nous aurons alors
l'amour platonique, ou l'amitié amoureuse dont il sera parlé
plus loin.

Il faudrait démontrer maintenant le mécanisme qui pousse
l'animal à l'accouplement. Pourquoi, à partir de la puberté et
presque jusqu'à la mort, les humains, vains jouets de la nature,
sont-ils sans cesse exposés aux joies et aux périls de l'amour ?
Il y a d'abord une cause physique qui fut longtemps obscure,
mais que les travaux de Brown-Séquard et de ses élèves ont
réussi à éclairer quelque peu. A l'époque du rut, l'instinct
sexuel devient si prépondérant, si tyrannique, que l'animal le
plus farouche, la gazelle la plus timide, oublient toute prudence, comme si à ce moment l'instinct de la perpétuation de
l'espèce primait celui de la conservation de l'individu. On cite
toujours à ce sujet les expériences de Spallanzani, qui, muti-
lant des grenouilles accouplées, n'arrivait pas à rompre leur
étreinte. Chez les hommes, le désir est une sorte d'ivresse,
de délire, le délire amoureux des poètes. Pourquoi ce trouble
subit ? On a fait, depuis Brown-Séquard, intervenir la sécrétion interne, et personne ne songe à contester son importance, malgré que l'échec des injections de liquide testiculaire
ait trop vite découragé les chercheurs. Si de ce côté on n'a
rien pu établir de précis, c'est parce qu'on a mal cherché. Nul
doute cependant qu'on arrive à des résultats, quand, au lieu
d'étudier la question chez l'homme, on en reprendra l'étude
sur les animaux.

A l'époque du rut, on voit les corps caverneux que le din-
don porte sur le cou devenir turgescents ; sous l'influence
d'une sécrétion interne, son sérum semble doué de propriétés
spéciales, propriétés qui se manifestent d'une façon plus évi-
dente encore chez l'autruche. Cet animal, dont s'est occupé

notre confrère, le Dr Decorse, devient à la période du rut extrêmement irritable et dangereux [1]. Les éleveurs, directement intéressés à connaître les signes de cet état, l'ont bien étudié. Ils savent, par exemple, que les téguments de la bête revêtent une coloration spéciale tirant sur le rouge ; les globules abondent dans le sang, et bien qu'on ne connaisse pas la source de cette modification, on s'est déjà demandé si le sang de l'animal à ce moment ne pourrait pas fournir le sérum propice à réveiller les ardeurs qui s'éteignent ou servir de remède à la vieillesse.

On a de plus mis en avant les rapports qui existent entre les centres de l'olfaction et les centres génitaux. Un spécialiste habile n'avait-il pas prétendu, il y a quelque temps, pouvoir rendre la puissance génitale par la simple excitation des cornets de la muqueuse nasale ? Cette conception, blâmable dans la pratique, peut se défendre en théorie. Tous les sens, en effet, concourent à éveiller l'instinct sexuel et peut-être chacun d'eux intervient-il pour sa part dans le mécanisme de la sécrétion interne.

Tout le monde connaît l'exemple de ce Valois qui devint amoureux fou d'une honneste dame en sentant la chemise qu'elle avait portée. Parlerai-je du toucher, et des caresses, et des baisers, qui sont à la fois le prélude et l'accompagnement de l'amour? Le baiser, dont je n'ai pas à faire l'histoire, s'est singulièrement différencié depuis quatre ou cinq siècles. Avant la grande épidémie de syphilis de la Renaissance, tout homme bien né avait le droit de saluer les femmes en les baisant sur les lèvres. « C'est une injurieuse coutume aux dames, dit quelque part Montaigne, d'avoir à prêter leur bouche à quiconque a trois valets à sa suite, pour malplaisant qu'il soit. » La crainte de la vérole fut le commencement de la sagesse, et en dehors des Slaves, les civilisées n'accordent leurs

---

1. Le roi de Grèce, il y a deux ans, ayant voulu tenter l'élevage en grand des autruches, faillit être tué d'un coup de pied par un de ces animaux alors en rut. Il ne dut son salut qu'au dévouement d'un de ses serviteurs qui, voyant le danger, se jeta au-devant de la bête en furie, et eut le ventre ouvert du haut en bas d'un coup de pied.

lèvres que pour sceller l'abandon de leur corps. Quant à la voix, vous connaissez tous son pouvoir ; il n'est pas jusqu'au goût qui n'intervienne; — lequel de vous ignore la saveur des baisers ?

Le sens de la vue, toutefois, est prépondérant. N'est-ce pas la vue qui nous donne la sensation de la beauté? Certes, cette idée du beau appliquée à la forme humaine est des plus relatives. En principe, la femme trouve parfait un corps solidement musclé; nous aimons en elle la rondeur et la gracilité. D'une façon générale, notre esthétique, à nous, place au-dessus de tout le type celto-germanique, le type grec. Mais il en est d'autres, celui de la race noire, de la race jaune, etc., et nègres et jaunes ont des idées aussi exclusives et aussi justifiées que les nôtres sur la beauté. Une petite danseuse de Java disait jadis à un de mes amis : « Tu es aimable, mais comme tu es laid avec ton long nez et ta barbe ! » Ceci nous montre combien la beauté est fonction de l'amélioration de l'espèce, chaque être étant attiré vers le partenaire qui le complètera le mieux pour reproduire le type de la race, et non un hybride. La forme, au surplus, est sous la dépendance absolue des centres génitaux. Ecoutons Virchow : « La femme, dit-il, n'est femme que par les ovaires. Toutes les propriétés spécifiques de son corps et de son esprit, de sa nutrition et de sa sensibilité nerveuse, la délicatesse et la rondeur de ses membres, sa beauté, en un mot, tout cela et les autres qualités caractéristiques de la femme sont sous la dépendance de l'ovaire. » De même, les naturalistes savent très bien que certains papillons, mâles d'un côté du corps, femelles de l'autre, présentent sur chacun de leurs deux segments les formes caractéristiques du sexe correspondant.

La beauté de l'homme, éclose comme celle de la femme à la puberté, est de même sous la dépendance des centres génitaux ; poitrine large, forte musculature, harmonie des formes, tel est, chez nous du moins, l'idéal pour le mâle, idéal d'ailleurs de plus en plus rare. Quand, en effet, un sentiment s'idéalise, quand les centres deviennent prépondérants, les qualités physiques s'amoindrissent. Prenons, par exemple, l'écriture ; elle est superbe, impeccable, d'un délié parfait chez les naïfs enlumineurs de missels. La main est devenue rebelle, et la plume capricieuse entre les doigts des intellectuels modernes, qui s'attachent bien plus au fond qu'à la forme, à l'idée qu'à son signe. De même pour la beauté. Les lignes et l'harmonie du corps ne disparaissent-ils pas chez le moderne, dont le costume sombre, étriqué, met en quelque sorte sous le boisseau toutes les qualités qui font le mâle, celui-ci ne devant briller et conquérir que par son esprit, alors que les attraits physiques sont relégués au second plan ?

La beauté au surplus — et nous en avons dit assez pour qu'on puisse le comprendre sans peine — est chose éminemment subjective. Nous disons couramment de telle femme : Elle peut être belle, mais ce n'est pas mon type, elle ne me dit rien. Les artistes n'ont pas sur ce sujet les mêmes appréciations que nous, et nul être ne correspond aux canons de beauté d'un Vinci ou d'un Lesueur. En général, l'homme a les bras trop longs, la femme les jambes trop courtes, le bassin trop large. Tout l'effort de notre compagne tend précisément depuis des siècles à corriger les défectuosités de la nature. Pour masquer la disproportion entre le buste et les jambes, tantôt elle s'allonge la taille (corps de baleines de la Renaissance, corsets droits modernes), tantôt elle subit le supplice des hauts talons — ils ont atteint au XVe siècle jusqu'à 10 et 15 centimètres — mais toujours elle s'efforce par des colifichets, des ceintures, des bijoux, des boucles, des dentelles, d'attirer le regard du mâle sur son buste et sur la ligne des hanches.

Les Grecs trouvaient la femme si imparfaite que presque toutes les statues de la grande époque sont drapées à partir de la ceinture ; l'homme, au contraire, est représenté nu invariablement, parce que de formes plus harmoniques. Mais où la femme retrouve son avantage, c'est dans le désir ; elle est ici supérieure, parce que ses organes sont cachés ; « la passion ne se traduit que par les inflexions du corps, le ventre tendu, les reins cambrés, les seins dressés. L'homme, au contraire, n'est qu'obscène, il est musée secret », et sa ligne, odieusement brisée, ne fait plus de lui qu'un phallus. Je n'insiste pas.

Pour traiter ce sujet de la beauté, il faudrait encore tenir compte des modes. A la Renaissance, on prise fort le ventre arrondi ; nous sommes revenus maintenant à l'abdomen plat de la statuaire antique. Il faudrait faire état aussi de l'âge. La « beauté du diable » est un piège de la nature. Au moment où la femme tente un grand coup de séduction, « elle a souvent un charme momentané, qui n'est une qualité d'aucun des traits, mais de l'ensemble. Chacune des lignes, médiocre en soi, devient agréable. C'est la première floraison. Il en est une autre, entre vingt-cinq et trente-cinq ans. Avant la maturité, il y a un renouveau d'éclat, avec en plus le raffinement de dix ans passés à s'orner pour plaire... »

IV

Au point de vue mental, trois étapes dans l'amour : l'émotion, le sentiment et la passion. Nous voyons une femme ; sa voix nous trouble, ses yeux nous charment ; nous sommes émus. Puis plusieurs fois le hasard nous la fait rencontrer. Un état nouveau va naître. Les émotions répétées ont laissé des souvenirs. Nous avons pensé à l'inconnue d'hier, nous sommes prêt à la rechercher, tout au moins nous sommes heureux de nous trouver près d'elle. Attention ! nous entrons dans le sentiment. Un pas de plus, et si notre volonté est débile, notre système nerveux trop impressionnable, voici la passion qui s'installe. Les psychologues parlent alors d'obsession, d'idées fixes ; les simples se contentent de proclamer « qu'ils aiment à la folie, qu'ils en perdent le boire et le manger ».

Nous entrons ainsi de plain-pied dans une conception plus générale de l'instinct de l'amour. Au cours de ces lignes, vous m'avez entendu parler d'adversaire, de partenaire, de lutte amoureuse ; c'est qu'en effet l'amour est un combat, c'est la manifestation splendide de la lutte des sexes, où chacun d'eux a son rôle et ses armes. La femme a la : joie d'être conquise, absorbée tout entière, la crainte de ne point l'être, l'horreur de l'abandon. Pour être distinguée, elle va se parer, se faire perfide et coquette, user de ses armes, comme elle dit. Chez notre grand ancêtre, après le combat, le mâle le plus fort distingue une captive, qu'il choisit comme sa part de butin. Pour la reconnaître dans le troupeau, il la marque de son signe, de son totem, car il est peint en guerre lui-même. Pour être élues à leur tour, les autres femmes imitent leur compagne et s'enluminent à l'envi. L'une remarque que l'ocre lui sied, telle autre le noir ; celle-ci déroule sa chevelure, l'autre la ramène haut sur la tête ou très bas sur la nuque. De ce jour la coquetterie est née. Comment elle se manifeste, je vous l'ai dit en parlant de la beauté, je n'y reviendrai pas. Mais nos compagnes n'ont pas qu'une flèche à leur arc. Non seulement elles ont pour armes leurs charmes physiques, mais encore toute une gamme de sentiments délicats. Réservées dans leur langage, elles ont horreur des grossièretés, et la vraie femme digne de ce nom souffre de certaines conversations, aujourd'hui trop fréquentes, comme d'une injure. De même, elles ont appris, — ceci c'est la coquetterie suprême, — à se réserver tout en s'abandonnant. Grâce à cet art, l'homme en délire peut avoir l'illusion sans cesse renouvelée de la première étreinte, de la première ivresse de l'amante...

Les moyens de lutte chez l'homme sont tout à fait différents. Sa joie suprême, à lui, c'est la conquête. Vous connaissez tous le type de vantard imbécile qui va partout clamant ses bonnes fortunes. Le plus souvent ce naïf, qui se croit un grand vainqueur, a cependant été conquis plutôt qu'il ne fut conquérant. L'idée de conquête est si enracinée en nous que le mâle est d'ordinaire sans défense en face de l'intrigante assez habile pour lui faire comprendre qu'elle l'aime et qu'il est beau. Après la conquête vient la joie de la possession. Mais ici la médaille a son revers. De deux êtres qui s'aiment, la jalousie, la crainte d'être dépossédé, va faire deux ennemis. La jalousie, qui parfois conduit au crime, qui trop souvent empoisonne la vie, a cependant son bon côté : elle doit être envisagée comme l'antidote de la satiété; on peut même dire qu'elle constitue le meilleur tonique de l'amour. On apprécie plus sûrement un bien qu'on est obligé de disputer à d'autres ; la peur de le perdre sollicite à consolider la conquête et renouvelle en quelque sorte le plaisir de celle-ci.

Ne croyez pas au surplus que cette idée de lutte soit inféconde. Le besoin qu'a la femme d'être possédée tout entière suffit à montrer les sources du féminisme contemporain. Si ce grand mouvement est né, cela n'est-il pas dû à notre mauvaise organisation sociale ? Nouveau Jason, sans cesse à la conquête de la Toison d'or, je veux dire de la fortune, l'homme ne possède plus assez la femme : ou bien il la dédaigne parce que sans dot, ou bien, pris du matin au soir par le combat de la vie, il la laisse se morfondre seule au foyer. Nous touchons, vous le voyez, à une des faces les plus troublantes de la lutte des sexes. Travailler, produire, être une source d'énergies, voilà notre rôle ; qui l'oublie court à la défaite. Et cependant l'amour est chose d'importance, il n'y a rien au-dessus, dit même notre compagne. Eh bien, lequel aujourd'hui est assez bien équilibré pour faire la part égale entre ces deux nécessités : lutter âprement pour la vie et aimer tendrement sa compagne ? [1] J'arrive ainsi au grand chapitre de l'amour à deux et du mariage.

1. Depuis le moine espagnol qui créa Don Juan, on s'est imaginé de montrer que Don Juan synthétisait en lui toutes les qualités du mâle. On a voulu en faire une manière de surhomme. Or don Juan, tel ces admirables papillons qui n'ont qu'un rudiment de cerveau et pas de tube digestif, est un être d'amour, inapte à toute autre lutte. Loin d'être un surhomme, c'est une bête de luxe. Et c'est pourquoi, si les femmes en raffolent, les hommes le méprisent. Il ignore les lois, ne travaille point ; tout à son idée fixe, il n'a pour lui que son audace : « En Allemagne, 630, en Espagne, 1,003 ! » Dona Anna, bafouée par lui, ridiculisée, l'adore en dépit de tout, sa souffrance même lui est douce. En réalité, Don Juan est un monstre, c'est un phallus déchaîné. Ce qui peut nous consoler, c'est qu'il a son pendant chez la femme. Vous avez tous connu ces créatures de grâce et de perfidie, détestées des mères. Ces

V

Quantité de philosophes et d'anthropologistes estiment qu'au début de l'humanité, la polyandrie régnait en maîtresse. Il y avait les femmes du clan, de la tribu. Comme on ne pouvait attribuer la paternité des enfants à tel ou tel mâle on vécut sous le régime du matriarcat. Bachofen soutient même que les femmes, de ce fait, furent longtemps considérées comme supérieures à l'homme ¹. En Egypte, la déesse Isis marchait avant Osiris. La matrice d'or des hypogées, que les femmes portaient au cou, était l'insigne de la toute puissance, le phallus ne venait qu'au second sang. Suivant le même auteur, le combat des Amazones ne serait que le symbole du fatal et dernier épisode de la lutte des sexes. Vaincue par le mâle dans une longue série de combats, la femme aurait expié sa défaite par le long esclavage dont elle se libère à peine à notre époque.

Cette conception peut paraître fantaisiste ; elle a cependant un fond de vérité. Au point de vue de l'espèce, le mâle est un accident, la femelle eût pu suffire. Dans le monde des insectes, l'autre sexe n'est-il pas presque toujours supérieur au mâle en industrie, en courage et en force ; le rôle de ce dernier est réduit ordinairement à celui d'un parasite, que la nature supprime dès qu'il a rempli sa fonction. Il y a plus : toutes les fois que la Nature sent l'espèce menacée par l'approche de la saison rigoureuse, c'est au type mâle qu'elle

amoureuses, en proie au désir d'être possédées, de tressaillir sous de nouvelles étreintes, sèment, elles, aussi la ruine et le désespoir autour d'elles. Celles-là ne créeront jamais un foyer, celles-là ne connaîtront jamais l'amour véritable, fait tout entier de l'union de deux êtres.

1. Partout où la nature hostile brime encore l'homme trop rudement, la femme a le premier rôle au logis. Chez les marins bretons, par exemple, sans cesse retenus en mer, sans cesse exposés aussi, la femme est tout, c'est elle qui engage le mari pour l'Islande, qui signe les baux, passe les marchés, etc., etc.

donne la prépondérance ; par contre, la vie de l'espèce est-elle assurée, c'est la femelle qui prédomine. Voyez par exemple les pucerons : aux approches de l'hiver ils ne font que des mâles ; mais si l'on porte en serre chaude la branche de pommier où ils ont élu domicile, aussitôt, par parthénogénèse, ils produisent une quantité de femelles [1]. De nouveau exposés au froid, nos pucerons reviendront au type mâle. Ceci est dit pour rabattre un peu notre superbe. Nous nous targuons d'être le sexe fort ; la Nature est là pour répondre qu'au point de vue de l'espèce, — le seul qui importe, — c'est précisément le sexe injustement réputé faible qui devrait l'emporter.

Peut-être la télégonie, c'est-à-dire l'imprégnation de tout son être par le mâle, expliquerait-elle la réserve instinctive de la femelle : peut-être expliquerait-elle aussi le besoin qu'elle a de n'appartenir qu'à un homme et son aversion pour la polyandrie. La télégonie, en effet, consiste en ceci, que le mâle laisse toujours plus ou moins son empreinte à la femelle qu'il a le premier fécondée.

Les produits du second étalon ressemblent toujours par quelque côté au premier procréateur. Les éleveurs de races sélectionnées affirment que la télégonie existe sûrement. Maints chasseurs vous diront qu'une chienne racée, saillie par un chien de carrefour, ne fera plus jamais que des métis, même si on la confie, ensuite, à un animal de pur sang : elle a été souillée. Les sauvages sont de cet avis, d'où le soin des chefs à prévenir le rapt dans leurs familles et à le punir cruellement quand il se produit. La télégonie est intéressante au point de vue humain, parce qu'elle expliquerait, suivant quelques auteurs, la ressemblance constatée si souvent entre mari et femme dans les vieux ménages. Je dois

---

1. Enfin, plus un pays est civilisé, plus les femmes prédominent : en Angleterre, en France, en Allemagne. L'État est-il au contraire, proche des luttes et des hasards de la barbarie, le nombre des mâles l'emporte : certaines régions de la Russie, par exemple. Récemment les journaux demandaient des femmes pour le Far-West américain, où il n'y a presque que des hommes.

noter, néanmoins, que l'existence de ce phénomène, récemment étudié par M. Cousin dans une bonne thèse, est des plus discutées. Ce qui n'est pas discutable, c'est ce que j'appellerai la télégonie morale. Qu'on le veuille ou non, la femme n'oublie jamais, ni le premier baiser, ni le premier initiateur. En dépit de tout, l'homme qui a eu l'étreinte d'une vierge ne sortira plus de son cœur. Avec son incomparable talent d'observateur, M. Paul Hervieu, dans *le Dédale*, a mis singulièrement en relief cette télégonie morale. Peut-être n'a-t-il pas été compris, car personne n'a signalé cette caractéristique originale de cette œuvre si forte.

Pour revenir à la polyandrie, première forme des sociétés, je dois dire que cette théorie, défendue par de grands esprits, M. Gustave Lebon, entre autres, ne paraît point exacte. Je lui préfère, avec M. Forel, l'idée de monogamie, soutenue avec tant d'éclat par Westermack. Tandis que les singes inférieurs vivent dans la promiscuité, remarque du Chaillou, les anthropoïdes, chimpanzés et gorilles, sont monogames ; les sauvages le sont également. Dès que les sexes sont libres, dit fort justement M. Forel, l'instinct monogame de la femme, d'un côté, et la jalousie des deux sexes, de l'autre, tendent constamment à rétablir le mariage. Il est non seulement l'état social par excellence, ajouterons-nous, mais il fait encore partie intégrante, primordiale de l'instinct sexuel. Certes, nous avons si bien déformé le mariage, qu'on pourrait le croire issu de notre organisation sociale ; cependant il la domine toute. Quelques rêveurs ont bien proclamé que le mariage tuait l'amour, mais ce sont là imaginations de gens qui vivent en marge de la société, et dont la mentalité est spéciale, je ne m'y arrête pas. En réalité, ceux qui le critiquent ne l'ont pas compris. Michelet est le seul peut-être qui ait écrit là-dessus des choses fortes et vraies. Dans l'amour, dit-il, le moment du drame est intéressant, mais difficile à observer. Et d'ailleurs, l'amour dans le mariage n'est pas un moment, une étape, une vague lune de miel, c'est la vie même, toute la vie des deux époux.

Au début, l'homme plus âgé, plus éclairé, initie la jeune femme, l'élève jusqu'à lui. Plus tard, celle-ci, arrivée à son apogée, retient, reprend le cœur de l'homme, le relève fatigué, lui rend des ailes pour planer sur les misères de la vie et du métier. En d'autres termes, la jeune fille, inférieure au début à son compagnon qui l'initia au grand mystère, apprend de lui les secrets de la vie ; chemin faisant, l'amante, hier inexpérimentée, se hausse peu à peu jusqu'à son maître ; elle prend part à ses travaux, l'encourage et le console. Bientôt, de sexuel l'amour devient cérébral ; il est fait de souvenirs communs, de deuils et de joies partagés. Vers l'âge mûr, il évolue encore. Dans la lutte l'homme a usé ses énergies ; la femme, elle, a gardé, avec sa fraîcheur d'âme, des réserves de force. Elle devient alors la grande amie, et d'égale tout à l'heure, la voilà presque supérieure maintenant. Mais combien doux son joug ! Dans tous les vieux ménages unis, l'homme est à son insu conduit par la femme. Ce n'est pas la tyrannie si justement raillée de la pantoufle, non, mais un sentiment très délicat qui, j'en reviens à Michelet, fait de l'amour conjugal comme un tableau toujours neuf et toujours varié ; variété d'autant plus grande que les époux revivent et s'aiment dans leurs enfants.

Je parle d'enfants, et voilà que se pose le plus redoutable des problèmes. Croissez et multipliez, a dit l'Écriture. L'amour n'a d'autre but que la reproduction, enseignent de leur côté psychologues et biologistes. Certains sociologues, par contre, soutiennent hardiment que l'homme doit savoir limiter sa descendance ; la restreindre doit être la marque de sa supériorité ; il peut cultiver la fleur, mais se garder d'arriver au fruit. Qui croire ? Le débat est chez nous particulièrement douloureux ; la lutte entre les deux courants contraires n'a-t-elle pas pour enjeu tout l'avenir du pays ?

Donc, à entendre quelques-uns, l'usage des antiseptiques ou des préservatifs nous distinguerait surtout de la bête, notre femelle est la seule qui tente de remédier aux suites de l'étreinte : l'injecteur est roi. Alors que tous les animaux se doivent plier aux lois de la nature, l'homme seul est assez industrieux pour s'en affranchir ; pourquoi lui en faire un crime ? On a bien le droit de ne pas faire des enfants si l'on sait ne pas pouvoir les élever. Quand il se soustrait au froid,

grâce à ses calorifères perfectionnés, quand, à l'aide de ses
machines rapides, il franchit l'espace, l'être humain fait-il
autre chose que de braver la nature et ses lois ? Pourquoi pas
un reproche ici, et tant de sévérité s'il s'agit de la reproduction ? Hélas, comparaison n'est pas raison. Notre confrère,
M. Max Nordau[1], s'est chargé de combattre victorieusement
ces sophismes.

« Nous ne savons pas pourquoi, dit-il, un individu accomplit
son développement dans un nombre d'années et non dans un
autre ; pourquoi le grand et fort cheval ne peut atteindre
que l'âge de 35 ans, tandis que l'homme plus petit et plus
faible peut dépasser 70 années ; pourquoi le petit corbeau
vit jusqu'à 200 ans, tandis que l'oie, beaucoup plus grande,
n'atteint que 20 ans. Mais ce que nous savons, c'est que chaque être vivant est destiné dès sa naissance à une durée vitale
déterminée comme un mouvement d'horloge et remonté pour
un temps déterminé, durée que l'action imprévue des forces
extérieures peut abréger, mais qu'elle ne saurait dans aucun
cas prolonger.

« Nous soupçonnons de même que les espèces aussi sont
organisées pour une durée déterminée ; comme les individus,
elles naissent dans un moment précis, se développent, atteignent leur maturité et meurent. Le cycle vital d'une espèce
est d'une durée trop étendue pour que les hommes aient pu
fixer, même dans un seul cas, par l'observation directe, son
point de départ et sa fin. Mais la paléontologie offre de nombreux points d'appui, à l'aide desquels on peut affirmer avec
certitude le parallélisme des lois de la vie et de développement chez l'individu et chez l'espèce. Tant que l'individu n'a
pas épuisé la force vitale dont il a été doué lors de sa naissance, il lutte avec tout l'effort dont il est capable pour se
conserver et se protéger contre ses ennemis ; si sa force vitale
est épuisée, il ne ressent plus aucun besoin de nourriture, ni
aucun désir de se défendre : il meurt. C'est absolument de la
même manière que se manifeste dans la force vitale sous la

---

1. *Les mensonges conventionnels de notre civilisation*, par M. Max Nordau, traduction de M. Auguste-Diétrich, 1888. Henrichsen, éditeur.

forme d'instinct de la reproduction. Tant que la vitalité de l'espèce est puissante, chaque individu complètement formé tend de toutes ses forces à l'accouplement. La vitalité de l'espèce commence-t-elle à diminuer, les individus deviennent plus indifférents à la reproduction et cessent enfin complètement d'en ressentir la nécessité. Nous possédons dans l'égoïsme et le sentiment de solidarité, au sein même d'une espèce, et même au sein de races humaines ou de peuples entiers, une mesure certaine de leur force vitale. Plus sont nombreux les individus qui placent leur propre intérêt au-dessus de tout devoir de solidarité et de tout idéal du développement de l'espèce, plus est proche le terme de la vitalité... Le dépérissement, non seulement de la famille, mais aussi d'un peuple, commence avec la prépondérance de l'égoïsme, signe infaillible de l'épuisement de la vitalité de l'espèce... Quand une race ou une nation est parvenue au point final de sa carrière, les individus perdent la faculté d'aimer sainement et naturellement. L'esprit de famille périt. Les hommes ne veulent pas se marier, parce qu'ils trouvent incommode d'avoir la responsabilité d'une autre vie humaine et de s'occuper d'un autre être. Les femmes craignent les douleurs et les désagréments de la maternité et recourent, même dans le mariage, aux moyens les plus immoraux pour n'avoir pas d'enfants. »

J'ai tenu à citer tout le passage de M. Nordau ; si l'on songe que c'est un Allemand qui a écrit cela, et qu'en Allemagne les naissances progressent encore normalement alors que le déclin est évident chez nous, on comprendra quelle idée nos rivaux doivent se faire de la vitalité de notre race.

VI

L'amour conjugal est la forme sublimée de l'amour ; il en est d'autres également délicates ; ainsi l'amour platonique, cet antipode de la passion brutale. L'amour platonique existe-t-il? Première question. Par quoi se traduit-il ? Autre problème. On pourrait dire : L'amour platonique existe fréquem-

ment avant, rarement après, jamais pendant. Mais ce serait nier
qu'il soit, et il existe en tant que sentiment raffiné, moins
violent que l'amour, mais plus durable : L'amitié amoureuse a aussi sa volupté, qui naît du trouble équivoque
qu'elle procure. Rare chez les jeunes hommes prompts à
l'action, le platonisme sied mieux à la femme, dont l'âme
compliquée est un peu rêveuse. Les êtres qui s'y abandon-
nent sont ceux que retient la barrière d'un idéal, par exemple, un homme lié ailleurs, ou un religieux enchaîné par
ses vœux. Il est aussi des êtres de tempérament qui font à
l'amour deux parts. Pour la satisfaction charnelle, ils pensent qu'une fille d'auberge accorte suffit, mais ils aiment
avec leur cœur une élue, et se passent fort bien de la posséder. A notre époque, Mérimée fut, dit-on, de ceux-là.

Les exemples du platonisme abondent d'ailleurs dans l'histoire. Citerai-je l'admirable commerce entre sainte Paule, cette
fille des Scipions et des Gracques, et saint Jérôme. Dans la
Rome raffinée, où les êtres ne goûtaient que des plaisirs rares
et grossiers, quantité de veuves s'étaient groupées autour de
Marcella sur le mont Aventin. C'est là que Jérôme, venu
pour prêcher, connut sa douce amie, et leur tendresse voilée
fut pleine de grâce. Sainte Claire, une belle jeune fille d'Assise, entendant un jour saint François, comprit qu'elle n'aimerait que lui. Le poverello, dont l'amour s'étendait à toutes les bêtes, et qui causait tour à tour avec les oiseaux et avec
le soleil, ne voulut pas repousser cette belle créature du bon
Dieu. Il s'installa sur une colline, en face de son hermitage,
où ils vécurent en s'aimant de loin. J'en dirai autant de
sainte Thérèse et de Jean de la Croix, de François de Sales
et de Jeanne de Chantal, de Béatrice et de Dante, tout secoué
d'émotion délicieuse au simple salut courtois de son amie ;
de Laure et de Pétrarque ; plus près de nous, d'Eugénie
et de Maurice de Guérin, de Renan et de sa sœur Henriette,
pures liaisons où se mêlait cependant un peu d'amour ;
— car la femme, dit Renan à propos de la jalousie de sa
sœur au moment de son mariage, « la femme n'admet pas
une diversité de nature entre les différents amours ».

Il y a aussi la liaison de Cordélia et de Gœthe, de Lucile et de Chateaubriand ; mais là le cas n'est pas net et prête à l'équivoque. La plupart du temps, les platoniques, ces Jansénistes de l'amour, cèdent la proie pour l'ombre, et l'amitié amoureuse est surtout l'apanage des saints, des poètes, des philosophes et des hommes mûrs. Il faut, je le répète, avoir l'âme compliquée pour s'y adonner ; tels encore George Sand et Flaubert. Les simples, eux, aiment à la bonne franquette.

Le snobisme n'est pas étranger à cette forme de la passion. Sous l'influence des idées ibséniennes, du botticellisme, des bandeaux plats, des teints blémis par le nuage des poudres de riz, on vit, il y a quelques années, dans les milieux artistes où se rencontrent tant de dégénérés, fleurir intensément le platonisme. Il disparut sous le ridicule, pour faire place à une autre forme de snobisme d'origine anglo-saxonne. L'amour a aussi ses snobs, et les flirteuses ont remplacé les rosses mystiques de naguères.

Le flirt est aussi une forme compliquée de l'amour, on ne peut l'omettre dans les classifications de ce sentiment. Il a existé de tout temps ; de tout temps on a conté fleurette ou a « fleureté », suivant notre joli mot défiguré par la mode anglaise. Quand nos anciens contaient fleurette, ils se livraient à un jeu dangereux, qui préparait l'amour comme les jeux guerriers préparent la guerre, mais qui aboutissait fatalement à l'étreinte. A la Cour, cela débutait par des œillades, se poursuivait par des madrigaux ou des lettres, et se terminait par ce que vous savez. A la ferme ou à l'auberge, on contait fleurette à grand renfort de coups de poings et de bourrades, en attendant l'occasion propice. De nos jours, tout cela est changé. Le flirt actuel, dit M. Roux, c'est la conquête amoureuse sans amour, c'est le désir d'inspirer de l'amour sans en éprouver aucun soi-même : Lutte perfide où presque toujours l'un des deux combattants laisse un peu de son cœur. Cette forme est intéressante à étudier parce qu'elle montre que le plaisir de la conquête peut exister sans la possession. On distingue aujourd'hui, résume M. Roux, la flirteuse professionnelle, qui ne vit que par l'amour et qui cependant ne le connaît pas. Tous les hommages des mâles, depuis celui de l'homme de son rang jusqu'à celui du passant vulgaire, lui donnent le frisson dont elle s'enivre. Il y a la flirteuse novice, la flirteuse romanesque, la flirteuse occasionnelle. Toutes ont ceci de commun, qu'elles accordent un peu d'elles-mêmes, là un serrement de main plus prolongé que de raison, plus tard un baiser cueilli à la dérobée, parfois plus encore : — « Tout ce que vous voudrez, mais pas ça », — allant ainsi jusqu'aux frontières de la débauche pour aboutir au type de la demi-vierge. Mais le plus ordinairement, le flirt c'est de l'art. Parfois enfin il confine au platonisme. « Entre deux êtres au premier contact a jailli l'étincelle divine, dit encore M. Roux. Pour une raison quelconque ils ne peuvent songer à l'amour, espérer l'étreinte ; si leur esprit est fin, le cœur délicat, leur âme haute, ce sera dès lors entre eux quelque chose de très doux, de très tendre, sans espoir fou comme sans amertume... » Il y a une restriction cependant, car la nature est toujours là. Ne vous y trompez pas, en effet, l'amour complètement idéalisé n'existe pas ; la base nécessaire, c'est toujours la sensation organique primordiale qui pousse et jette les sexes l'un contre l'autre. À la première occasion, cette étincelle sentimentale sera susceptible d'allumer l'incendie d'une passion violente.

Ce qui est la grande entrave de l'amour, mais ce qui lui donne aussi sa saveur, c'est le sentiment de la pudeur, sentiment qui est surtout l'apanage de la femme. On a beaucoup disserté sur l'origine de la pudeur. J'ai soutenu, il y a bien longtemps, l'origine très humble de ce sentiment. Au début de l'humanité, l'homme en proie à la nature ennemie, sans cesse exposé à mille attaques, avait constaté que certaines fonctions physiologiques le mettaient momentanément sans défense, il prit donc soin de se cacher pour accomplir ces fonctions. À la longue, ce qui était d'abord du raisonnement devint de l'instinct ; le conscient faisant place à l'inconscient, l'instinct de la pudeur était né. Simple réaction de défense au début, la pudeur est devenue, en se perfectionnant, le sentiment délicat que nous connaissons et apprécions tous. Ce qui appuierait cette théorie, ce sont les mœurs des Japonais. Dans leur île, pas de bêtes féroces. De mœurs douces jadis, les Nippons avaient peu à redouter de leurs semblables. Donc

nul besoin de se cacher, Or, précisément chez eux le sentiment de la pudeur était encore inconnu il y a quelques
années [1].

M. Anatole France, dont on connaît l'esprit pénétrant,
soutient que le sentiment de la pudeur est lié à celui de la
honte. Son héros, M. Bergeret, en surprenant sa femme dans
les bras de son élève préféré, a la révélation du ridicule des
étreintes. Rien de grotesque comme le grand frisson si,
enivré soi-même, on n'y a point de part, si on le contemple
de sang-froid. Et c'est pourquoi l'homme terrassé par l'amour
dérobe son ivresse à la vue de ses semblables. C'est la honte
qui a engendré la pudeur. Peut-être M. Bergeret a-t-il raison
Quoi qu'il en soit, le sentiment de la pudeur féminine est
si prononcé, notre compagne est à ce point différente de
nous, que chez elle seule peut-être existe la virginité absolue [2].

Est-ce à dire que l'appétit sexuel n'existe pas pour la
femme, et que son plaisir est moins grand que le nôtre ? Non,
certes, mais il est autre. Il faut noter d'abord la diffusion de
ses centres voluptueux, clitoris, vagin, col utérin et mamelles.
Le premier coït lui est douloureux, même si l'on suit les
préceptes savamment égrillards de notre bon vieux Ambroise
Paré. Chez elle, si j'ose dire, l'appétit vient en mangeant, et
la volupté naît de la longue pratique de l'étreinte. Son
instinct de la procréation est plus développé que le nôtre
nous sommes plus libidineux qu'elle. Un homme de tempérament peut assouvir sa passion avec une maîtresse, — la
fidélité de l'homme existe-t-elle ? — tout en aimant sincè-

---

1. Un de nos confrères, voyageant au Japon, arrive dans une ville
d'eaux ; il rencontre dans la rue trois mousmés exquises ; il leur
demande de se laisser photographier ; elles acceptent. Le voyageur prépare son appareil et au moment où il presse le déclic de l'instantané, il
constate que les espiègles, qui appartenaient pourtant à une classe sociale
élevée, avaient complètement laissé tomber leurs voiles.

2. Ne pas confondre la pudeur avec la chasteté. On peut être chaste
et impudique à la fois, témoins ces vertus revêches et inquiètes, ces créatures dont l'imagination prévoit les pires impudicités auxquelles nul ne
songe, et où elles craignent sans cesse de tomber.

rement sa femme ; celle-ci, au contraire, est incapable de séparer l'amour de l'appétit sexuel. La prostituée, qui s'offre à tout venant, si elle supporte les approches de ses hôtes de rencontre, n'a de spasmes sincères qu'avec son ignoble amant.

Sensitive au plus haut degré, notre compage est plus idéaliste que nous. Ce sont les caresses, « les bagatelles de la porte, » qui surtout la ravissent. Si diverses et variées soient les branches de l'arbre d'amour, l'appétit sexuel en est pour nous comme la racine ; toute la floraison émane de l'instinct sexuel. La femme est tout autre. Quand, au moment de la puberté [1], son cœur s'éveille et qu'elle devient subitement rêveuse ou enjouée sans raison, ce n'est point son sexe qui la tyrannise, mais son imagination. On la voit alors rechercher l'intimité de ses compagnes. Les débauchés que nous sommes tiennent certains de ces rapprochements pour suspects. Et en effet, des adolescents qui se conduiraient entre eux comme certaines jeunes filles seraient à coup sûr des êtres immoraux, alors que ces innocentes satisfont simplement à leur besoin inné de caresses.

Enfin, si l'on songe au cercle maternel où notre compagne vit enfermée, grossesse, allaitement, malaises, — la femme est l'éternelle blessée, a dit Michelet, — si l'on réfléchit que plus faible que nous elle a surtout besoin d'un soutien dans la vie, on comprendra que la volupté telle que nous l'entendons n'est pas pour toutes d'une nécessité inéluctable. Cela se sent mieux encore quand on scrute les intentions de la nature. Dans la lutte amoureuse, chacun a son rôle. L'homme est l'artisan d'une minute, il accomplit sa besogne de volupté, puis s'égaye ou s'attriste [2], *omne animal.....,* et tout est dit.

---

1. MM. Forel, Roux, M. Dalché, Mlle Francillon, ces deux derniers dans des publications récentes, ont particulièrement insisté sur les modifications que subit l'organisme de la femme au moment de la puberté.

2. Si j'osais dire tout ce que je pense, je demanderais si, en dehors de l'ébranlement nerveux, la stupeur qui suit parfois l'étreinte n'est pas comme une obscure manifestation de la mémoire des espèces ! Pour beaucoup d'animaux, l'amour est littéralement le frère de la mort. quantité de mâles mourant après avoir fécondé.

La tâche de la femme commence au contraire là où finit celle de l'homme.

Les analogies entre l'orgasme de la femme et celui de l'homme sont cependant assez grandes. Sa passivité dans l'étreinte n'est que relative, l'érection ne lui fait pas défaut. Longtemps nos pères ont pris la sécrétion des glandes de Bartholin pour une véritable éjaculation. Pour beaucoup de femmes néanmoins le coït n'est qu'une chose dégoûtante, désagréable ou indifférente, dit M. Forel, et il suffira aux accoucheurs de se rappeler certaines lamentations au moment du travail, pour se convaincre que le professeur de Zurich a raison. En résumé, plus caressantes, plus idéalistes en amour, ayant en horreur la brutalité grossière, les femmes sont en général moins sensuelles que nous. Si elles en viennent à accepter nos caresses, — toutes nos caresses, — c'est peut-être parce qu'elles sentent confusément qu'en amour rien ne va contre les vœux de la nature. M. Roux, M. Forel, l'glise elle-même, sont sur ce point d'une singulière largeur de vues. Je n'insiste pas, répugnant à toute description qui confinerait à la pornographie. Il me suffira de dire que certaines caresses contre lesquelles on vitupère, ne sont peut-être pas aussi anormales qu'on les dit, puisque les bêtes les accomplissent tranquillement sous nos yeux. Pour en finir avec cette question épineuse du plaisir sensuel chez notre compagne, je conclurais, si j'avais à conclure, à sa rareté relative. D'après nombre de confrères interrogés par moi, il y aurait à peine vingt-cinq femmes sur cent qui connaissent et ont goûté la volupté, — toute la volupté.

De tout ceci découle que l'amour est une force formidable; et les religions ne pouvaient la méconnaître. Notre catholicisme a été hardi entre tous. Qui dira le pouvoir de la confession ? Par une erreur singulière, et que je n'hésite pas à juger indigne de lui, M. Forel, dans son livre par ailleurs excellent, trouve bon de s'acharner contre les manuels des confesseurs. Je comprends mal qu'un grand esprit comme le sien laisse percer à travers ses lignes ses rancunes contre la foi des catholiques ; elle peut ne pas être sienne, — et cela ne se voit que trop, — elle mériterait cependant d'être

plus équitablement traitée. Il nous cite, par exemple, Bur-
chard, un canoniste de l'an mil, ou Alphonse de Liguori,
ce rédemptoriste vétilleux du xviii° siècle, ou encore notre
vieux confrère de Debreyne, ce trappiste qui étudia surtout
la vie génitale dans ses rapports avec le dogme catholique.
Mieux documenté par une enquête plus complète, M. Forel
eût compris que le prêtre, médecin de l'âme, était après tout
obligé de connaître dans ses détails douloureux la physiologie
des passions. Ne sommes-nous pas tenu de la connaître
nous-mêmes, ce dont nul ne s'étonne? Pour répondre à certaines questions délicates, pour lever certains scrupules ou
prévenir des abus, le prêtre n'est-il pas forcé de savoir
ce qui est permis ou défendu par l'Église, dont il est le
ministre? On juge d'une doctrine, non par ceux qui l'appliquent, mais par les règlements qui en découlent. Or l'Église
est bien plus tolérante qu'on ne le croit. C'est ainsi qu'elle
admet en principe que tout est permis dans le mariage, pourvu
que le but de l'amour soit rempli, ce but étant la procréation
c'est le principe *propter procreationem*. Donc, tout doit tendre
à la fin, qui est d'engendrer, peu importent les moyens; est
interdit seulement tout ce qui est *contra finem matrimonii*.
Les moralistes, même les plus affranchis des dogmes, sont-ils
d'un autre avis? Mais la finalité étant assurée, l'Église permet tout ce qui est *propter amorem*, et les caresses, et les
baisers, et la contemplation des formes de l'aimée. Elle va
même plus loin; la loi *propter concupiscentiam* tient pour
légitime tout ce qui touche au besoin de satisfaire la chair,
au rassasiement suprême de celle-ci : Et cela, dit-elle, afin
que l'un des deux conjoints ne soit point obligé d'aller chercher ailleurs ce qu'il ne trouverait pas au logis.

Tous ceux qui parlent de l'Eglise le font avec passion.
Pourquoi ? J'entends bien que les mathématiques seules peuvent se discuter froidement. Des questions où le tréfonds
même de l'âme est irrité ne peuvent être agitées sans trouble,
soit. Ne vaudrait-il pas mieux cependant étudier l'amour dans
ses rapports avec les sentiments religieux, comme s'il s'agissait
d'évoquer des institutions refroidies et depuis longtemps
mortes ?...

Je n'ai parlé, au cours de ces lignes, ni de l'inversion, ni des aberrations du sens génital. Mais je m'en suis déjà occupé ailleurs; au surplus ce sont là des points sur lesquels j'ai d'autant moins à revenir qu'il me répugne d'en parler.

Il me resterait pour finir à traiter de l'hygiène de l'amour, je devrais aussi esquisser quelle doit être notre attitude vis-à-vis de la femme, mais en ces délicats et graves problèmes, je crains de ne pouvoir apporter la grâce nécessaire. Je constaterai simplement que notre société a réalisé ce que les civilisations antiques les plus raffinées, la Grèce par exemple, n'avaient pu obtenir. De nos jours, l'amour a pénétré dans le gynécée, et la femme est désormais notre amante de volupté en même temps que notre compagne et notre conseillère. Nous naquîmes en elle, elle accueillit notre premier sourire à la vie ; adolescent, nous lui devons nos meilleures joies, nos premières douleurs, douleurs délicieuses dont se repaît notre âge mûr. Si nous vivons pour elle, par elle, en elle, si nous lui donnons le meilleur de nous-mêmes, l'abandon de son corps et de son cœur n'est-il pas en revanche le plus magnifique des présents ? N'a-t-elle pas su partout et toujours parer la route qui nous eût semblé si souvent aride ou morne ? Puisse-t-elle en adoucir les dernières étapes lorsque, le soir venu, il nous faudra préparer le passage vers les rives où nous attend le mystérieux nautonier...

LE THÉATRE CONTEMPORAIN
ET LA PROFESSION MÉDICALE

A PROPOS DE « LA NOUVELLE IDOLE » DE M. FRANÇOIS DE CUREL

On parle beaucoup de nous au théâtre, peut-être même en
parle-t-on beaucoup trop. Si, du temps de Molière, on ne nous
prenait pas assez au sérieux, voici que maintenant on nous
prend tout à fait au tragique. Au *Médecin malgré lui*, au
Malade imaginaire d'autan ont succédé des pièces comme
l'*Evasion*, la *Nouvelle Idole* et *En paix*. Ce sont des scènes
d'auscultation que l'on offre au spectateur et non plus des
intermèdes bouffons tels que la réception de Diafoirus par la
Faculté, avec le bonnet pointu et la seringue en sautoir.

Le théâtre a toujours été la représentation de la vie contemporaine ; nous y cherchons notre image, notre propre ressemblance. Dans *les Perses*, d'Eschyle, les Athéniens applau-
dissaient la gloire antique de Salamine ; avec Aristophane
ils riaient de la satire de leurs vices ou des erreurs de leur
politique. Aux premiers Romains, laboureurs grossiers et sentant l'ail, suffisait la comédie de Plaute, comme eux grossière. Plus tard, devenus subtils, ils se complurent aux sub-
tilités de Sénèque en ses tragédies. Le Moyen Age, sous la
protection de l'Église et à l'intérieur même des temples, unit
dans un discordant mélange ses aspirations mystiques et ses
passions brutales, ses innocents, son Ane et ses Fous. Dans
Corneille on entend comme les mousqueteries de la Fronde,
on assiste aux dernières convulsions de la Féodalité. Racine,
à son tour drape la muse tragique dans le manteau majestueux de Louis XIV, et Voltaire en fait le porte-parole des
revendications philosophiques. Puis, c'est avec Beaumarchais

la diane qui salue l'aurore de la Révolution française. Pendant cette révolution, le théâtre est l'instrument des rancunes populaires, l'écho des séances tumultueuses à l'Assemblée, des exécutions sur la place publique. Donc chaque société fait son théâtre à son image et le théâtre est le miroir où se reflète, grossie mais exacte, l'image de la société. Là se trouve la cause du succès constant, de la persistance sur la scène du drame bourgeois inventé par Scribe et continué durant des années par ses imitateurs avec plus de bonheur peut-être que de mérite.

Le réalisme et le naturalisme essaient de supplanter aujourd'hui la vieille comédie bourgeoise, mais ce n'est pas la satiété du spectateur qui nous en aura délivrés. Ce qui la tue, ce sont les améliorations matérielles qu'on lui apporta pour lui infuser une vigueur nouvelle. Le remède a été trop fort pour le malade.

Du jour où l'on rechercha plus d'exactitude dans le décor et dans le costume, où l'on serra de plus près la vérité de l'expression, on s'aperçut combien étaient faux les sentiments une fois dépouillés de leur langage emphatique. Des personnages faux s'agitant dans un décor véritable, des sentiments faux revêtus d'expressions justes paraissent d'autant plus faux et choquent davantage. Nous voulons des tranches de vie, comme on a pu le dire en raillant l'exagération de cette manière dramatique nouvelle. Nous ne distinguons plus deux mondes opposés, le réel dans lequel nous nous agitons et le théâtral où tout est convention. Nous sommes par exemple incapables de tolérer un jeune homme pauvre qui renonce, parce qu'elle est devenue riche, à la jeune fille qu'il aime et dont il est aimé. Cette magnanimité bourgeoise, qui avait remplacé le sublime cornélien, ne saurait plus nous attendrir. Le jeune homme désire épouser la jeune fille ? Hé, mon Dieu, qu'il l'épouse. Comme l'a dit le chef de l'école naturaliste, tout ce que nous lui demandons, c'est de tirer quelque chose de sa grande fortune, c'est de faire autour de lui un peu plus de bonheur, de répandre partout la vie. Je ne juge pas, j'apprécie. Mais qu'est-ce que ces grands sentiments que j'admire aux chandelles, assis dans mon fauteuil, et dont je ne me soucie point quand je suis chez moi en pantoufles ? L'exactitude qu'on nous montrait dans la reconstitution d'un décor, nous l'exigeons maintenant dans le détail des sentiments et des passions.

On comprend que dans un pareil théâtre le médecin ne soit plus ce qu'il était dans le drame bourgeois, le *deus ex machina* qui intervenait au dénouement pour marier les jeunes premiers, l'ami et le pendant du notaire, comme lui vêtu de noir et cravaté de blanc. Le théâtre contemporain ne considère plus le médecin comme un moyen scénique, mais comme une puissance sociale. Il est le prêtre d'une religion nouvelle, la Science. C'est en son nom qu'il parle c'est par elle qu'il souffre comme dans la *Nouvelle Idole* ; c'est elle qui sert à ses affreux desseins comme dans *En paix* de M. Brierre. Je choisirai, si vous le voulez bien, pour appuyer ma thèse la pièce seule de M. de Currel, la *Nouvelle Idole* que je viens de citer parce que ce penseur reste toujours sur un terrain de discussion philosophique. Ses personnages n'ont que la somme de réalité nécessaire à des abstractions pour qu'elles deviennent vivantes. Je m'empresse de remarquer tout d'abord que contrairement à ses confrères M. de Currel ne nous est pas hostile. Malgré l'erreur où tombe le Dr Donnat, la *Nouvelle Idole* essaie de montrer l'élévation de pensée et la grandeur d'âme de ce principal héros de la pièce.

Et pourtant, je dois le dire, le théâtre moderne n'est guère favorable aux médecins. Les dramaturges de la nouvelle école, les jeunes maîtres du théâtre « rosse » sont remplis de tristesse et d'amertume. Ils voient tout en noir, et dans les fleurs ils ne sentent que les épines. Quelle que soit la profession mise en scène, ils cherchent surtout à en montrer les côtés ridicules et odieux. A cette raison générale qui a si profondément influé sur le développement de l'art dramatique en ces dernières années, s'ajoute une raison plus spéciale au sujet qui nous occupe. La documentation est fournie aux auteurs par des médecins mêmes; or, vous le savez, nous ne sommes guère tendres les uns pour les autres. Peut-être nous laissons-nous entraîner plus loin qu'il ne faudrait en parlant d'un confrère. Et puis, les hommes simples et bons ne fournissent guère matière à des scènes intéressantes, tandis que l'on peut toujours gloser sur les canailles et leurs canailleries. Au surplus, voici la *Nouvelle Idole*. J'en rappelle simplement l'ossature, car je compte m'attacher seulement aux considérations générales qu'on en peut tirer.

Vous vous souvenez qu'un jeune chirurgien plus hardi que scrupuleux, avait, dans le but de démontrer l'inoculabilité du cancer, inséré sous la peau d'une de ses malades un fragment de tumeur. L'affaire fit grand bruit en son temps, elle fut même, si j'ai bonne mémoire, portée à la tribune du Parlement. C'est de ce gros fait-divers qu'est parti M. de Curel.

Un médecin des hôpitaux a tout sacrifié à la Science, « la nouvelle idole », sa jeunesse d'abord, son bonheur conjugal ensuite, enfin son honneur de médecin, en inoculant le cancer à une de ses petites malades qu'il croyait devoir bientôt succomber à la phtisie. Mais la malade guérit, et voilà que sur cet organisme restauré, le cancer, greffé par le savant, va faire son œuvre de mort. Terrassé par le résultat lamentable de son imprudente expérience, par les reproches sanglants de sa femme, par les menaces de la justice, le médecin n'a plus qu'une chose à faire, se supprimer. Il s'inocule à son tour la maladie, dernier sacrifice à l'idole cruelle. Mais, chose admirable, la petite malade, elle, qui a tout compris, console son bourreau et le rassure. Son âme ardente de novice, familière à toutes les exaltations de la foi, la pousse à accepter joyeusement l'œuvre redoutable : sacrifier une existence pour en sauver peut-être mille autres. Avec une simplicité magnifique, cette croyante arrive d'elle-même, sans lutte, au point où toute la science du savant n'avait pu le conduire qu'au prix d'efforts surhumains : donner généreusement sa vie. Si la foi seule aplanit si bien toutes choses, à quoi bon lutter pour l'idole impuissante? A quoi bon continuer sa route sur le « chemin jonché de cadavres, auxquels on ajoute souvent le sien? » Le penseur ne ferait-il pas mieux de suivre l'exemple de la petite novice, et de lever « ses regards d'angoisse vers le ciel en y cherchant Dieu... Oui, lorsqu'il s'agit de ne pas crever comme un chien, mais de finir noblement, c'est encore auprès des

humbles qui adorent Dieu et des cœurs ardents qui aiment
avec héroïsme que les philosophes ont à chercher des leçons
de logique. »

Tel est l'ensemble de la pièce. A dessein j'ai omis le détail
pour éviter d'être trop long. Examinons maintenant les quelques problèmes qu'elle soulève, et d'abord la faillite de la
Science, sur laquelle elle repose.

I

Cette question de la faillite de la Science n'est point nouvelle, certes, mais il me semble qu'on l'a mal comprise. M. Brunetière, qui avait la férule un peu lourde et la voix retentissante retint jadis autour de lui toute l'ardeur des polémiques.
De tous côtés, on s'attacha à le réfuter, mais le débat était bien
plus large ; bien d'autres voix que la sienne s'étaient élevées
et qu'on n'a point entendues dans le bruit de la bataille.

Après le grand enthousiasme soulevé par les découvertes
modernes, il était fatal qu'une réaction se produisît un jour
ou l'autre. Si des savants trop enclins à des généralisations
hâtives avaient émis des affirmations prématurées peut-être,
il y eut un moment où l'on alla très loin dans la négation de
vérités scientifiques jusqu'alors reconnues comme indiscutables. Voici quelques exemples :

En 1894, lord Salisbury, alors ministre, faisait à l'Association britannique, dont il était président, un discours sur les
limites de la Science. Non seulement il ne craignait pas de
s'attaquer à la théorie atomique, aux mouvements de l'éther,
à la durée des périodes géologiques contredites par le refroi-
dissement de la terre, mais encore il osait mettre en doute
les théories de Darwin sur la sélection naturelle et l'évolution.
C'était, comme on le voit, toucher aux plus grandes choses,
aux problèmes dont la Science est le plus fière. « Nous
vivons, disait lord Salisbury, dans une oasis de savoir riche et
brillant, mais environnée de tous côtés par une vaste région
cernée d'impénétrables mystères. » Pour lui, la théorie sur les

mouvements de l'éther n'est qu'une hypothèse floue et incertaine, une sorte de *modus vivendi*, comme disent les diplomates, et dont on se contente en attendant mieux. La théorie de la sélection naturelle donne prise à deux contradictions formidables qui ne permettent guère de faire remonter l'homme à la méduse comme un ancêtre transformé. La première est l'impossibilité de trouver dans la genèse du monde terrestre l'immensité de temps nécessaire pour toutes les évolutions successives qui auraient abouti aux vertébrés, et parmi eux à l'homme lui-même. La seconde, c'est l'insuffisance de la sélection sexuelle pour tout expliquer.

Lord Salisbury ayant envoyé son discours à notre Académie des Sciences, en 1895, obtint, — probablement en sa qualité de noble étranger, — les honneurs d'une longue discussion, et je dois dire que plus d'un membre de l'Institut fut favorable à sa thèse. M. Blanchard, notamment, crut devoir affirmer que l'explication des phénomènes qui nous entourent resterait pleine d'obscurité, même si l'on nous avait montré que tous les êtres sortent d'une cellule unique. « Depuis trente-cinq ans, disait le vieux naturaliste, j'ai mis mes adversaires au défi de montrer un seul fait bien établi de transformation ; je n'ai jamais reçu de réponse et pour cause. J'ai fait des essais nombreux pour faire changer la couleur des ailes des papillons, jamais je n'ai pu y parvenir. La teinte primitive a toujours reparu quoique j'aie soumis mes élèves à la lumière colorée de toutes les nuances du spectre. Lord Salisbury a parfaitement raison de dire qu'il y a dans la Nature des phénomènes dont l'esprit humain n'a pu encore trouver l'explication : l'origine des êtres est de ce nombre. Nous devons le remercier d'avoir mis en évidence cette vérité d'une façon si nette et si précise. »

Voilà ce qui se disait il y a quelques années à cette tribune que d'en bas nous, les petits, nous regardons comme l'autel sacro-saint de la Science. Pas une voix ne s'éleva pour contredire. Sans doute, il ne faut pas attacher trop d'importance à un débat académique où des idées personnelles ont pu se donner carrière sous le couvert des habitudes de haute courtoisie internationale en usage dans notre grande assemblée.

Il n'en est pas moins vrai que des sentiments de réaction contre les théories officiellement admises flottaient dans l'air. Ainsi, vers la même époque, M. le prof. Robin évoquait le vitalisme qu'il dressait contre l'organicisme jusqu'alors maître de la situation. Le trouble de la fonction fait la lésion de l'organe, disait-il en substance. M. Renault, de Lyon, venait appuyer de sa haute autorité les affirmations du médecin de la Pitié.

Mais voici qui est plus grave. Bohr, de Copenhague, et Heidenhain, de Breslau, étaient amenés par leurs expériences à conclure que les échanges des gaz au niveau des poumons, des liquides au niveau des capillaires, n'avaient pas lieu suivant les lois de l'osmose des gaz ou de liquides, mais bien contrairement à ces lois. Cette fois, c'était le positivisme lui-même, l'arche sainte, qui était menacée. Comme l'a dit Bunge, de Bâle, cité par M. Triaire dans son beau livre sur Récamier, les progrès de la physiologie, loin d'enseigner, comme le voulait l'école positiviste, que le processus vital n'est qu'un mouvement réglé par les lois de la Nature, font au contraire éclater au grand jour son impuissance à expliquer les manifestations de la vie.

Enfin, il y a quelques années, Tolstoï [1] dans la préface des œuvres de Carpenter, qu'il traduisait en russe, croyait devoir à son tour prononcer un réquisitoire farouche contre les progrès de la science contemporaine.

Les savants sont des hommes à califourchon sur le dos des autres, écrivait il, l'expectative leur est commode. Le travailleur qui peine pour eux, qui les nourrit, leur demande, fatigué de les porter, s'ils auront bientôt découvert quelque chose. — Mais oui, répondent les savants, nous allons vous apprendre combien il y a de millions de lieues de la terre au soleil, combien d'oscillations de l'éther par seconde dans un rayon lumineux. Voulez-vous la composition chimique de la voie lactée ? — Mais non, répond le travailleur, tout cela m'est égal ; je n'ai besoin que d'avoir une vie meilleure, un peu plus de bonheur. — Attendez, que diable ! dit le savant, cela

1. *Contre la Science contemporaine*, par le comte Tolstoï, introduction l'ouvrage de Carpenter, in *Revue des Revues*, n° 8, 15 avril 1898.

c'est de la sociologie. Avant de pouvoir vous instruire il nous faut mieux connaître la zoologie, la botanique et la physiologie. — Hélas ! l'Humanité ne peut se contenter de réponses pareilles. Vivants aujourd'hui, nous serons morts demain, crie Tolstoï, c'est pourquoi il nous importe de savoir comment employer l'existence que nous traversons.

Et n'allez pas lui vanter les progrès de la Médecine. Que lui fait un malade sauvé de la diphtérie lorsque, malgré la Science, 80 0/0 des enfants russes qui entrent dans les refuges meurent chaque année. La Science a-t-elle supprimé la guerre, cette mangeuse d'hommes, et la tuberculose, et la syphilis, et l'alcoolisme ? Tous ces fléaux sont plus menaçants que jamais. On s'enorgueillit de guérir des milliers de malades, mais on n'avoue pas les centaines de mille qu'on laisse périr parce que la Science ne remplit pas toute la tâche qui lui incombe. Ah ! le vieux sociologue n'est pas tendre pour l'Idole.

A mon tour laissez-moi vous exposer les termes du problème. Il me semble que dans cette question tout le monde est allé trop loin, et le public, et les philosophes comme Tolstoï, Salisbury ou M. Brunetière, et les savants. D'abord la Science n'a pas fait faillite, pour cette bonne raison qu'elle n'a jamais rien promis à personne. Elle ne saurait être confondue, vous l'avouerez, avec les malins qui s'en servent pour battre monnaie, qui montent sur les tréteaux, et font le boniment.

L'erreur du public est une erreur atavique. Durant trop de siècles les hommes se sont pliés à l'adoration, ils ont trop longtemps cru aux puissances surnaturelles ; aussi, lorsqu'on eut renversé les anciens dieux, l'habitude de leur esprit les poussa-t-elle naturellement à tourner leurs regards vers la Science comme vers la Divinité nouvelle qui devait tout leur accorder, et le leur accorder sans retard. Ils sentaient l'effort si grand autour d'eux, l'avenir était si plein de promesses qu'ils crurent toucher au seuil de la vraie félicité. Ne l'ayant pas obtenue, leur désillusion fut exagérée comme avait été exagéré leur enthousiasme.

Les philosophes, eux aussi, demandent à la science plus

qu'elle ne peut donner. Est-ce sa faute si l'hygiène vient se heurter contre la routine, comme le flot qui bat en vain la falaise dressée ? Est-ce sa faute si les législateurs sont superficiels ou frivoles, les gouvernements égoïstes et féroces, la sociologie lâche et servile ? Doit-on, accablée qu'elle est par son dur labeur, lui imposer encore la tâche de combattre les préjugés, d'instruire, d'éduquer, de rendre les hommes meilleurs en un mot ? Ne sont-ce pas les hommes de bonne volonté eux-mêmes qui devraient suffire à cette tâche ? Il est après tout injuste de dire, comme Tolstoï, que c'est la Science qui a fait dévier l'homme de la voie où il devait trouver l'humanité plus parfaite.

Les savants, eux aussi, il faut le reconnaître, ne sont pas absolument indemnes. S'il n'y a pas faillite de la Science, il y a peut-être faillite de certains savants. Peut-être s'est-il rencontré parmi eux des esprits trop absolus, trop affirmatifs, trop pressés de cueillir le fruit encore vert. C'est l'erreur de ceux qui, renonçant à la méthode expérimentale, s'aventurent dans les généralisations hâtives et les synthèses audacieuses. S'ils s'en tenaient au programme même exposé par un psychologue mis en scène dans la *Nouvelle Idole*, s'ils se contentaient d'amasser des faits et d'en contrôler l'exactitude, s'ils accomplissaient leur tâche de chaque jour sans vouloir anticiper sur la récolte du lendemain, s'ils équilibraient enfin avec prudence le bilan des profits et des pertes, il n'y aurait point de faillite à craindre. N'est-ce pas ce que fit Charcot pour l'hystérie ? Sur ce terrain qui n'était que fondrières, il n'avançait qu'à pas lents, ne laissant rien derrière lui qu'il n'eût exploré à fond. Je suis convaincu, me disait-il un jour dans un entretien familier, qu'il y a pour le savant plus de gloire à poser les fondements d'une science, à fournir à ses successeurs une base d'opérations solide, qu'à tirer des conclusions générales, mais hypothétiques, où l'imagination a autant de part que l'observation et le raisonnement.

Si j'ai bien compris M. de Curel, il pense, lui, que la science est vivante, qu'elle est en marche, qu'elle se fait au jour le jour et qu'elle a tout à perdre en devenant une entité métaphysique, une idole figée dans un culte. L'esprit scientifique,

c'est l'esprit de recherches, de libre examen, et l'esprit de
religion c'est la foi aveugle qui ne discute pas. C'est pourquoi
la science ne peut tendre à devenir une religion sans renoncer à elle-même. Sur les plus importants problèmes qui solli-
citent l'intelligence, la religion apporte des solutions toutes
faites, la science n'apporte que des questions de plus en plus
précises, et qui de plus en plus restreignent le débat. La
science doit se garder d'affirmations, et sur ce point la moindre novice, catéchisée dans son couvent, est plus sûre dans
son dogme, plus ferme dans sa conduite que tous les savants
et les penseurs du monde. Telle est la théorie de M. de Curel,
et je crois que c'est la bonne.

II

Un autre point pourrait maintenant être discuté, c'est celui
qui a trait à la science et à son attirail transportés sur les
planches. Je le dis tout de suite, la science n'est pas scénique
elle a tout à perdre à être mise sur les planches. On ne peut
la montrer qu'incomplète et n'en faire voir que ses procédés
bizarres qui frappent la curiosité. Forcément on doit laisser
dans l'ombre ses méthodes acquises et définitives. Même
ainsi édulcorée, elle reste pour le public une boisson trop
forte. Le spectacle ne doit être en aucun cas une fatigue, et
toute leçon scientifique ou philosophique, toute thèse, puisque thèse il y a, exige une attention soutenue de l'esprit et
entraîne à sa suite la lassitude. Le théâtre ne vit pas d'idées,
mais d'action et de sentiment. S'il est arrivé que des pièces
à idées aient conquis les applaudissements de la foule, c'est
parce que l'idée était incarnée en des personnages vivants,
était vivante elle-même. Ce n'est jamais à l'idée pure, abs-
traite, que vont les bravos, mais à ses répercussions qui ani-
ment le personnage. Il n'y faut rien de flou, d'obscur ; tout
doit être en saillie, en valeur. Mots et gestes ne tendent à
l'esprit que par l'intermédiaire des yeux.

Ainsi, dans cette *Nouvelle Idole*, il y a une scène admirable. Le médecin, en auscultant sa petite malade, comprend

son erreur et son crime ; celle qu'il estimait irrémédiablement condamnée, à laquelle, pour cette raison, il inocula le cancer, est guérie de sa phtisie. Mais la tumeur commence à pointer sous la peau. Tout cela, le praticien le voit en palpant et en auscultant ; mais le public, lui, ne connaît pas les signes extérieurs du cancer, il ignore également les signes objectifs fournis par l'auscultation pulmonaire dans la phtisie. Aussi le dramatique de la situation lui échappe, il ne le comprend que lorsque l'expérimentateur malheureux est traité d'assassin par sa femme ; et c'est trop tard, l'effet est manqué. L'action dramatique ressemble en cela aux sciences synthétiques. Comme dans une démonstration de géométrie, elle doit procéder du connu à l'inconnu, ne laisser derrière elle aucune obscurité. Ce que je dis est si vrai que le moindre hors-d'œuvre fait longueur, témoin cette scène qui se passe dans un laboratoire de psychologie expérimentale, où un médecin vaniteux et bavard croit devoir faire un cours sur l'hystérie. Nous sommes ennuyés dès l'abord et prévenus contre ces tirades et ces explications techniques qui relèvent de la Salpêtrière mais non du théâtre.

Le langage des personnages, leur manière d'être, ne sont pas non plus, dans cette forme dramatique, adéquats à la réalité. Je citerai comme exemple les dissertations d'une des héroïnes. Une femme n'a pas une telle précision de termes, une telle exactitude scientifique de vues générales sur la maladie et la guérison. Son argumentation sonne d'autant plus faux qu'on a pris soin de nous dire que le savant l'avait tenue à l'écart de son œuvre. Mais ce sont là questions de détails. Ce qui est plus intéressant, c'est le problème spécial qui vient se greffer sur la thèse principale.

III

Ce problème soulevé par M. de Curel est le droit du médecin à expérimenter sur ses malades. Les termes en sont posés dès le début de la pièce. « On t'accuse d'avoir fait servir les malades à tes expériences. » Et nous y revenons à maintes reprises. « Tu manies surtout de la chair à scalpel... La science ordonne, nous expirons avec l'enthousiasme des martyrs ou égorgeons avec la cruelle soumission des dévots. » Par l'insistance qu'y met l'auteur, nous pouvons juger de l'importance qu'il donne à ce reproche, et sur ce point il a pleinement raison.

Les chirurgiens, les médecins, surtout à l'étranger, cèdent trop facilement à la tentation de faire de l'expérimentation dans leurs hôpitaux. Le sujet est tout d'actualité. Il y a à peine quelques annés, la tribune du Landtag prussien retentissait des doléances d'un député qui dénonçait à ses collègues indignés ces abominables abus. Un bactériologiste, dont les travaux sur le gonocoque sont connus de tous en médecine aurait donné la vérole à cinq petites filles en essayant un nouveau sérum antisyphilitique. Virchow, dans un langage très élevé, essaya bien de plaider les circonstances atténuantes pour son collègue, le Ministre ni la Chambre n'ont rien voulu entendre et des poursuites rigoureuses furent engagées contre l'auteur de ce forfait.

Quoi qu'il en soit, à l'origine de notre art la thérapeutique était simple, simple aussi l'empirisme. La découverte d'un médicament, d'une méthode curative n'était souvent que le fait du hasard, témoin l'emploi du quinquina par un Indien du Pérou. Avec le temps, les choses se compliquent. Le médecin est intervenu, le hasard ne joue plus qu'un rôle effacé ; c'est l'intelligence du praticien, servie par l'expérimentation, qui entre presque seule en jeu. C'est ainsi, comme le disait Trousseau en 1862 dans une conférence célèbre, que le quinquina, d'abord employé contre les fièvres, est ensuite expérimenté pour guérir les névralgies, puis le rhumatisme. Mais Trousseau avait soin d'ajouter ces paroles que je cite textuellement : « L'expérience n'est permise que si déjà le hasard nous a mis sur la voie de cette expérimentation, et lorsque nous avons la certitude que le médicament ne peut produire aucun péril. » Depuis Trousseau la situation s'est encore modifiée.

Avec la nouvelle thérapeutique les méthodes sont autrement subtiles dans leurs procédés, autrement plus redoutables dans leurs applications. Grâce à la bactériologie, la médecine est entrée dans la voie de jour en jour plus large de la sérothérapie. Or les sérums fabriqués avec des toxines encore mal connues, encore incertaines dans leur pouvoir virulent, sont d'un maniement délicat. C'est ici que le médecin a besoin de faire appel à toute son honnêteté d'homme, à tout ce qu'il a en lui de sentiments humains. On a beau dire que « s'il est permis à un général de faire massacrer des bataillons entiers pour l'honneur de la Patrie, c'est un préjugé de contester à un grand savant le droit de sacrifier quelques existences pour une découverte sublime comme celle du vaccin de la rage et de la diphtérie », il y a là un sophisme ; comparaison n'est pas raison. Le général agit par ordre, et pour éviter des malheurs plus grands ; le médecin règle sa conduite sur sa propre initiative. Il ignore les effets de son remède. Ce n'est pas non plus le cas de se payer de phrases et de se demander, comme le héros de M. de Curel, « si franchement il est bien coupable d'étudier dans un petit corps condamné à une dissolution prochaine le secret qui va sauver des générations entières ».

Ces grands mots de Science et d'Humanité, que peut invoquer l'expérimentateur trop hardi, ne seraient-ils pas là pour orner d'une étiquette brillante une misérable ambition? « Cette fille est tuée pour ta gloire, pour que ta statue soit payée dans trente ans d'ici par un millier de philanthropes, pour qu'on gratte un vieux nom sous la coupole de l'Institut et qu'à la place on écrive le tien... Tu as beau supplier la Science, la nouvelle idole qui opprime le monde, d'accepter ta sanglante offrande, elle affecte encore une prudente horreur. Tu n'avais le droit de lui offrir qu'une vie, la tienne ! » La voilà, la vérité, éclatante, lumineuse.

L'école française l'avait bien comprise, cette vérité. Quand Peter voulait étudier la contagiosité de la diphtérie, c'était son propre pharynx qu'il badigeonnait de fausses membranes. Et combien d'autres de nos médecins pourrais-je citer qui se sont pris sans aucune hésitation comme sujets de leurs expériences ? Ce fait de l'inoculation du cancer d'une malade est resté chez nous, je l'espère, une exception.

Sur ce point, Dieu nous garde des mœurs d'outre-Rhin !

Comme vous le voyez par l'exemple que j'ai choisi, le théâtre scientifique jette la sonde profondément, mais il n'a pas encore rencontré l'assise solide où s'accrocher. Plus sont brillantes les qualités dont la nouvelle méthode dramatique fait preuve, plus elles nous montrent la fragilité de cette méthode. Pour revenir à ce que je disais tout à l'heure, le théâtre admet les idées, mais simples comme la peinture, et toujours réalisées sous une forme concrète, tangible, animée, colorée.

Le livre qui parle directement à l'intelligence permet la réflexion, les retours de la pensée sur elle-même. Il laisse le temps de chercher dans un autre livre des éclaircissements complémentaires. Mais au théâtre il faut comprendre tout de suite, il n'y a pas de retours possibles; l'arrêt même n'existe pas, l'action marche, marche toujours, sans regarder en arrière, sans piétiner sur place. Le théâtre parle aux sens et. c'est peut-être ce qu'on a trop oublié.

L'ÉVOLUTION FÉMININE. — SES RAPPORTS AVEC L'EXERCICE DES PROFESSIONS LIBÉRALES

On parle beaucoup du féminisme depuis quelques années. Je voudrais vous donner ici mon opinion sur les origines du grand mouvement d'émancipation qui passionne nos compagnes. Ce mouvement, nous allons voir que c'est nous seuls qui l'avons suscité. La femme a eu dans notre évolution une influence que nous n'avons pas voulu reconnaître. Loin de rendre justice à son zèle et à son désintéressement, nous avons tout fait pour resserrer les liens de son servage. Il était dès lors tout naturel qu'à la faveur du bouillonnement des idées nouvelles elle tentât, elle aussi, de conquérir un sort meilleur.

Récriminer ne servirait à rien. Qu'on le veuille ou non, la question féministe est posée une fois pour toutes. La solution peut tarder, elle viendra tout de même à son heure. Nous avons eu déjà des Congrès féministes ; chaque race y apporta son tempérament : les Allemandes ont traité surtout le côté éducation ; les Anglaises ont mis en avant les questions économiques ; et nos Françaises ont délibéré sur l'égalité des droits civils et politiques dans les deux sexes. Placé sur ce dernier terrain propice aux plaisanteries faciles, le féminisme a cependant résisté au ridicule. Il a donné naissance à une littérature qui lui est personnelle et qui a déjà produit de vraies œuvres. Pour reprendre un cliché dont on n'a que trop abusé l'Idée est en marche et rien ne peut l'arrêter dans sa course certaine.

I

Pour bien comprendre l'évolution présente, pour apprécier le rôle de la femme dans le progrès de l'Humanité, il faut se reporter très loin en arrière. Ne croyez pas que notre siècle ait rien innové. De tous temps les femmes ont eu leur part d'influence dans le domaine des Lettres, des Sciences, des Arts, aussi bien que dans les autres manifestations de la vie sociale. De tout temps l'égalité des sexes a eu ses partisans.

Si l'on en croit Bachhofen, un savant allemand, et Mme Lydie Pischoff, les peuples, à une certaine époque de leur histoire, auraient été dirigés par l'autre sexe. La gynécocratie était la forme du gouvernement la plus usuelle et les choses n'en allaient pas plus mal. La fameuse lutte des Amazones n'aurait été que la suprême et malheureuse tentative des femmes pour reconquérir leur hégémonie. Elles furent vaincues, et l'homme, désormais le maître, ne songea plus qu'à prévenir le retour de toute velléité d'émancipation. Si je note en passant cette théorie originale, c'est parce que des anthropologistes de haute valeur, comme Létourneau par exemple, ont cru devoir la discuter. Il est certain, en tout cas, que chez quelques nations les femmes ont eu, sinon la prépondérance, du moins ont joui d'une indépendance singulière. A Milet, à Lesbos, à Mytilène, en Égypte, elles apportaient l'argent et l'hérédité suivait la ligne féminine : le ventre anoblissait [1]. Les anciens Germains, suivant Tacite, les admettaient dans leurs Conseils. Au Congo et dans l'Amérique du Nord, les hommes

---

1. Au début de l'histoire le matriarcat prédomine, cela pour deux raisons. D'abord les femmes étant la propriété de tous les membres d'une tribu, l'enfant ne connaissant que sa mère prit son nom dès que les noms existèrent ; de même il hérita d'elle. La parenté par la mère exista à Athènes jusqu'au temps de Cécrops. De plus, le demi-ci vilisé sans cesse en expédition ne pouvait s'occuper des détails courants de la vie, ce soin revenait à la femme. Cela existe encore de nos jours en Bretagne.

subissaient également, au dire de certains voyageurs, le gouvernement de leurs compagnes.

Ce qui contribua le plus à assurer notre suprématie, ce fut la religion. Dans le mosaïsme, pour expliquer notre misère et l'injustice qui opprime le monde, tout en sauvegardant la justice de Dieu et son infinie bonté, on imagina le péché originel. Mais comme l'homme, être supérieur, était incapable de faillir, ce fut la femme qui commit le péché en devenant l'auxiliaire à la fois imbécile et perfide du serpent. La malheureuse jugée capable de faire le mal aurait pu se laisser aller au pire. Alors, pour lui rouvrir la porte du céleste jardin trop brutalement fermée, on lui enseigna qu'elle donnerait naissance au Messie. Grâce à cet accommodement, l'homme conservait sa dignité et sa suprématie dans le présent ; sa compagne, comme fiche de consolation, conservait l'espérance dans l'avenir.

Le christianisme perfectionna encore ces idées de réhabilitation. La femme devient la Vierge et la mère du Rédempteur du monde ; mais toujours dans la crainte d'accorder trop, par une anomalie bizarre, on donne au Sauveur le nom de Fils de l'Homme.

Dès l'aurore de la nouvelle foi, les Pères de l'Église ont l'intuition que dans le domaine religieux on ne saurait rien accomplir de durable sans le secours des femmes. Leur influence commence à se dessiner nettement. De toutes parts, dit M. Krantz, se lèvent des directeurs attitrés de consciences féminines. Le plus zélé fut saint Jérôme, dont la réputation s'étendit de la crèche de Bethléem aux confins du monde romain. Nous avons le nom de la plupart de ses correspondantes ; il en avait jusqu'en Gaule, témoin Hédibie de Bayeux, et Algasie de Cahors. Avec elles il discute sur la Morale, la Philosophie, la Religion et l'Histoire [1].

On croit communément qu'en Grèce les femmes étaient serves et ne jouaient aucun rôle dans la vie publique. C'est

---

1. Ces détails sont tirés d'une très belle étude de M. Krantz, intitulée « Les Problèmes de la vie et de l'éducation dans le théâtre de Molière » qui a paru dans la *Revue des Cours et Conférences*, numéros de février mars, avril et juin 1899.

une erreur. Ces Grecs étaient les êtres les plus compliqués qui furent jamais. Ils avaient réparti l'autre sexe en trois catégories. Tout en haut trônait la mère de famille, très honorée, mais très délaissée. Dans la solitude du gynécée elle s'occupait du ménage et faisait de beaux enfants. Tout en bas grouillait la courtisane, la chair à plaisir. Entre les deux brillait l'hétaïre. Celle-ci fut dans l'Hellade la vraie compagne de l'homme. Très instruites sur toutes choses, les hétaïres allaient sur l'Agora écouter les discours et prendre part aux délibérations publiques. La plus célèbre d'entre elles, Aspasie de Milet, l'hétaïre de Périclès, « régna véritablement sur la Démocratie athénienne, ayant pour sceptre son esprit et pour couronne sa beauté. » C'est peut-être aux hétaïres, dit M. Bernardin, que nous devons toutes les richesses artistiques de la Grèce. N'est-ce pas à l'instigation d'Aspasie que Périclès embellit Athènes de tous les monuments qui rendent son nom immortel, le Parthénon, l'Odéon, les Propylées. C'est sous sa dictée qu'il écrivit l'admirable oraison funèbre des Athéniens morts pour la Patrie ; c'est pour elle et par elle qu'il encouragea les poètes comme Sophocle et Euripide, les sculpteurs comme Phidias, les peintres comme Zeuxis. Le siècle de Périclès devrait s'appeler plus justement le siècle d'Aspasie.

Quand la force brutale anime et pousse une race à la conquête violente des peuples plus faibles, l'influence de la femme subit une éclipse. Sous la domination romaine l'influence féminine s'annihile et s'éteint. On cite bien Cornélie, ou encore la mère de Caton, mais ce ne sont là que des exceptions. C'est la vigueur du mâle qui prime tout, il n'y a plus place pour la délicatesse et la grâce.

Au moyen âge cependant cette grâce, par sa seule vertu, arrive à briller comme un astre dans la nuit. Héloïse, Béatrice, Laure, incarnent déjà un type idéal de femmes. « Ce sont de véritables inspiratrices de pensée et de poésie. La galanterie et la chevalerie augmentent le rôle social de la femme : elle devient une dame, les hommes lui offrent une royauté, une puissance directrice. » C'est elle qui trône dans les tournois et qui juge sans appel dans les cours d'amour. Son influence

dans les Lettres s'accentue encore au xvᵉ siècle. Rappelez-
vous la charmante figure de Christine de Pisan.

Au xvıᵉ siècle la prépondérance féminine s'affirme toujours
davantage. Toute la littérature est faite pour les femmes,
sinon par les femmes. Dans cette Société de politiques habiles et forts, certaines d'entre elles arrivent à se distinguer par
leurs qualités éminentes. Aucun ordre des connaissances humaines ne leur reste étranger; elles sont de tous les débats,
philosophiques, littéraires, théologiques ou scientifiques. Sauf
Rabelais et Montaigne, les grands éducateurs s'occupent
d'elles; le premier, Gaulois railleur, ancien moine, ne chercha point à les connaître. Le second, Montaigne, les avait
peut-être trop connues ; il semble qu'il ne puisse leur pardonner de les avoir trop aimées. En revanche, Luther et surtout
Erasme sont de véritables précurseurs du féminisme moderne. Ce dernier, dans certains de ses *Colloques*, n'hésite
point à proclamer l'égalité des deux sexes. Il demande
l'émancipation complète des mères et des filles par l'étude
approfondie des Lettres classiques.

L'influence féminine est à son apogée au début du xvıııᵉ siècle. Dans le fameux hôtel de la rue Saint-Thomas-du-Lou-
vre, Catherine de Vivonne réunit une société élégante, jolie,
spirituelle et bien vite raffinée, qui se charge, dit encore
M. Krantz, de réagir contre la gasconnerie et la gauloiserie
du Vert-Galant. C'est avec les habituées de l'hôtel de Rambouillet que Malherbe entreprend sa réforme de la poésie
et de la langue. Il est bien évident que leur autorité ne se
borne pas aux questions de langage ou d'orthographe; elle
s'étend encore sur la forme des manières et sur la façon de
vivre. Ce sont les amies de Mᵐᵉ de Vivonne qui ont stylé les
courtisans qui vont peupler les antichambres de Versailles, ce
sont elles qui ont préparé à Louis XIV ses écrivains et ses
artistes.

Sous le grand Roi on revient au règne de l'homme, et
Molière va se charger de dire leur fait aux Précieuses et de
faire rire à leurs dépens. Pourtant Molière ne fut peut-être
pas l'antiféministe qu'on a voulu dire; sans doute il y a les
Précieuses ridicules, *l'École des Femmes*, *les Femmes savan-*

tes, mais il y a aussi les préfaces de ces pièces. Dans l'une d'elles il prend soin de nous avertir qu'il ne dénie point à la femme toute aptitude intellectuelle, il entend blâmer seulement la fausse science, toujours haïssable.

Au xviiie siècle, l'astre féminin, un instant éclipsé par le Roi-Soleil et ses satellites, brille d'un éclat nouveau. J'aurais fort à faire si je devais citer tous les salons où fréquentaient les Philosophes et les Encyclopédistes. Tous vous connaissez les noms de la marquise de Lambert, de Mme du Deffant, de Mlle de Lespinasse, de Mme Geoffrin. Les femmes d'alors philosophent tout autant que les hommes, et des savants qui valaient peut-être les nôtres ne craignent point de correspondre et de discuter avec elles sur le pied de la plus parfaite égalité.

Vient la Révolution. Les citoyennes y prirent part. Elles en eussent tiré profit tout comme notre sexe si, au plein de son évolution, ce grand mouvement n'avait été confisqué par Bonaparte. Avec lui, c'est le règne de la force qui recommence et la femme retombe à son rang d'inférieure. Pour qui sait la vitalité du régime échafaudé par le Jacobin couronné, il n'y a pas à s'étonner si le servage féminin a duré jusqu'à nos jours. Dans leur dernier Congrès, les femmes n'ont-elles pas émis une motion pour qu'on leur rendît au moins certains droits dont elles jouissaient avant la Révolution?

II

Je viens de montrer tout l'effort que dans les cours des siècles la femme avait fait pour se rapprocher de l'homme. Maintenant que nous avons pu apprécier son influence sur le développement de notre esprit et de nos mœurs, voyons quelle fut sa récompense. C'est ici qu'éclate toute la brutalité de notre oppression; c'est ici que se révèle la cause du mouvement féministe. Il est la résultante de notre injustice à tous, et en dépit que nous en ayons, il faudra bien en supporter les conséquences: *Legem patere quam fecisti.*

Quand la concurrence économique était moins âpre, la lutte des sexes n'existait pas, ou arrachait seulement de temps à autre une protestation isolée ; les femmes n'avaient pas à songer à leur subsistance. Avec son salaire, un homme suffisait à l'entretien de plusieurs personnes. Les filles sans dot arrivaient encore à trouver un mari. Et puis, pour consoler des misères présentes, il y avait l'attente des béatitudes célestes. La Foi, avec le pan de sa robe blanche, essuyait toutes les larmes ; aujourd'hui la Foi est morte.

Même dans la bourgeoisie et dans les classes élevées, la femme n'a plus, dans son mari, avouons-le, le compagnon délicat et attentif nécessaire à sa nature affectueuse et sensible. Voyez par exemple un industriel, un avocat, ou un médecin ; il est pris par son labeur, pris tout entier ; l'ardente bataille de la vie lui en fait une loi. Parti dès le matin, il fait au déjeuner une apparition hâtive, mange vite et parle peu ; sa pensée est déjà envolée vers les occupations de l'après-midi. Souvent il est à sa table comme un hôte de passage. Il est bon, certes, il adore sa femme et ses enfants, et la preuve, c'est que, sans rechigner, il peine pour eux d'un bout de l'année à l'autre. Mais n'allez pas lui parler des menus détails de la vie quotidienne, du petit dernier qui n'a pas été sage ou de la nouvelle du jour. Il a bien d'autres chats à fouetter, le pauvre. Le soir, fatigué de la journée, soucieux du lendemain, il ne peut davantage appartenir aux siens. Et il faut qu'il en soit ainsi, car s'il était plus époux qu'homme d'affaires, la communauté tout entière aurait à souffrir de sa tendresse même. Donc la femme s'incline, sacrifiant son besoin d'expansion à la nécessité de voir prospérer ou même simplement végéter le ménage.

Chez l'ouvrier, encore bien pis ; ce n'est plus l'isolement relatif, c'est l'esclavage. Le matin, tout le monde tire de son côté, l'homme, la femme, les enfants. Les filles vont à l'atelier, ou au magasin, et là elles travaillent douze heures de suite pour gagner en moyenne 1 fr. 75 à 2 francs, — 2 francs ! Et avec cela il faut se nourrir, se vêtir, se loger, vivre enfin ! Lisez, je vous prie, le livre de M. d'Haussonville, *Salaire et misère de femmes*, et vous verrez quelle foi il faut ajouter aux affirmations des pince-sans-rire officiels qui parlent dans cette fin de siècle de progrès, de justice et de bonté ? Vous verrez les budgets de ces pauvres esclaves : 13 sous pour la nourriture ; le surplus va au logement, à l'entretien, — quel entretien ! — trois paires de bottines à 5 francs, deux mouchoirs et deux serviettes par an ! Voulez-vous un exemple du travail qu'elles font pour les prix dérisoires cités plus haut ? Cette fois, c'est Mme Lesueur qui parle. Chargée d'un Rapport sur l'évolution féminine, elle a fait une œuvre impartiale, bourrée de faits et de considérations rigoureusement déduites des faits mêmes.

Eh bien, voici ce qu'elle a vu dans un de ces ateliers dont les directeurs ont tant fait parler d'eux ces temps derniers : « Nous connaissons, dit-elle, une grande maison de couture qui, au moment de la presse, emploie contre les règlements des ouvrières la nuit. Seulement, pour que l'éclairage des croisées ne décèle pas l'activité intérieure, on éteint l'électricité. On fait asseoir les ouvrières par terre ; on place entre elles, également à terre, des bougies coiffées de petits abat-jour et dont la lueur, de la sorte, n'arrive pas jusqu'aux vitrages. Les malheureuses s'abîment les yeux et sont à la torture. Ce n'est qu'un exemple, on en pourrait citer cent. »

La main-d'œuvre de la femme est avilie, la protection même de l'État sert d'argument au patron pour ravaler le travail de l'autre sexe. Et le patron n'est pas le seul ennemi ; l'ouvrier fait cause commune avec lui. Loin d'aider sa compagne, il la jalouse, cette gâcheuse, cette intruse, qui ne ne demande pourtant que son droit à la vie. Je ne parle pas du vaste troupeau des sans-dot, des employées, des institutrices qui, comme leurs compagnes, passent leur vie à connaître les métiers où l'on meurt de faim. Et si, découragée, l'infortunée se laisse glisser à la prostitution, c'est plus abominable encore. Rappelez-vous les éloquentes paroles de Verchère, reportez-vous à ce que disait naguère notre distingué confrère Jullien à propos des filles de Saint-Lazare. La mort lente par la misère, la mort plus rapide par la prostitution, voilà ce que la société actuelle réserve trop souvent aux femmes.

III

Elles réclament plus de justice et d'égalité, elles méritent un sort meilleur. Peuvent-elles espérer de l'obtenir? Leurs aptitudes leur permettent-elles d'arriver à lutter contre nous sur notre propre terrain, dans la Médecine, dans le Droit? En un mot ne sont-elles pas inférieures à l'homme?

J'arrive au dernier point de la discussion. Je ne vous parlerai pas biologie, cela nous mènerait trop loin. La guerre, la chasse, le travail des champs ont pu faire illusion sur la supériorité de l'homme à une époque où la société reposait sur la vigueur musculaire. Mais aujourd'hui cette vigueur est sans emploi et ne nous assurera plus longtemps la prépondérance. Le travail des bras est remplacé par le travail des machines, qu'une femme peut conduire tout aussi bien qu'un homme. Dans la société moderne, la machine a remplacé l'esclave de la société antique.

Les adversaires de la femme peuvent se diviser, si je ne m'abuse, en trois catégories. Il y a les partisans de la tradition historique qui sont d'avis que « du côté de la barbe est la toute-puissance ». A la phalange nombreuse d'hommes supérieurs, les femmes, disent-ils, ne peuvent opposer que de petites escouades. L'argument n'a qu'une importance relative. Réfléchissez aux obstacles dressés contre l'émancipation féminine, à la date récente de ce mouvement d'émancipation, et surtout comparez le petit nombre de femmes vraiment éduquées et instruites par rapport au nombre des hommes diplômés, et vous reconnaîtrez que si dans l'ensemble les hommes de génie sont en plus grand nombre, proportionnellement les femmes font à côté de nous assez bonne figure.

Il y a encore ceux qui cachent sous une apparence d'amour et de profond respect la répugnance qu'ils éprouveraient à voir l'autre sexe se faire l'égal du nôtre. Dans la femme ceux-là n'aiment peut-être qu'eux-mêmes et leur plaisir. Elle est un délicieux instrument d'amour, il n'y faut pas toucher de

peur de le fausser. La femme est charmante et frivole, ren-
dons-la plus charmante et plus frivole encore. Je n'insiste
pas sur ce dernier argument d'une moralité douteuse. Ceux-
là trouvent que tout est bien ; le progrès s'arrête pour eux à
l'époque où ils vivent, ne leur parlez pas d'aller plus loin.
C'est à ces routiniers que peut s'appliquer le mot de Courier.
S'ils eussent vécu au moment de la création, — mon Dieu,
auraient-ils dit au Seigneur, conservez-nous le chaos !

Il y a enfin les partisans de la tradition biblique, les disciples de l'Ecclésiaste qui trouvent la Femme plus amère que la
Mort : *Feminam morte amariorem*, qui répètent avec de Vigny :
La femme, enfant malade et douze fois impure, la femme
est un être de sentiment, non un être de raison. Ceux-là
sont les adversaires les plus solides et les plus convaincus
de l'infériorité physique, intellectuelle et morale de la femme.
Voyons ce qu'on peut leur répondre.

Pour ce qui a trait à la faiblesse physique, ils allèguent
surtout la plaie périodique de ses flancs. D'abord ce ne serait
point à nous à faire valoir cet argument. Très courageusement les femmes font abstraction de leur souffrance ; pourquoi la leur reprocher sans cesse ? J'admettrais ici la véritable émotion, la pitié sincère, mais n'est-ce pas plutôt une
sourde irritation du mâle contre une infirmité dont son ardeur
a subi parfois le contre-coup ? Enfin cette infirmité n'empêche pas qu'on emploie les femmes aux champs, à l'atelier,
dans les magasins de nouveautés où elles sont condamnées à
rester debout sans la moindre précaution. Leur infériorité
physique entre-t-elle en ligne de compte lorsqu'il s'agit des
infirmières dont la besogne est cependant aussi pénible que
la nôtre ? En quoi l'exercice des professions libérales entraîne-
t-il plus de fatigue ?

Que dire ensuite de l'infériorité prétendue des femmes au
point de vue intellectuel ? L'une d'elles acquiert-elle quelque renommée, s'élève-t-elle au dessus de son sexe, c'est un
homme. Le génie est notre privilège, les femmes supérieures
méritent l'épithète de *mascula* qu'Horace adressait à Sapho.
Laissez-moi opposer à cette affirmation sans preuves ce que
disait Poulin de la Barre, un disciple de Descartes, il y a plus

de 250 ans. Puisant ses arguments dans l'Anatomie, il croit pouvoir établir que « le cerveau des femmes est entièrement semblable au nôtre. Les impressions des sens s'y reçoivent et s'y rassemblent de même façon et ne s'y conservent point autrement pour l'imagination et pour la mémoire. Puisqu'elles ont aussi des yeux et des mains, ne pourront-elles pas faire elles-mêmes ou voir faire à d'autres la dissection du corps humain, en considérer la symétrie et la structure ? La femme peut apprendre aussi bien que nous la physique et la médecine. » Il avait raison, ce bon curé de Laon. Constituée comme l'homme, la femme n'est pas née exclusivement pour sentir, ni lui pour raisonner exclusivement. Toute la question n'est-elle pas de savoir si, faisant partie de l'espèce humaine, elle est perfectible ? Or sur ce point la réponse s'impose : elle l'est tout comme nous. Elle n'en diffère que par le sexe, et le sexe n'eut jamais rien de commun, que je sache, avec l'entendement.

Dans tout ce débat il y a un malentendu. La femme demande un peu plus de bonheur, un peu plus de liberté. Prévenus contre elle, et par un long atavisme et par je ne sais quel sourd mauvais vouloir, nous la déclarons incapable de se libérer, de conquérir un sort meilleur, alors qu'elle-même, secouant les habitudes ancestrales, cherche précisément à se rapprocher de nous.

Que les premiers résultats de son évolution ne soient pas extraordinaires, je le reconnais volontiers. Mais, je vous l'ai déjà dit tout à l'heure, n'oubliez pas la date encore récente de cette évolution. Nous avons pesé sur l'esprit féminin de tout notre poids, durant des siècles, et nous nous étonnons qu'il ne s'élève pas plus haut et plus vite. Nous l'avons longtemps tenu prisonnier, et nous voulons qu'il s'évade tout de suite de sa cage. Attendons. Ce n'est point à notre génération de juger un mouvement qui n'est encore qu'à son début. Pour conquérir son développement individuel et pour obtenir son autonomie intellectuelle, notre compagne en est réduite encore à se déformer et à emprunter à l'homme ses modes de penser. Mais faisons-lui crédit. Qui sait si sa personnalité ne sortira pas un jour ou l'autre victorieuse de la lutte courageuse qu'elle a entreprise envers et contre nous tous ?

Reste la condition d'infériorité morale dans laquelle la femme se trouve. Admirez ici encore notre esprit de contradiction. Nous l'avons décrétée d'inutilité publique, et cependant aux époques de calamités nous avons toujours recours à elle. Dans les temps difficiles, n'avons-nous donc pas pu apprécier sa valeur morale ? Ne sait-elle pas, elle aussi, mourir pour une idée ? Les femmes ne font pas la guerre, c'est vrai ; et pourtant, tout là-bas dans l'Afrique Australe, entre le Vaal et l'Orange, n'a-t-on pas vu des centaines de femmes faire le coup de feu à côté de leurs hommes ? Cela, l'Europe ne voulut pas le savoir, la cruelle qu'elle est se boucha les oreilles ; le fait exista néanmoins. Dans les tranchées de Cronje n'a-t-on pas relevé plus d'un cadavre de paysanne tombée pour la défense de la Patrie.

Il y a encore le grand et suprême argument. La femme est faite pour la maternité ; si elle verse dans les carrières libérales elle ne pourra peut-être plus s'occuper de ses enfants. Ici, je m'incline, car je sens tout le poids d'une pareille raison. Mais cette raison, pourquoi ne l'avons-nous pas mieux comprise et plus tôt ? La femme n'est pas seulement l'éternelle blessée, elle est surtout l'éternelle lésée. Lésée, elle l'est dans le mariage, qui ne lui laisse pas la libre possession de ses biens ; elle l'est encore au point de vue économique, mais elle l'est surtout au point de vue sexuel. C'est elle qui peine et qui souffre pour propager l'espèce, mais quand l'œuvre sacrée s'achève, l'homme apparaît et confisque le fruit du travail obscur de la Nature. Pour que l'enfant soit légitime, pour qu'il ne soit pas un paria dans la société, il faut qu'il porte le nom de son père, cet ouvrier d'un instant, et non celui de la mère qui a tout enduré, qui souvent a risqué sa pauvre vie. Ce que sera la société future peuplée de femmes docteurs, avocats, ingénieurs, je l'ignore, c'est l'affaire de l'avenir. J'ai voulu seulement démontrer que ce mouvement féministe, cette poussée de la femme du haut en bas de l'échelle sociale vers les occupations professionnelles de l'homme, c'est nous qui l'avions provoqué. Si, mettant d'accord les aspirations, les besoins de notre compagne avec l'organisation de notre vie sociale, nous lui avions fait un sort meilleur, jamais, il me semble, elle n'eût rêvé de s'évader de son sexe.

Tout cela a été bien long et je l'ai exprimé bien lourdement. Quand on écrit sur les femmes, a écrit Diderot, il faudrait tremper sa plume dans les couleurs de l'arc-en-ciel et sécher sa ligne avec la poussière de l'aile du papillon. Hélas ! cette force et cette légèreté de langage me sont bien défendues.

J'ai fait de mon mieux et j'espère n'avoir heurté les idées de personne. Il est bien permis, n'est-ce pas, de désirer pour les femmes un peu plus de bonheur. Ceux qui trouveraient que je les berce de vaines chimères voudront bien ne pas oublier que souvent l'idéal d'aujourd'hui c'est la réalité de demain.

ESSAI SUR LE CHARLATANISME ET LA MÉDECINE

La médecine est toute peuplée de légendes, comme les arbres d'oiseaux. Par une foule de points elle touche à l'inconnu, et c'est pourquoi elle en tire un peu d'autorité et beaucoup de faiblesse. On ne verra jamais un faux bottier ou un faux tailleur, ces métiers exigeant une habileté manuelle que chacun peut contrôler. Si, par contre, les pseudo-médecins, les charlatans abondent, c'est parce qu'il y a toujours, dans la guérison d'un malade, une part de secret et de mystère que le premier venu, avec un peu d'audace, peut prétendre connaître. Ce secret et ce mystère existent non seulement autour de nous, dans le mouvement inconnaissable de la vie biologique, mais encore en nous-mêmes, dans le fonds d'idées qui nous ont été léguées par nos ancêtres.

« Quand des individus sont réunis pour traiter une question politique, religieuse ou morale, ce ne sont plus des vivants mais des morts qui discutent. C'est l'âme de leurs ancêtres qui parle par leur bouche, et ce qu'ils font entendre alors, c'est cette éternelle voix des morts à laquelle les vivants obéissent toujours[1]. » Ces lignes de M. Gustave Lebon s'appliquent en tous points, comme nous allons le montrer, à la vogue persistante du charlatanisme, et cela en dépit de tous les progrès accomplis par la science. Nous avons beau vivre dans le siècle de la vapeur et de l'électricité, c'est encore et toujours la grande voix des morts qui parle à l'oreille des simples. Comme l'a dit Auguste Comte, le mort domine toujours le vivant. Il n'y a presque pas de différence mentale entre les paysans du Bas-Poitou, de la Vendée ou du Mor-

---

1. *Psychologie des foules*, par G. Lebon.

van, et leurs ancêtres qui végétaient tristement dans la grande
nuit du moyen âge. En ce qui touche l'art de guérir, ils sont
restés de 3 ou 400 ans en arrière, aussi ont-ils toujours la
même croyance dans le pouvoir des sorciers, des toucheurs,
guérisseurs, médecins des urines et autres charlatans.

Loin de s'étonner de la persistance de ces restes des vieux
âges, comme on le fait communément, je pense au contraire
qu'il serait surprenant qu'ils eussent complètement disparu.
Nos idées, nos concepts, pour parler le jargon philosophique,
s'alimentent en effet à deux grandes sources ; l'une qui pro-
vient de notre éducation, de notre milieu, l'autre qui découle
du passé. Les idées acquises, fruits de notre instruction, de
notre éducation, n'ont que peu d'influence sur notre conduite, sur les gestes de notre vie. Les idées ancestrales, les
concepts ancestraux, pour être plus précis, constituent au
contraire la machine intérieure qui met en jeu les ressorts
secrets presque seuls capables de nous pousser à l'action·
En d'autres termes, les acquisitions de notre intelligence
nous servent à la discussion, au discours, mais elles jouent
un rôle secondaire dans la vie active. Trop souvent elles
viennent en vain battre les idées ancestrales comme la
vague se rue, impuissante, contre la falaise dressée. La raison
de ce fait, c'est précisément que les idées acquises relèvent
de l'intelligence, alors que les idées ancestrales découlent du
sentiment. Pour que les premières deviennent directrices,
prépondérantes, il faut qu'elles passent du domaine du conscient dans celui de l'inconscient, et cela demande des siècles.
« Seul, l'inconscient ne se discute pas » (G. Lebon).

En prenant à la lettre ce que nous venons de dire, on
pourrait conclure que tous les hommes, imprégnés de l'âme
d'une même race, devraient être égaux au point de vue mental. Certes, ce fut ainsi jadis, il n'y avait pas une énorme
différence entre les grands barons du moyen âge tout bar-
dés de fer, et le dernier de leurs hommes d'armes. Au contraire, la différence entre l'ingénieur et le terrassier qu'il
dirige est devenue considérable. C'est qu'avec la civilisation,
le facteur de l'individualité est intervenu. Chacun de nous,
par l'instruction, par l'éducation, s'efforce, dans la mesure

14

du possible, de s'affranchir des idées ancestrales, des préjugés. Tout notre soin porte à faire bénéficier nos actes des concepts acquis. L'homme instruit, en pleine possession de sa volonté, est donc habituellement au-dessus des vaines croyances du charlatanisme. Il est le premier à en rire et à s'en moquer. Mais que ce même homme se trouve, du fait d'une maladie un peu longue en état d'infériorité physique, aussitôt vous le voyez redevenir sauvage. Retournant à l'état ancestral, il donne sa confiance au charlatan dont il se gaussait quand sa santé était bonne. N'avons-nous pas vu tout récemment un des grands ministres de la République, plusieurs fois le maître absolu de notre gouvernement, faire appel à un rebouteur en plein Paris, il y a de cela quelques années? Ce ministre est un homme supérieur en temps normal. Or, affaibli par la maladie, désespéré de ne pas obtenir prompt soulagement de la médecine, il avait appelé le *quid divinum* à son aide, ni plus ni moins que ne l'eût fait le dernier de ses électeurs illettrés.

N'allez point croire au moins que ces idées sont de simples vues de l'esprit, des artifices de rhétorique. Bien au contraire, il y a là une théorie solide, assise sur des faits nets et probants. Je vais vous le montrer en vous expliquant comment, au seuil du xx° siècle, on retrouve chez nos contemporains les pratiques des Druides, des Grecs ou des Romains religieusement conservées par delà les âges.

I

Mais avant de poursuivre cette enquête dans le passé, je devrais tout d'abord dire comment est née la croyance aux guérisseurs. Mais pour ne pas aller trop loin, je me contenterai donc de rappeler le rôle immense joué par l'imagination. N'est-ce pas la première faculté qui se développe chez l'enfant? N'est-ce pas elle qui, pour eux, anime tout de son coloris? Or, vous le savez, les primitifs ne sont que de grands enfants. Un événement heureux survenait-il, nos pères l'attribuaient au génie ou à la fée bienfaisante. Un malheur s'abattait-il sur leur maison, les dieux malfaisants en étaient seuls responsables. Alors des individus surgirent, les prêtres. Les uns se prétendirent amis des dieux et capables de retenir leurs bonnes grâces. Les autres se créèrent la spécialité d'éloigner le mal en apaisant leur courroux. Remarquez qu'au début la médecine fut toujours exercée par les prêtres ; les Druides, les prêtres d'Esculape, les Asclépiades sont nos ancêtres directs, à nous médecins. Remarquez encore ce voisinage entre l'art de guérir et les fonctions religieuses se maintient encore de nos jours. Le curé de nos campagnes ne se double-t-il pas trop souvent d'un guérisseur ?

Avec l'époque romaine nous voyons surgir une foule encore plus grande de coutumes maintenues jusqu'à nous. Ici le phénomène s'explique de lui-même, nos ancêtres directs, les Gallo-Romains ayant été durant de longs âges imprégnés de la civilisation latine. De même que plus haut, je ne choisis que quelques exemples : Pour guérir les écrouelles, dans le Morvan, une fille vierge fait chauffer sous la cendre une feuille de bouillon-blanc. Elle l'applique sur le mal et répète trois fois, en étendant la main droite : « *Neque Apollo pestum posse crescere quam nuda virgo restingat.* » Par Apollon, un mal ne peut grandir que chasse une vierge nue. — Par Apollon ! il s'agit bien ici d'une incantation païenne et d'origine latine. Les campagnards qui l'emploient ignorent parfaitement Apollon ; ils ont cependant retenu l'invocation. Souvent, il faut le dire, celle-ci dégénère et verse dans le plus inintelligible des charabias. Les ignorants qui se sont transmis la formule l'ont tous un peu dénaturée et elle nous est arrivée incompréhensible, encore que son origine se décèle très bien. Telle, par exemple, celle qui est employée, toujours dans le Morvan, contre le mal de dents : « *Stragile talusque dentati dentiam dolorem personali.* »

Voici un autre mode de thérapeutique tiré des Romains. Les phylactères étaient chez eux fort à la mode. On désignait ainsi des cordelettes ayant touché la statue d'un dieu ; on les portait enroulés autour du corps pour se préserver des maladies, ou au besoin s'en guérir. Eh bien, ces phylactères sont encore

utilisés par nos campagnards. A Gannay on voit une statue
de dieu d'origine païenne, aujourd'hui dédiée à saint Ploto,
qui est précisément une sculpture gallo-romaine authentique.
Or, cette statue est encore entourée de cordons noués, de phylactères, comme elle l'était il y a plus de mille ans. Le nom
de la divinité a changé, on la nomme aujourd'hui saint Ploto ;
la pratique est toujours la même. Ces phylactères passaient
pour d'excellents remèdes contre le tour de reins. Nos paysans les emploient encore contre le même mal[1]. Ils font bénir
une corde de chanvre par le prêtre, se la mettent autour des
reins, et la foi aidant, les voilà guéris.

Encore dans le Morvan, et aussi dans le Poitou, le pigeon
est employé comme remède contre les affections oculaires.
Cette médication était déjà préconisée par Pline, qui dit en
propres termes que le sang de pigeon est excellent dans les
maladies d'yeux.

Lorsque la grande révolution engendrée par le Christianisme eût bouleversé le vieux monde, lorsque le petit ruisseau parti de Galilée et devenu grand fleuve eût fait irruption
par toute la terre, ne vous imaginez pas que les croyances des
néo-chrétiens furent changées comme cela du jour au lendemain. Si les apôtres arrivèrent à implanter leurs doctrines, c'est
à force de diplomatie et en ménageant les croyances anciennes. A côté de l'arbre sacré on bâtit une chapelle. Les sources qui portaient le nom d'un génie familier furent vouées
tout simplement à un saint ; — les fontaines ne portent-elles
pas presque toutes un nom de saint ? Au pèlerinage païen on
substitua le pèlerinage chrétien, mais c'est toujours la tradition qui continue ; les noms, les formes, les cérémonies changent, le fond reste pareil. Il paraît même qu'au début les
gens n'abandonnèrent pas facilement leurs vieux usages. En
581, Saint Anacre, évêque d'Auxerre, est obligé d'interdire
es vœux aux fontaines. Plus tard, les Capitulaires de Char-

---

1. Le « procédé de la ficelle », pour guérir le tour de reins, est également d'usage courant en Savoie, notamment en Tarentaise. Le Dr Laissus
père, de Brides-les-Bains, a pu durant de longues années constater son
emploi pour ainsi dire journalier.

lemagne reviennent sur cette prohibition. Ce fut d'ailleurs
peine perdue. Le peuple était alors bien trop malheureux pour
ne pas se vouer à tous les dieux possibles.

Au milieu de tout ce débordement de charlatans, que faisaient nos pauvres aïeux, les médecins ! Mon Dieu, ils n'en
menaient pas large, comme on dit, et se défendaient de leur
mieux. Ils s'étaient renfermés dans l'étude d'Hippocrate, de
Galien, des Arabistes et de l'Ecole de Salerne. Tout le monde ne
peut pas posséder des in-folio, tout le monde surtout ne peut
les lire ; ils avaient donc sur les autres guérisseurs cette
supériorité, — fragile, oh ! combien ! — de parler, de raisonner et d'écrire en latin. A la longue, les langues mortes ne
suffisant plus à assurer leur prestige, ils versèrent dans l'Astrologie. La manœuvre était habile, car ils trouvaient ainsi
le moyen de battre leurs rivaux sur le terrain du surnaturel
qui fut de tout temps le triomphe des guérisseurs. Mais malgré tout, nos confrères étaient encore en état d'infériorité.
Tout embarbouillés de formules, ils ne tenaient point compte,
à l'exemple des charlatans, de l'influence du moral, sur le physique, qui est énorme. Ils ignoraient trop la foi qui guérit, la
faith healing, comme disait Charcot en ces dernières années.
La psychothérapie, tard venue dans la science officielle, était
connue et utilisée depuis de longs siècles par la médecine
populaire.

Comment voulez-vous d'ailleurs que nos confrères aient
lutté avec succès quand les rois eux-mêmes protégeaient les
charlatans ? Lorsqu'il part pour la Croisade, Saint Louis
emmène une guérisseuse, la belle Hersend, une Juive. Il
avait même été si satisfait de ses services, qu'il lui assura
plus tard une rente de vingt sols parisis. Saint Louis paraît
d'ailleurs avoir eu un grand faible pour le charlatanisme. Les
marchands de médicaments sur les places publiques se servaient d'animaux savants dont les tours merveilleux attiraient
les chalands devant leurs boutiques. Saint Louis décida que
les batteleurs qui, par exemple, possédaient un singe, seraient
dispensés de la dîme aux portes de sa ville. Il ne mettait à
cette remise d'impôt qu'une condition : le batteleur devait
faire exécuter par son animal, devant le préposé aux droits,

un joli tour de sa façon. De là est venue l'expression :
« Payer en monnaie de singe. »

J'arrive maintenant au privilège singulier que possédaient
les Rois de France de guérir les écrouelles. La légende veut
que Clovis ait reçu directement du Ciel ce pouvoir pour guérir Léonicet, son page préféré. Ce n'est là qu'une légende, et
fâcheuse pour la mémoire de Clovis, à qui elle tendrait à
prêter de mauvaises mœurs. La réalité est bien plus simple.
Le chef des Francs ne fit que de continuer la tradition de certains empereurs romains dont il se vantait d'être le successeur; n'était-il pas, en effet, consul de Rome? Parmi les
Césars, Vespasien, par la seule apposition de son auguste
main, enrayait les fièvres. Aurélien allait plus loin, il lui arrivait par le même procédé de ressusciter les morts. Avant eux,
Pyrrhus, roi d'Épire, guérissait la rate opilée en touchant la
région malade avec son gros orteil. Il est fort heureux, notons-
le en passant, que cette maladie ait disparu ; elle devait être
fort pénible puisque l'expression de « se désopiler la rate »
qui veut dire qu'on est content, a fini par passer dans la langue.

La médecine du Moyen-Age conserve toutes les pratiques
anciennes, mais en y ajoutant la sorcellerie qui est comme
la caractéristique de l'époque. La Religion a pris un air
sévère et revêche. Ce ne sont plus les doux génies qui
mènent le monde, les diables se le disputent; d'où la théorie
lamentable des sorciers, des possédés, des agités, qui conduisent, convulsés et grimaçants, la danse macabre. Nos sorciers modernes ne sont que les continuateurs de ceux-là; ils
guérissent les mêmes affections nerveuses, et par les mêmes
moyens.

A la Renaissance, un peu d'air respirable parvient jusqu'aux poumons. Les poitrines se dilatent, on est heureux de
s'affranchir de l'ignorance et de la barbarie. Ne croyez pas
que pour cela le charlatanisme aura un adepte de moins.
Bien au contraire, il en a davantage. D'abord l'Alchimie
arrive à son apogée; de plus, les découvertes géographi-
ques vont introduire un élément nouveau de superstition. Les
vertus mirifiques des plantes rapportées des pays « estran-

ges » sont amplifiées et exagérées, et les charlatans de s'en
donner à nouveau à cœur-joie. Ils prennent dès lors une
allure plus scientifique; il en est même qui ont eu la singulière fortune de voir leurs médicaments brevetés en quelque
sorte, et consacrés à tel point par l'usage, qu'on les retrouve-
rait encore dans nos codex du XIXᵉ siècle. Sans parler de la
pommade du Frère Côme, je citerai le fameux élixir de
Joseph Garus, qui vers le milieu du XVIIᵉ siècle eut fortement
maille à partir avec la Faculté pour exercice illégal de la
médecine. Si quelqu'un s'attendait jamais à voir sa découverte officialisée, ce ne dut pas être celui-là, non plus que
Rousseau, ce capucin inventeur du laudanum de Rousseau,
encore employé de nos jours.

II

Les Druides, pleins de tendresse pour la Nature, voyaient
surtout ce qu'il y a de divin en elle. « Le gazouillement du
ruisseau qui bruit autour des saules, la riante vapeur qui
emprisonne la clarté du matin, étaient pour eux la poétique
manifestation de la Divinité secourable. »

L'eau étanchait la soif des bestiaux, fertilisait les champs,
répandait la vie sur toutes choses. N'était-il pas naturel dès
lors de lui trouver mille propriétés bienfaisantes ? Ainsi se
révèle, dès le seuil de notre enquête, l'origine des pèlerinages. La croyance aux eaux miraculeuses est des plus véné-
rables en même temps que des plus tenaces.

Les sanctuaires révérés de Lourdes, de La Salette et d'autres lieux, ne sont après tout que les vestiges du passé ; les
pèlerins qui s'y rendent ne font que continuer les traditions
de nos pères, qui vivaient dans la grande forêt de la Gaule.

Les eaux étaient quelquefois malfaisantes. Vaguement on
rapportait l'origine d'une épidémie à telle ou telle source ;
on la disait alors ensorcelée, et nul ne se risquait plus à y
aller puiser. Dans un autre ordre d'idées, quantité de plantes
médicinales introduites dans la pratique par les Druides sont
encore utilisées de nos jours par le populaire. Faut-il citer la

verveine [1] l'ellébore? Et le gui, n'est-il pas toujours pour nous un présage de bonheur et de prospérité? Au gui, l'an neuf !

Si, de la Gaule, nous passons en Grèce, les preuves en faveur de ma thèse abondent et deviennent plus précises.

Je n'en citerai naturellement que quelques-unes. Il y aurait lieu, tout d'abord, de rappeler la pratique des incantations magiques. Les anciens connaissaient toute l'influence du moral sur le physique, de la suggestion, comme nous disons aujourd'hui, et ils en usaient largement. Ulysse se guérit de la blessure d'un sanglier en prononçant une formule appropriée. Les paysans du Poitou, du Morvan, s'il faut en croire les mémoires de Bidault et de Tiffaud, n'agissent pas autrement dans la plupart de leurs maladies. Mais il y a mieux. Voici comment, dans le Morvan, on guérit la migraine: « En cas de céphalée, on doit écrire sur une feuille d'olivier : *Athena*, et lier cette feuille à la tête. »

Ne voyez-vous pas tout de suite le pourquoi de ce mot, Athena, faisant allusion à la fameuse migraine de Jupiter enfantant Minerve? L'olivier est inconnu dans le Morvan, où les guérisseurs ne peuvent utiliser que des feuilles desséchées. La source de ce singulier remède est bien la Grèce, cela est de toute évidence. Et toujours dans le Morvan, cette gracieuse coutume employée par les mamans pour guérir leurs enfants de la fièvre. Elles emportent leur petit malade à l'église ; là, elles le déposent à terre ; puis, le prenant sous les bras, elles lui font faire neuf fois le tour du Maître-Autel, aussitôt après la célébration de la messe. C'est la neuvaine ambulatoire. Ne serait-ce pas comme un ressouvenir des Panathénées, dont les harmonieuses théories se déroulaient autour des Propylées, tout près de la mer violette.

Pour revenir à nos vieux confrères, rappelons-nous qu'ils ne pouvaient sans péril se déclarer prêts à guérir tous les

1. Dans le Morvan, les paysans appliquent sur les reins des cataplasmes de feuilles de verveine, dans le cas de lumbago ou de courbature provenant d'efforts. Ces feuilles doivent être cueillies au moment de la pleine lune de mai. Les vieilles femmes observent exactement pendant la journée les lieux où croît la plante, et vont la cueillir au clair de lune en marchant à reculons (Bidault, *Les superstitions médicales du Morvan*, Thèse de Paris, 1899).

maux. D'abord on eût eu vite fait de les traiter de sorciers ;
ensuite, appelés auprès des grands, s'ils n'eussent point
réussi à les soulager, on les eût accusés de mauvaise volonté
et châtiés incontinent. Cette mésaventure survint à deux
pauvres diables de moines qui passaient pour guérir les aliénés. N'ayant pu rendre la raison aux malheureux Charles VI,
ils furent brûlés en place publique après avoir été cruellement flagellés.

Pour toutes ces raisons, les médecins de jadis furent plutôt modestes, admettant volontiers que certaines maladies
sont au-dessus de nos ressources parce qu'elles proviennent
d'un pouvoir mystérieux et divin. Est-ce à dire que nos anciens ne se défendirent pas? Non, certes, vous pourrez voir
dans le dictionnaire de Dechambre une longue liste de con-
damnations obtenues à la requête de la Faculté de Paris. On
était même parfois assez sévère. Mais au fond le mal était
trop enraciné pour que les amendes ou les excommunications
arrivassent à enrayer le charlatanisme. Il florissait alors tout
comme aujourd'hui, et il en sera longtemps de même malgré
tous nos efforts, toutes nos plaintes et malgré tous les progrès
de l'instruction.

Que voulez-vous, les guérisseurs ont pour eux la vieille
croyance au surnaturel qui sommeille en chacun de nous. Les
politiciens les redoutent comme électeurs influents et la magistrature est à leur endroit pleine de mansuétude. Les médecins ont d'abord à lutter contre les préjugés ; les politiciens
les ignorent et la magistrature ne leur fut jamais favorable.
Ajoutez à cela qu'exerçant isolés une profession essentiellement individualiste, nous ne savons pas être unis.

Le ciel me garde de tomber dans l'erreur du bon M. Pan-
gloss; mais songez un peu à toutes les ressources qui nous
échappent et à la concurrence illicite qui nous est faite de
toutes parts. Sur dix malades c'est à peine si nous en voyons
deux ; le reste passe aux rebouteurs, aux bonnes femmes, aux
marchands d'herbes, etc. Or, je vous le demande, ne faut-il
pas que nous soyons aimés des dieux pour arriver, malgré
cela, à gagner notre pauvre vie, payer notre patente et élever nos enfants?

IMPRESSIONS D'ALLEMAGNE

BAVIÈRE ET WURTEMBERG

« Les premiers qui passèrent le Rhin... et chassèrent les
« Gaulois s'appelèrent alors Germains. Ce nom, borné d'abord
« à une simple tribu, s'étendit peu à peu, et, créé par la vic-
« toire pour inspirer plus de crainte, il fut adopté par la
« nation tout entière. » Ainsi parle Tacite [1], et son éloquente
concision résume les éternels recommencements de l'Histoire.
Aujourd'hui comme hier, n'est-ce pas après avoir vaincu les
descendants des Gaulois que le renom d'un simple petit
royaume s'envola par le monde sur les ailes de la victoire?...

Malgré le lourd manteau d'oubli qui lentement s'abat sur
ses épaules, le Français, qui passe le Rhin, se voit contraint
d'abandonner tout scepticisme. Aux sentiments confus qui
l'agitent, il peut voir combien est loin d'être comblé le grand
fossé creusé par le Destin. Tout conspire d'ailleurs à raviver
les cendres qu'il croyait refroidies : c'est le long arrêt du
train qui semble vouloir mourir sur le seuil de la frontière,
les employés qui disparaissent, la machine qui s'éloigne
avec un long cri douloureux. Et la tristesse du début pèse
trop souvent sur tout le voyage. C'est pourquoi, quand nous
écrivons sur l'Allemagne, l'indifférence nous est bien défendue ; c'est pourquoi les uns exaltent si volontiers le vainqueur d'hier, alors que les autres le dénigrent trop facilement. A l'encontre de l'apostrophe célèbre, on a emporté un
peu de sa patrie à la semelle de ses souliers ; elle vous suit,
la chère image, c'est elle qu'on rencontre à tous les tour-

---

1. Tacite, *Mœurs des Germains.*

nants de la route pour susciter à l'esprit maintes comparaisons, la plupart erronées. Les anthropologistes ont beau soutenir que nous sommes en partie formés d'une tribu de Germains, nos deux civilisations sont tellement différentes ! Si les hommes là-bas sont pareils aux nôtres comme type, s'ils ont presque des figures amies, entre eux et nous se dresse toujours l'image de nos morts ; sur les uns et les autres le fardeau des siècles pèse inexorablement.

On est donc en mauvaise posture pour bien voir puisqu'on juge des êtres et des choses avec son cœur plutôt qu'avec sa raison et l'on ressemble, comme l'a dit, je crois, M. Lavisse à ces gens dont la vue est mauvaise, l'ouïe dure, mais dont l'épiderme est d'une sensibilité exquise : un rien les heurte et les impressionne au delà des bornes. Pourtant, ayant eu l'occasion, il y a pas mal d'années déjà, de parler de l'Allemagne du nord, je voudrais vous montrer aujourd'hui le sud, que je viens de parcourir. N'ayant pas la prétention ridicule de découvrir des terres nouvelles, j'ai laissé un peu de côté les questions professionnelles, chaque jour discutées dans nos journaux, pour m'arrêter simplement à quelques idées générales.

Je disais plus haut qu'on retrouvait partout au delà du Rhin l'image de la patrie, et cela n'est point une métaphore. L'influence de notre civilisation se révèle en quelque sorte à chaque pas. Berlin n'est d'abord qu'une plaine vaseuse, inondée par la Sprée, écrivait naguère M. Lavisse. De pauvres masures peuplent seules le désert hostile. Mais les réfugiés français arrivent, ils apportent leur ardeur au travail, l'esprit d'initiative, le goût instinctif des lignes harmonieuses, et aussitôt la capitale surgit ; les Princes de Prusse n'ont qu'à continuer l'œuvre des exilés. Ils y mettent, il est vrai, une certaine rudesse. Ainsi dans le nord, aucune fantaisie ; des parcs corrects, aux arbres bien alignés, mais qui semblent exécuter leur consigne qui est d'être une promenade. Dans le sud, au contraire, notre empreinte se décèle plus aisément ; souvent c'est notre xviiie siècle moqueur, élégant et gentil qui apparaît dans une évocation imprévue. A Stuttgard, par exemple, au Jardin public dessiné dans le goût des bosquets de Trianon, malgré la sonorité des cuivres militaires qui exhalaient les plaintes de Wotan, pleurant sa Valkyrie, malgré les officiers de dragons gourmés dans leur tunique bleue, je voyais papilloter des figures poudrées, j'entendais le bruissement des robes à paniers. Rien ne manquait, pas même Charlotte préparant des tartines à ses enfants en attendant Werther.

Comme population, en revanche, ce Midi-là ne rappelle en rien le nôtre. Pas de bruit, pas de galéjades, un peu d'humour seulement, cette gaîté de l'homme du nord, et une prédilection marquée pour les légendes poétiques. Elles s'envolent de chaque buisson ; dans les champs, le paysan botté comme à la caserne, les répète pour encourager ses chevaux sur un rythme familier : C'est la couronne d'or perdue au fond du Rhin et que le galant va chercher à travers mille dangers pour l'amour de sa belle. Obligé de choisir entre le trésor et sa fiancée, c'est l'amour qu'il préfère à la couronne. Au fond, n'est-ce pas notre ballade du Roy Henry, si alerte, si pimpante ? mais la différence de l'expression et du rythme met dans un relief saisissant la dissemblance de nos deux races.

Tête idéaliste, ventre exigeant, telles sont les caractéristiques de ces Allemands du sud. On parle sans cesse chez nous de leur esprit de discipline; en réalité, il a surtout pour cause les efforts prolongés de l'homme contre la nature ennemie. Avant l'ère de civilisation, de ce pays de forêts et de marécages, nulle place pour l'individualisme. Tandis que sous notre ciel béni, on se passait si aisément du voisin, là-bas il a fallu se grouper sans retard et se sentir les coudes. Puis, la terre hostile ayant été domptée, — au prix de quel labeur persévérant ! — ce même esprit de discipline et de groupement a dû se maintenir pour assurer la conquête. Ces qualités de cohésion, si enviées chez nous, remontent loin, on le voit. De plus, comme le disait déjà Tacite, l'origine ethnique est pareille [1], pareille aussi la langue, d'où une unité de race à laquelle nous n'avons à opposer, nous, que l'unité politique.

En France, la formation de la nationalité va de pair avec le

---

1. « C'est une race sans mélange, qui ne ressemble qu'à elle-même, De là cet air de famille qu'on remarque dans cette multitude d'hommes. » Tacite, *Mœurs des Germains.*

triomphe de la royauté. Durant des siècles, le peuple aide ses Princes à s'affranchir de leurs turbulents vassaux. Il est toujours à la peine ; et lorsqu'après maintes vicissitudes le roi, maître absolu, transforme en courtisans les seigneurs féodaux, le peuple, de plus en plus misérable, s'apercevant un peu tard qu'on l'a berné, se met en route pour lutter cette fois contre le pouvoir royal ; d'où la Révolution.

En Allemagne, rien de pareil. Le Prince est pauvre, il n'a souvent dans sa bourse que la grâce de Dieu, suivant l'expression de l'un d'eux. Et cependant, pour les manants comme pour les nobles, il demeure toujours le représentant de l'idée teutonique, et comme tel il est grand [1]. Solidement groupés, tous les hommes de la race suivent ce porteur de flambeau, et nous ne savons que trop où il devait les conduire. C'est un rêve de malade que de tabler sur les idées séparatistes des populations du midi. Nous avons encore, nous, une âme du xvie siècle, nous nous battons encore pour des questions religieuses ; nos voisins, eux, ont l'âme du xx[o]. *Deutschland ueber alles*, l'Allemagne au-dessus de tout, telle est leur formule et dont nous connaissons si mal la portée. On est Allemand d'abord et avant tout ; ensuite, selon le hasard de la naissance, du tempérament, on est catholique, protestant, libre-penseur, mais cela est bien secondaire. Le dimanche, dans certaines églises, le curé dit la messe, puis cède paisiblement la place au pasteur pour le prêche des protestants. Souvent, me disait un confrère, les sermons de l'un et de l'autre roulent sur le même sujet.

Cette unité de race signalée tout à l'heure amène parfois des effets piquants et imprévus [2]. Chez nous, on enseigne

1. Voir le beau livre de M. Lavisse sur l'Allemagne, auquel j'ai fait maints emprunts au cours de ces notes.

2. Ainsi nos voisins — j'ignore si la constatation a déjà été faite — ont l'esprit bien plus démocratique que nous. Ils sont fiers d'être citoyens allemands comme les Latins d'être citoyens romains, et cela leur donne un sentiment de l'égalité inconnu ici. Nous sommes en république et au vrai nous avons l'âme monarchique. Nous croyons nos voisins esclaves parce que leurs formes sont rudes et que l'autorité chez eux a une apparence despotique, mais quand on va au fond des choses on voit que la réalité est tout autre. On sait que leur étudiant est bien plus libre que le

deux civilisations, la grecque et la romaine. Nous sommes
les meilleurs disciples des Anciens ; leurs idées ont au
xviiᵉ siècle tout leur épanouissement splendide, et c'est encore
sous l'impulsion des idées d'Athènes et de Rome que s'accomplit la Révolution. S'ils sont passés maîtres en érudition latine
ou grecque, si leurs éditions modernes d'Horace et de Virgile
constituent des monuments incomparables de sagacité et de
science philologique, les Allemands sont avant tout imprégnés de germanisme. Là-bas, le grand Empereur Barberousse
est aussi populaire qu'au temps où il tenait le monde dans ses
mains. Le ressentiment des massacres du Palatinat est aussi
vivace qu'à l'époque de Turenne. Le culte des héros atteint
des proportions malheuresement inconnues chez nous. Aussi
rien n'est bon pour l'Allemand que ce qui est allemand. Aux
devantures des boutiques vous lisez : « Véritable chien allemand à vendre », « Véritable fusil allemand », « Véritable
piano allemand ». Et cela dit tout, dispense de tout commentaire, de toute autre réclame ¹.

Qu'on ne s'étonne pas après cela si nos travaux, qui ne
sont pas de « véritables travaux allemands », sont invariablement considérés comme de peu de valeur. Oh ! j'entends
bien que dans les palabres internationaux, congrès et autres,
on nous traite avec considération, mais cela n'est que pure
forme. Au fond, la production allemande prime tout. Et
quand je vois avec quel soin jaloux nous nous plaisons à
étayer la bonne opinion que nos rivaux ont d'eux-mêmes, je
me demande ce qu'ils doivent penser de notre naïveté.

Rien n'est plus amusant d'ailleurs que leur mauvaise grâce
à l'endroit de nos savants. Lamarck a beau être grand, encore

nôtre et ses libertés lui sont conservées malgré tous les excès qu'elles
peuvent engendrer. D'un autre côté leurs impôts sont bien plus ration-
nels. En veut-on des exemples ? le vin, la bière d'Allemagne consommés
par le peuple ne payent presque rien; la bouteille de champagne allemand ou français qui ne parait que sur la table du riche est taxée d'un
impôt formidable ; est également frappé le tabac de luxe, alors que le produit national est libre de tous droits. Faut-il rappeler encore que nos
voisins ont l'impôt sur le revenu, les retraites ouvrières, tandis qu'en
France ces réformes sont à peines amorcées ?

4. Lavisse, *loc. cit.*

qu'inconnu des siens, c'est Darwin seul qu'ils honorent. Parle-t-on de Pasteur ? on vous demandera ce qu'il eût été sans Lister, — et ceci est à la lettre. Toutes les sciences sont tributaires de notre génie. Avec la chimie, c'est Lavoisier ; on ne peut pas parler physiologie sans évoquer le nom de Claude Bernard. Quantité de découvertes dans les divers domaines de l'activité humaine, équivalent à des victoires, et ce sont des victoires françaises. Mais cela ne compte pas, car chez nous, s'il y a souvent des généraux de génie, l'armée scientifique est loin d'être suffisamment organisée.

Les Allemands, au contraire, ont admirablement compris le côté pratique de la Science. Ils ont été les premiers à sentir le prix de l'utilisation des médiocrités. La culture d'un peuple, en chimie, physique et sciences naturelles, disent-ils, est le meilleur placement que puisse faire une nation. Et cette idée-force, ils la mettent en œuvre dans leurs écoles avec leur persévérance habituelle [1]. Partout on retrouve l'idée maîtresse d'établir sur le monde et sans conteste la supériorité des produits allemands. Cette notion que chaque industriel combat pour la plus grande Allemagne a été bien mise en évidence par M. Roux, de l'Institut Pasteur [2]. Visitant une grande usine de produits chimiques, il s'étonnait d'y rencontrer autant de chercheurs. — Mais, lui dit le Directeur, ce sont des docteurs de l'Université qui viennent ici se perfectionner. Nous les admettons volontiers parmi nous. Pourvu que notre science progresse, nous trouverons toujours profit à leurs travaux.

La méthode et la persévérance, la conception bien arrêtée que si les armes servent à conquérir des territoires, l'Idée seule permettra de les mettre en valeur, tel est le pivot au-

---

1. L'éducation tout entière repose sur l'idée de la suprématie de la race. Les Allemands savent là comme ailleurs où il faut aller, quel est le but à atteindre. Sur les lacs, dans les ports, on leur apprend à lutter de vitesse, on développe l'initiative, la volonté. A tout propos on leur cite les matelots de la Hanse, ces hardis navigateurs du moyen âge dont ils doivent se montrer dignes. Chez nous, en matière d'éducation nationale, le silence n'est-il pas effrayant ?

2. Discours d'inauguration de l'Institut Pasteur de Lille.

tour duquel tourne lentement mais sûrement la formidable
machine. N'est-ce pas à l'Idée qu'on eut toujours recours
dans les grandes journées de la race? Vainqueurs ou vaincus,
n'est-ce pas toujours à elle qu'on s'adressa ? Le lendemain
d'Iéna, notre arrière-garde à peine disparue à l'horizon, le
roi faisait cadeau d'un de ses palais à l'Université ; et le discours d'inauguration prononcé ce jour-là par le Prince
vaincu serait à citer tout entier. De même à Strasbourg, le
premier acte de prise de possession fut la pose de la première pierre d'une Université comme aucune de nos grandes villes n'en possède encore. Cette association de l'Idée et
de l'Épée se révèle pour ainsi dire à tous les carrefours. Ici,
vous voyez le vieux feld-maréchal Blücher, et tout près,
faisant face au porteur de sabre, la paisible figure d'un grand
intellectuel, Schlesing, Gœthe, ou un autre.

Est-ce à dire que les Allemands nous sont supérieurs? Non
pas, puisque nous arrivons à les battre, avec une organisation la plupart du temps rudimentaire. Je cite un seul exemple. Il y a quelque temps, le *New-York Herald*, dans un article très documenté, et qui naturellement a passé inaperçu,
établissait un parallèle entre les stations minérales françaises
et allemandes. Ayant opposé les eaux de même nature, il
concluait à notre écrasante supériorité [1]. Quantité de travaux
délicats ne peuvent être exécutés, me disait un antiquaire
munichois, que par les ouvriers français. Mais quel bonheur
pour nous, ajoutait-il, que vous sachiez si peu vous entr'aider
et vous faire valoir! C'est votre défaut d'entente qui fait notre
force.

Être fort, voilà encore une de leurs grandes préoccupations. Comme nous avons dépassé, il y a beau temps, l'étape
de l'impérialisme qui sévit chez nous au début du XIXᵉ siècle, nous croyons pouvoir nous permettre l'humanitarisme ;
ici encore nous sommes des précurseurs. Mais pour ce qui
regarde l'Allemagne, nous prêchons dans le désert. Oh !

---

1. Si la même étude eût été favorable à nos voisins, les syndicats intéressés l'eussent fait reproduire à des milliers d'exemplaires. Chez nous,
personne n'y a fait attention.

sans doute, ils appellent de tous leurs vœux les États-Unis d'Europe ; seulement ils entendent être seuls à les diriger. Annexer l'Europe à l'Allemagne, voilà comment ils comprennent l'idée de pacification universelle ! Placée sur un autre terrain, la question les amuse ou leur fait hausser les épaules. Vous oubliez vraiment trop, me disait un confrère, que la paix européenne a un anévrisme. Au surplus, après les manœuvres impériales qui avaient eu pour théâtre les environs de Rosbach, le village tragique où Soubise et ses braves en dentelles succombèrent, j'ai pu contempler un instant « tout le système planétaire du monde militaire allemand. Les officiers étaient si nombreux, les troupiers si occupés à rendre les honneurs, que j'eus ce jour-là une impression de force et de cohésion extraordinaires : l'armée allemande se saluait elle-même » comme l'a dit dans la même circonstance M. Lavisse.

Une autre armée, par contre, se forme dans l'ombre, c'est l'armée socialiste. Sans doute, l'Empereur qui tient solidement les rênes fait de son mieux pour arrêter les progrès de « l'ennemi de l'intérieur », mais ce dernier, avec l'esprit pratique de la race, a transplanté les procédés de discipline militaire dans l'armée révolutionnaire. Comme on l'a dit, sur la route de l'inconnu elle marche d'un pas régulier et lourd, puissant comme une machine, effrayant, inexorable. La seule défense, c'est l'agrarien, le paysan ; mais de quoi demain sera-t-il fait ? Et la réserve suprême du corps social ne va-t-elle pas être entamée à son tour ?

Le socialisme est si envahissant que nos confrères des campagnes sont obligés déjà de compter avec lui. Si les Coopératives ouvrières sont puissantes [1], elles ne sont guère généreuses. Joignez à cela la pléthore, et vous aurez le bilan des praticiens de campagne et de petites villes. Il est vrai que sur l'initiative des pouvoirs publics, des débouchés sont ouverts

---

1. Il existe, en Bavière, paraît-il, un bourg où se poursuit une expérience socialiste des plus intéressantes. Là, plus d'intermédiaires, plus de petits commerçants ; auberges, brasseries, bouchers, boulangers, bottiers, tout cela fait partie d'une vaste coopérative. En cet endroit le socialisme touche à son rêve.

chaque jour vers l'étranger. Comme l'Américain, l'Allemand sait qu'il n'y a pas de meilleur agent de civilisation que le médecin. Et c'est pourquoi il en inonde l'Amérique du Sud et particulièrement le Brésil, en passe de devenir la plus vaste colonie de l'Empire. La vie du médecin de campagne diffère peu de celle du nôtre. Peut-être est-il plus facilement honoré et mieux écouté ; car c'est encore là une caractéristique de la race, on n'a pas idée ici de la facilité avec laquelle pénètrent dans la masse les principes de l'hygiène. Ainsi des novateurs ayant imaginé de supprimer le corset, on a inventé un « costume réforme » qui est bien la chose la plus horrible du monde. Or, malgré la coquetterie innée des femmes de tous pays, ce costume se voit non seulement dans les villes, mais dans les plus petites bourgades. Je n'insiste pas, d'ailleurs, pas plus que sur les procédés techniques que j'ai pu observer. Alors que nous revenons à la saine clinique, là-bas la médecine de laboratoire fait toujours rage ; elle cadre trop bien avec l'esprit analyste de l'Allemand pour qu'il y renonce facilement. Au point de vue des théories générales, j'aurai seulement à signaler un retour offensif du vitalisme, le bio-mécanisme, comme on l'appelle ; il s'agit d'une thèse assez confuse où se rencontrent Skoda et Heckel, les acquisitions nouvelles sur la vie intra-cellulaire, et les principes d'énergétique universelle ; mais je ne fais qu'effleurer ces grands sujets, mon but n'étant pas de vous en entretenir ici.

La veille de mon départ, l'ami qui me recevait à Munich, voulant distraire son hôte, m'avait conduit dans une « Chapelle de Dames », c'est-à-dire au café-concert ; — les Français sont si légers, même quand ils aiment à philosopher ! — Du répertoire, rien à dire ; c'est la banalité ordinaire à ces sortes d'endroits, moins les jupes retroussées. L'établissement situé en plein air, est, au demeurant, agréable ; on peut y deviser en écoutant les bruits de la rue ou les sottises de la scène. On exibait ce soir-là un chanteur comique français, numéro sensationnel entre tous. Donc le cabotin parut. Vous rappelez-vous cette romance populaire, un peu pleurarde mais d'un sentiment si vrai, qui se chantait dans nos faubourgs il y a quelque vingt ans. Cela s'appelait, je crois,

l'*Oiseau d'Alsace*. Eh bien, sur cet air, l'artiste engagé à
Munich racontait la visite du « comédien national » à Guil-
laume II : Le factionnaire, voyant un Français entrer au
palais comme chez lui, le couche en joue. Mais l'Empereur
se précipite : — « Sentinelle, ne tirez pas, c'est un oiseau qui
vient de France ! » L'idée est drôle sur le boulevard, mais
là, alors que dans la rue j'entendais sonner les talons des
vainqueurs de Bazeilles, la parodie me parut odieuse et presque sacrilège. D'un côté, la marche de cette troupe fortement
disciplinée, qui allait dans la nuit vers un but inflexible, et
de l'autre la constatation de notre incurable légèreté, tout
cela m'avait causé un malaise intolérable. Heureusement, mon
compagnon, qui n'y entendait pas malice, continuait à m'exposer ses plans de socialiste révolutionnaire, et ses discours
violents m'apportaient comme une fiche de consolation. A ce
moment, j'eus la sensation très nette qu'en dépit de l'ordre
apparent, de l'appareil de force qui s'étale partout, il y a
quelque chose de pourri dans cet autre royaume de Dane-
mark.

TROISIÈME PARTIE

PORTRAITS ET FIGURINES

HISTOIRE D'UN BRAVE HOMME
QUI FUT UN GRAND MÉDECIN

LE PÈRE POTAIN

L'autre soir, dans la paix de la nuit mélancolique, je lisais l'histoire du Port-Royal. Arrivé à ce passage où Sainte-Beuve raconte les vieux exploits de M. Hamon, le médecin des Solitaires, une autre physionomie venait, dans mon esprit, se superposer à celle du grand Janséniste. Je trouvais ainsi, sans l'avoir cherchée, une preuve de plus à l'appui de cette thèse, qui veut que la Nature borne son effort à la création de types simples et peu nombreux. Seule, leur adaptation à des milieux nouveaux nous les rend dissemblables. Mais si nous rapprochons certains caractères, — Alexandre, César, Napoléon, par exemple, — c'est bien souvent le même modèle qui apparaît aux yeux. L'espoir de réincarnation caressé par nos pères n'était peut-être, après tout, que le résultat d'une longue observation.

La figure que me renvoyait le portrait du Dr Hamon n'était autre que celle de Potain, du « père Potain », comme nous l'appelions avec une familiarité à la fois respectueuse et tendre. Au physique, un certain air de famille; au moral, même bonté, même perfection, même ardeur pour le bien. « On ne presse point trop M. Hamon d'écrire, parce qu'on dit qu'il y a trop de répugnance », écrivait Mme Nicole Arnaud. Il fallait la croix et la bannière pour obtenir de M. Potain une ligne ; ses cliniques de la Charité, commencées en 1863, n'ont pu paraître qu'en 1900. Tous deux détestent le vain bruit des mots. L'un habitait un cloître; mais Potain ne semblait-il pas un bénédictin égaré dans le siècle, un moine en peine de son couvent ? Tous deux furent des saints.

Et en écrivant ce mot redoutable et doux, voici qu'avec mon humilité je sens toutes les difficultés de ma tâche. Il faudrait un état de grâce particulier pour parler convenablement du maître, pour faire jouer sans brusquerie et d'une main légère les ressorts secrets de son âme si belle. Mais cet état m'ayant été refusé, je le sens bien, ces notes vaudront seulement par leur sincérité. Ce sera, si vous le voulez, une manière de bout de l'an comme en célébraient nos pères aux pâles jours de la rentrée de novembre, alors que maîtres et élèves, avant de reprendre fraternellement le labeur interrompu, cherchaient à se mieux connaître, résumaient l'étape parcourue, et honoraient leurs grands morts.

Oh! qu'on n'attende point de moi un Potain au jus de guimauve ou à l'eau de riz, adoucissant et constrictif à la fois. Ce n'est point une silhouette falotte et flasque que je voudrais camper, mais bien un type d'homme solide et qui dut surtout ses mérites à sa patiente et forte discipline. Qu'on n'attende pas davantage des documents rares ou des vues inédites ; j'ai simplement consulté ceux de ses élèves qui l'ont le mieux connu, entre autre le professeur Gaucher, nos confrères Teissier et Vaquez, agrégés à la Faculté, et le Dr Watelet. J'ai lu aussi la touchante biographie écrite avec une émotion si vraie et si discrète par son dernier secrétaire [1]. Enfin, j'ai puisé dans l'œuvre du Maître, pour déga-

---

1. *Pierre-Carl Potain, professeur à la Faculté de Paris, médecin des Hôpitaux, membre de l'Académie, 1825-1901*, Biographie par le Dr Pierre Teissier, professeur agrégé à la Faculté de médecine de Paris, médecin des hôpitaux. Cet ouvrage, tiré à un petit nombre d'exemplaires, n'a pas été mis en librairie.

ger les traits principaux de cette noble figure que j'eusse
voulue encore plus populaire.

Si l'on parle de Potain, c'est pour vanter sa bonté; on
ajoute qu'il était timide, modeste, et l'on ne va pas au-delà.
Ces dons sont si naturels chez lui qu'il semble n'avoir eu
rien à faire pour les perfectionner. Devant cette belle frondaison de bonté, de patience et d'altruisme, nous oublions
l'effort nécessaire pour y atteindre. Et cependant, compa-
rons-nous la prairie émaillée de fleurs sauvages à la splendide corbeille, œuvre du jardinier, sans rendre justice aux
soins de l'artisan? Combien cet homme me paraît plus grand,
plus complet, si je découvre que sa timidité n'était faite que
d'égards délicats pour toutes les créatures, crainte d'en con-
trister une; que sa simplicité résultait d'un dédain voulu des
richesses ; qu'il devait son humeur paisible à la perfection
de son jugement : tout comprendre, c'est tout pardonner.
Alors ce n'est plus un être passif qui subit la loi de sa bonne
nature, c'est un homme conscient, bien doué sans doute,
mais qui n'en a pas moins enlevé la palme de haute lutte. Et
comme il est ainsi moins compliqué et plus vrai ! S'il ne se
mêle pas aux querelles, ce n'est point par faiblesse, mais
bien parce qu'il sait que, si les disputes des Rois intéressent
les peuples, celles des savants servent surtout à l'amusement
de la galerie. S'il dédaigne les honneurs, c'est parce qu'il a
connu en eux de vains fantômes, parce que sa joie est en lui,
dans le paisible contentement de son âme, dans le travail
qu'il sait fécond. De même son indifférence apparente est
celle d'un juste qui refuse à juger autrui.

Il a fait deux parts de sa vie, l'une qui est à la disposition
de chacun, l'autre dont il reste le seul maître et l'on serait
tenté de lui attribuer l'orgueilleuse devise d'un prélat moderne:
Servus et dominator omnium. S'il est prêt à se livrer à toute
heure à qui le réclame, s'il n'épargne ni sa peine, ni sa science,
ni son argent, en revanche il est le vrai dominateur quand il
s'agit de son moi, de sa ligne inflexible de conduite dont nul
ne le fera dévier. C'est ici qu'il plane. A peine admet-il
quelques élus dans le tréfonds où son âme se cache, et combien rares, les initiés ayant pu connaître réellement cette

nature concentrée qui gardait sa pensée avec une pudeur de vierge, alors que tant d'autres l'exposent toute nue sur la place publique !

I

Il nous a appris lui-même ses origines. Il venait d'une longue lignée de médecins, établis de père en fils à Poissy. Dans ce paysage aux lignes tranquilles, où la colline, le fleuve et la vallée sont en proportions si justes, en si parfaite harmonie, peut-être ses ancêtres avaient-ils puisé le bon équilibre moral transmis à leur descendant. Exerçant leur art depuis de longues années, ils devaient en outre l'imprégner du sentiment profond de nos traditions. Mais par-dessus tout se révèle l'influence paternelle. Arrivé au faîte, n'est-ce pas vers son père qu'il se tournera pour lui offrir son bon témoignage? La situation de l'excellent homme était loin d'être brillante ; rompant avec les usages de la famille par suite de sa répugnance aux travaux anatomiques, il était devenu directeur des postes à Saint-Germain-en-Laye. Faute de ressources nécessaires, ce fut lui qui tint à diriger les études de son fils.

Tous les jours, aussitôt le Bureau fermé, le père et l'enfant gagnaient la forêt voisine. Là, sous un arbre, dans le grand apaisement du soir, le professeur montrait les richesses de notre langue ; il disait aussi l'histoire de notre vieille terre. On remontait ensuite aux sources de l'éternelle Beauté : Homère, Virgile, défilaient tour à tour devant les yeux éblouis du disciple et du maître que n'arrêtaient ni la pluie, ni la neige. Cultivée dans ce décor merveilleux, l'intelligence du jeune homme s'était, sans fatigue, ouverte à la curiosité du monde extérieur, et l'échéance du baccalauréat le surprit en plein rêve ; — car il fut toujours un peu distrait et grand dormeur, nous disent ses biographes. Ici, je m'en voudrais de ne point lui laisser la parole. Il s'était rendu à la Sorbonne :

« Vous jugez de mes terreurs, a-t-il dit. Homme des bois, je ne m'imaginais pas capable de répondre tout haut à des messieurs assemblés pour m'interroger. Cependant, comme je n'avais d'autre alternative que de demeurer petit employé

dans le Bureau paternel, ou de tenter la fortune de l'examen,
je me décidai et me voilà parti. » En arrivant, il trouve tous
ses camarades armés de volumineux dictionnaires. Jugez de
son redoublement d'émoi, lui qui ne s'en était jamais servi !
Il en loue un, pour faire comme les autres. « On nous donna,
continue-t-il, une version écrite. Elle me parut facile et je crus
m'acquitter convenablement de ma tâche. Pourtant, quand on
proclama le nom des élèves admis à l'examen oral, le mien
n'était pas sur la liste. Je m'en allais assez confus, quand,
dans l'escalier de la Sorbonne, je rencontre un camarade qui
connaissait très bien les êtres de la maison pour les avoir pra-
tiqués. — Tu t'en vas ? — Oui, je ne suis pas admis. — Pas
possible ! — Attends, je vais aller trouver Joseph. — Joseph
c'était le garçon de bureau de la Sorbonne. — Ma foi, dit
Joseph, je ne sais pas ; il y a là des copies que M. Cousin a
oubliées, peut-être votre ami est-il dans le tas. — J'y étais,
M. Cousin corrige. On m'appelle, je suis reçu. Et voilà comment ce brave Blondeau, concluait le maître, a contribué à
me faire entrer à l'Institut, car je ne sache pas que l'Administration des Postes soit une voie qui puisse aisément y conduire. »

Notre petit écolier est maintenant étudiant en médecine et
il va traverser la période la plus dure peut-être de sa vie.
Sans doute, il est solidement trempé et sous son apparence
chétive il a une santé à décourager tous les empoisonneurs
du Quartier Latin : Potain ne fut presque jamais malade. Mais
comment se débrouiller dans le tumulte de la Ville ? Son
aspect est plutôt minable ; joignez à cela le tour particulier
de sa physionomie. Il n'avait, comme le personnage de Voltaire, qu'un œil en place, mais c'était celui qui voit le bon
côté des choses et des hommes. Jouant avec un pétard, il en
avait reçu la décharge dans l'œil. Ce fut assurément, dit son
biographe, la première fois de sa vie où volontairement il
projeta de faire du bruit[1] ; et mal lui en prit car il était résulté
de cet accident une asymétrie qui donnait une expression des
plus changeantes à son regard. Avec cela, très renfermé ; si

1. Teissier, *loc cit.*,

j'osais plaisanter ici, je dirais qu'il était l'antithèse vivante de son nom.

Heureusement, le hasard l'avait conduit au pavillon d'Alphonse Guérin, alors prosecteur à l'École pratique, où il eut pour compagnons Labric, Axenfeld et Lacaze-Duthiers. Les relations nouées dans la fétidité du vieil amphithéâtre devaient avoir une telle influence sur sa vie que force est de s'y arrêter un instant. N'est-ce pas Axenfeld qui, avec son esprit pratique. devait être aux heures troubles son guide et son conseil? N'est-ce pas Lacaze-Duthiers qui fut l'artisan de sa candidature à l'Institut, dont il était président lors de la nomination de Potain?

Si notre race répugne aux vastes groupements, en revanche elle est peut-être la plus apte aux liaisons intimes. Il y a là un phénomène d'agglutination restreinte sur lequel on a peu insisté, mais dont pourraient témoigner mille exemples célèbres : Montaigne et ses amis ; l'union étroite de Rabelais avec ses protecteurs, d'anciens camarades de collège ; l'amitié de Boileau, Racine, Chapelle, sans parler des nombreux petits groupes du xviiie siècle. La littérature elle-même a su exploiter cette tendance spéciale, témoin les bohèmes de Murger et les Mousquetaires d'Alexandre Dumas. N'était-ce pas un acte pareil à celui des héros du bon romancier qui liait les mousquetaires de l'École de Médecine, puisque leur amitié à toute épreuve ne devait s'éteindre, elle aussi, qu'avec la vie?

M. Lacaze-Duthiers, un des survivants de cette petite épopée intime, en a rapporté l'histoire savoureuse. On travaillait ferme et l'on se nourrissait plutôt mal ; mais si l'on tirait le diable par la queue, on ne se refusait pas quelques distractions. Ainsi, les nouveaux amis allaient à l'Odéon applaudir les romantiques. Au spectacle des aventures héroïques du passé, ils oubliaient les platitudes du présent. Et c'est même là tout le secret des enthousiasmes soulevés par l'école romantique: n'est-ce pas grâce à elle que la jeunesse d'alors, affamée d'idéal, pouvait jeter la poudre d'or du rêve sur les mesquineries de la réalité ? On faisait aussi un peu de place à d'art. Le jeune Potain commettait quelques vers ; — « Malheur

à qui n'a pas été poète une fois dans sa vie ! » a dit Lamartine. En outre, excellent musicien, compositeur à ses heures,
il tenait habilement, dans des concerts improvisés, la partie
d'alto. Entre temps, il s'occupait de menuiserie et de serru-
rerie. C'était là un vestige des idées de Rousseau, qui seul
avait compris ce qu'il y a de vertu éducative dans la pratique d'un métier manuel. Potain, l'ai-je dit, avait d'ailleurs
un goût inné pour la mécanique, et même il avait songé un
instant à l'École polytechnique.

Mais cette vie de travail, coupée çà et là de quelques plaisirs, n'était pas sans l'inquiéter fortement. Il n'eût pas été
l'homme que j'ai dit, si dès cette époque il ne s'était imposé
une règle rigide, s'il n'avait tendu à perfectionner ce qu'il
appelait les défauts de sa nature. Il traversa donc une grande
crise de réforme. D'abord, au moyen d'une machine construite par lui, et renouvelée du Grec Alexandre, il voulut
remédier à son insatiable besoin de dormir. Venait-il à som-
meiller pendant son travail matinal ou durant ses veilles, une
lourde bûche de bois s'abattait sur son cou. Et il ne s'en tint
pas là. Fortement imprégné des grands esprits du XVIIe siècle, il entreprit à leur imitation d'écrire son « livre de raison » ; et ceci est un trait de plus dans sa ressemblance avec
M. Hamon. Tous les soirs, il notait les occupations de la journée. Et il faut décidément croire que l'on se connaît mal soi-
même, car à chaque page, il se traite de paresseux, il se gour-
mande, regrette le temps perdu, les dépenses inutiles. Elles
ne devaient cependant pas être grandes, ces dépenses, à en
juger par le mince état de sa garde-robe. Alors qu'il était
externe chez Baillarger, le médecin de la Salpêtrière, passa-
blement original, s'appliquait à réprimander ceux de ses élèves qui, les jours de mauvais temps, oubliaient leur parapluie.
Un matin, par un grand orage, le maître vit de loin venir à
lui, la tête penchée, tendant le dos à l'averse, le jeune Potain.
— En voilà au moins un, s'écrie-t-il, qui est prudent! Il a
son caoutchouc. Et ce disant, il lui tape vigoureusement sur
l'épaule. Hélas ! ce qu'il avait pris pour un brillant imper-
méable n'était qu'un pauvre veston d'alpaga, lustré par l'usage
et tout ruisselant de pluie, le petit externe était trempé jus-

qu'aux os. Baillarger n'insista pas, mais touché de cette détresse si courageusement supportée, il s'intéressa désormais davantage à son élève, et c'est à ses côtés que nous l'allons trouver.

Peu après, Potain était reçu à l'internat en même temps que Charcot et Parrot ; il avait alors vingt-trois ans. Ce fut une époque relativement douce pour lui : la trêve entre deux batailles. Mais ses quatre années d'hôpital terminées, où se diriger? Heureusement, Axenfeld veillait. Il lui céda généreusement sa place de médecin-adjoint à l'Hospice des fous, d'Ivry, où Baillarger fut heureux de l'accueillir. C'était l'avenir assuré loin de ce Paris où il ne se croyait pas de force à se tailler une place ; c'était le « fixe » après lequel soupirent les jeunes Français, tous plus ou moins attirés vers le port du fonctionnarisme. Et le voilà heureux dans son hôpital, car déjà il s'est habitué à n'avoir aucun besoin. Sa bourse, ouverte à tous les amis, à tous les vents, commence à être traversée de larges courants d'air. Il se fût endormi peut-être dans la tiédeur de sa nouvelle existence, mais Axenfeld est toujours là, persuasif et bougon. — Viens à Paris, lui écrit-il sans cesse, c'est ici que tu dois faire ta vie, ton devoir est de me suivre [1].

Puisqu'on faisait appel à son devoir, Potain ne pouvait longtemps résister. Il rentre à Paris et il est nommé chef de clinique de Bouillaud. Cette fois, il a le pied dans l'étrier, « c'est l'heure décisive que traverse tout homme marqué par le Destin, et où il dépense sa part des forces éternelles ».

II

Si j'en avais le temps, je vous dirais l'histoire de cette chaire de la Charité où brillait alors Bouillaud. Au début du

---

1. La correspondance de Potain avec ses amis est très riche en documents de toutes sortes. Grâce à elle seulement on pourra connaître à fond l'homme, son caractère, ses idées. Il y a trop d'enseignements à tirer de cette belle vie, elle est trop fertile en exemples pour qu'on en prive à jamais les admirateurs du Maître.

xix⁰ siècle, Pinel tenait le cerveau, Corvisart le cœur, et Broussais les voies digestives. Mais notez combien le train du monde est lent. N'avons-nous pas vu une trinité pareille succéder à l'ancienne ? à Pinel s'opposer Charcot, à Corvisart, Potain, et à Broussais, Bouchard ? Aujourd'hui encore, n'est-ce pas l'étude des voies digestives qui a fourni les théories les plus vastes, les plus discutées, les plus fécondes peut-être ? Certes, les doctrines ont changé, mais nos ressorts secrets sont toujours les mêmes, identiques aussi nos passions et nos façons de sentir.

Quoi qu'il en soit, dans ce milieu si étroitement relié au passé, Potain devait renforcer encore ce sentiment de la tradition qu'il tenait des siens. C'est là qu'il connut le prix de ce bel instrument que nous avons vu se fausser en d'autres mains et qui est le sens clinique. Bouillaud, allant plus avant dans la voie de Corvisart, avait étudié les lésions des valvules en s'appuyant sur la physiologie normale du cœur. Il avait décrit la péricardite et l'endocardite ; toutefois, comme le disait récemment M. Vaquez [1], l'idée de la maladie ne se substitue pas encore à celle de la lésion. A Potain était réservée cette dernière partie de la tâche. Toutefois l'influence du vieux maître de la Charité ne se fit pas seulement sentir dans la direction donnée à ses recherches, il agit encore sur son élève dans le domaine moral. Ainsi, on a beaucoup loué Potain de s'être engagé, en 1870, dans un régiment de marche; pouvait-il oublier que Bouillaud avait fait en 1814 la campagne de France comme simple cavalier au 3⁰ hussards?

Nous sommes en 1861, le jeune homme est maintenant agrégé, médecin des hôpitaux ; il s'agit de vivre. Il s'est installé dans un vieux logis de la rue de Grenelle, et toute la journée, à pied le plus souvent, il court la ville. Rien de plus pénible que ses débuts. Des artisans, quelques domestiques du noble Faubourg, constituent sa seule clientèle. Ses recettes annuelles, jusqu'à l'âge de quarante-sept ans, satisferaient à peine aujourd'hui un praticien de quartier, frais émoulu de

1. Cours de la Faculté de médecine.

l'École. On peut d'ailleurs le suivre pas à pas dans sa route, grâce à un système de comptabilité qui était bien à lui : chaque jour, jusqu'à la fin de sa vie, il inscrivit gains et dépenses sur une page blanche avec le report des totaux de la veille. Ce dossier de feuilles volantes, tout hérissé de chiffres, est parfois, dans sa sécheresse, d'une éloquence singulière. Par exemple, tel jour : donné à X... 100 francs; déjeuner, 0 fr. 95. Le total de la dernière feuille résume tout ce qu'il a gagné dans sa longue carrière, à peine 1 million 1/2. On y voit aussi qu'il paya ses dettes fort tard, car Potain — qui l'eût cru? — connut les dettes. Celui à qui Trousseau prédisait la plus belle clientèle de Paris courut longtemps le cachet à 3 francs. Mais que lui importait l'argent ? Alors que l'Humanité, clouée sur son crucifix d'or, souffre mille passions pour la conquête de la fortune, ce sage, fidèle aux vieilles traditions de notre art, avait banni de sa vie la question d'argent. Levé à l'aube — c'était ce qui coûtait le plus à ce grand dormeur, — il se mettait à l'étude, rédigeait ses leçons, mettait à jour sa correspondance. Puis, en route pour l'hôpital. Là, sans hâte, il examinait chaque malade, et tout lui devenait prétexte à enseignement. Rien de plus délicat que ces petites cliniques intimes. Si l'on n'y est pas gêné par la solennité de l'amphithéâtre, en revanche pas de préparation possible. Comme le général sur le champ de bataille, le maître n'est-il pas obligé de changer sans cesse son plan, de transporter d'une minute à l'autre tous ses moyens sur le sujet que le hasard lui présente?

Même vigilance, même souci de la perfection s'il s'agit de ses leçons. Les emplois élevés, qui parfois marquent le terme des travaux scientifiques, constituent pour lui comme une obligation de travailler davantage. Il avait trop souci de sa dignité de professeur pour en faire seulement office de décor. « Voyez ces dossiers, disait-il à un de ses élèves, ce sont ceux de mes cours. Remarquez comme les premiers sont volumineux et bourrés de documents. Ceux du milieu sont plus maigres : le professeur s'est habitué à sa fonction et s'observe moins. Puis, avec le temps, lui apparaissent la grandeur et la responsabilité de la tâche. Alors les dossiers redeviennent corpulents... Les meilleures leçons d'un maître sont les premières et les dernières. »

Ses malades, ses élèves, son hôpital, rien en dehors de ce petit univers dont il connaissait si bien l'histoire et dont il discourait volontiers. Souvent il évoquait les grandes figures du passé. Ainsi un jour on parlait de la cuisine des concours, — cuisine où il dédaignait de tremper, et on la blâmait fort. — Mais lui, toujours indulgent, de faire un retour en arrière. C'était au début du XIXᵉ siècle, racontait-il, à un concours d'agrégation qui comportait alors une épreuve en latin. Dupuytren, le meilleur élève de l'École, était sur les rangs. Ignorant tout de la langue de Cicéron, ce candidat n'eût pu en composer correctement deux lignes. Audacieux, solidement trempé pour la lutte, il rédige froidement sa copie, mais en français. Le lendemain, quelle n'est pas la stupéfaction des juges en l'entendant lire couramment en latin le texte écrit la veille en français : Vingt-quatre heures lui avaient suffi pour obtenir une traduction et l'apprendre par cœur, véritable tour de force si l'on songe qu'il ne comprenait goutte à ce qu'il récitait. Laënnec présidait le jury. — Il est des cas, dit-il, où la règle doit céder à la valeur. A en juger par ce trait d'audace et d'énergie, cet homme sera grand parmi les plus grands et nous ne pouvons priver notre École d'une force pareille. Je vote l'admission. — Le jury se rangea à son avis et dans la suite, qui l'ignore ? le pronostic de Laënnec se vérifia à la lettre.

On sait comment en 1870, dédaignant les galons d'aide-major, Potain endossa la tunique grise à boutons d'étain du garde national. Le rôle du médecin est de soulager et de guérir, celui du soldat, de détruire, d'où deux morales en apparence contradictoires. Mais il en est une autre plus auguste et plus impérieuse. Il n'avait eu qu'à écouter la voix de ses morts pour la connaître et courir au secours de la Patrie menacée. Il s'attachait d'ailleurs à allier ses deux devoirs : Le lendemain d'une faction, d'un combat, il passait toute sa journée à l'hôpital et n'en partait qu'à la nuit.

D'humeur toujours égale, Potain s'animait seulement à son laboratoire et c'était là le meilleur de son temps. La vue

d'un instrument le mettait en une sorte de délire dont ses
élèves savaient au besoin profiter. Souhaitaient-ils de voir
retarder l'heure de la visite ? ils installaient sournoisement
sur sa table quelques tubes de verre, ou bien l'instrument à
l'étude. Le maître arrivait, s'asseyait, et, pris tout entier, il
laissait couler le temps. Son adresse manuelle était extrême,
— peut-être même en avait-il un peu d'orgueil. Que d'appareils créés par lui comme en se jouant ! Ils sont dans toutes
les mains et il est inutile de les énumérer. Parfois cependant
on le vit se fâcher contre la matière rebelle. Il jurait alors,
mais si doucement qu'on ne savait si c'était une imprécation
ou une prière. Et cela faisait dire gentiment à une personne
de son entourage : « Le bon Dieu ne pourra pas oublier
M. Potain ; il pense à lui souvent car il ne manque jamais
d'invoquer son nom lorsqu'il est embarrassé. »

Je n'ai point le temps ni le pouvoir, hélas ! d'analyser son
œuvre scientifique. Comme chercheur, les influences qui agi-
rent sur lui sont multiples. J'ai noté celle de ses maîtres ; il
en est d'autres. Nous sommes à la fois les fabricants et les
produits de notre époque ; autrement dit, si nous subissons
son action, nous réagissons sur elle. A noter ici l'enthousiasme réfléchi avec lequel il accueillait toute découverte
nouvelle susceptible d'étendre le champ de ses investigations.
Ainsi, détail peu connu, Potain fut certainement le doyen
des laryngologistes, ayant été le premier en France à se servir du laryngoscope. Il fut aussi, je crois bien, le premier
qui tenta de mettre le Laboratoire au service de la Clinique.
Lors de la publication des travaux de Rœntgen, il saisit immédiatement le parti à tirer des rayons X et s'appliqua à
les utiliser dans son service.

Au point de vue des idées générales, trois hommes influè-
rent sur son intelligence toujours curieuse : Claude Bernard,
Darwin et Pasteur. Ses premières recherches sont celles d'un
physiologiste ; c'est appuyé sur la physiologie qu'il met au
point la séméiologie du cœur, qu'il décrit les bruits de ga-
lop, qu'il assigne leur vraie place aux bruits anormaux. Mais
n'est-ce pas à Darwin qu'il dut d'étudier la façon dont l'organisme, avec sa volonté de vivre, va s'adapter à sa lésion et

restreindre ses besoins ? Sa belle théorie de la miopragie substituée à celle de la compensation qui ne contient qu'une part de la vérité, nous donne seule la clé d'une foule de phénomènes jusque-là inexpliqués.

L'influence des idées pastoriennes n'est pas moins sensible. A l'explication physico-chimique de Lavoisier, perfectionnée par Liebig, l'Ecole française avait substitué l'explication biologique. Pénétrant plus avant dans les secrets de la vie, on avait démontré que les cellules sont les agents de toutes les mutations. Ce n'est point la graine qui domine la scène, comme on l'avait cru un instant, c'est le terrain. La déchéance organique seule peut expliquer le triomphe des infiniment petits, des microbes. En passant, je note que si les théories bactériologiques ont si vite conquis l'esprit des masses, c'est peut-être, on l'a déjà dit, parce que la nouvelle école fournissait la preuve éclatante de la loi du nombre et de la force des faibles. Donc, tenir de plus en plus compte des éléments cellulaires, voilà ce que chercha Potain, d'où ses études sur le sang et les appareils si ingénieux que, seul, il était arrivé à fabriquer. Sans doute, son intelligence, emprisonnée dans une armature solide, ne se jeta jamais au milieu d'une multitude de faits qu'il n'eût pu étreindre : sans doute, il répugnait au vague des théories. Il avait vu, au début de sa carrière, saigner des anémiques, et il savait trop le danger de l'esprit de système pour ne pas s'en méfier un peu. Mais, du moins, quand il s'était attaché à un sujet, il l'épuisait, et c'est bien ce qui rend son œuvre solide et pure comme le diamant.

On a dit que Potain fut surtout iatro-mécanicien ; cela est assez délicat à contrôler. En tout cas, le voisinage des Lancisi, des Chirac et autres n'est pas déjà si blâmable. On a dit encore « qu'il faisait de la médecine de cordon de sonnette » ou pour parler plus clairement de la médecine de réflexes. Le mot est drôle, mais inexact. Nul esprit plus enthousiaste que le sien pour les idées générales. Je n'en veux pour preuve que l'anecdote suivante, à la fois topique et piquante : Un jour qu'il était malade, M. Bouchard était venu le voir. Vous connaissez tous par expérience la façon absurde et délicieuse dont se passent ces consultations de confrère à confrère. Quelques menus propos sur l'objet de la visite, et la conversation dévie vers le terrain des mutuelles confidences. Les deux premiers consultants de Paris ne pouvaient échapper à la règle commune. Au bout de quelques minutes, Potain, assis sur son lit, expose ses travaux récents. M. Bouchard l'argumente, puis passe à son tour au sujet qui lui tient à cœur. De causerie en causerie, maladie et malade sont oubliés. Pourtant, en s'en allant, M. Bouchard croit devoir formuler une potion. Et le lendemain, comme on interrogeait Potain sur la consultation de son confrère : — Oh ! ce Bouchard, comme il m'a dit de belles choses ! — Mais votre traitement ? — Bah ! il a bien laissé une fiole ; voyez, elle est là, mais je ne l'ai pas prise : j'aurai confondu prendre et apprendre. Au surplus elle m'a fait le plus grand bien, je suis aux trois quarts guéri.

J'ai dit qu'il trouvait dans les recherches de Laboratoire son plus grand réconfort. Mais là encore il apportait son esprit de discipline. La tête penchée comme pour écouter la vérité lointaine, il savait se garder de tout emballement. Tout le premier, il regrettait le défaut d'équilibre entre le Laboratoire et la Clinique. Et il avait bien raison ; on oublie trop que Claude-Bernard a dit lui-même : La médecine doit partir du malade, mais pour y revenir. A l'occasion, il ne se gênait pas pour railler doucement les exagérations de l'étranger, qu'il connaissait bien. — Les expérimentateurs, disait-il, saignent un animal, ils lui ouvrent le thorax, mettent des petits ballons à la place du cœur et nous reprochent ensuite d'échafauder nos théories sur des organismes malades !...

Enfin, toujours fidèle à la tradition, il n'était point de ceux qui font dater la médecine de leur entrée dans la carrière. — Ne dédaignons pas trop les Anciens, disait-il souvent ; qui sait ce que nos successeurs penseront de nous ? — Le seul reproche à lui faire, — est-ce bien un reproche ? — C'est que ce père ne sut jamais faire valoir ses enfants. Ne faisant pas de la science à la petite semaine, il ne fallait pas lui parler de tirer d'un travail plusieurs moutures. Là où d'autres inondant le marché entassent communications sur communica-

tions, lui se contentait d'une brève note. Si la marque d'un
vrai savant est la concision, on peut dire que nul en ce temps
ne fut plus grand que lui.

III

Mais avec les années, la clientèle était venue, formidable.
Dolbeau, toujours un peu « emballé », ne cessait jamais de
le prôner à ses collègues. Dans le public s'établissaient maintes légendes : C'était une malade, en état de mort apparente,
qu'il avait remise sur pied, et mille autres racontars, monnaie
courante du succès. On le voit alors prendre sur lui de se
discipliner davantage pour être tout à tous. Déjà il avait
appris à moins dormir ; maintenant, en dépit des objurgations
de ses amis, il s'entraîne à se nourrir seulement de lait [1].
Cela ne simplifiait-il pas sa vie ? Avec sa tête bosselée, « son
front lourd d'idées et qui semblait continuer, sous ses paupières closes, quelque vision de l'éternel », il apparaissait aux
malades comme une majesté. Son silence même près d'eux
était éloquent, tant il savait bien écouter.

C'est à ce moment que le nombre de ses obligés croît dans
des proportions inouïes. Je voudrais redire la liste de ses
bienfaits, mais comme le vieux grenadier, je recule : ils sont
trop ! Rappellerai-je l'histoire du bon confrère qui durant le
siège vient lui demander à titre de prêt quelques subsides.
— Ouvrez mon tiroir, dit Potain, faites deux tas. — Cher
maître, il y a 800 francs. — C'est bien, prenez-en 400, et

1. Parmi les menus faits évoqués à ce propos, il en est qui ont un
tour humoristique spécial. A la longue, Potain était, à notre insu, devenu un type légendaire. Comme nous sommes un peu gouailleurs par
nature, on en était arrivé à faire circuler sur son compte des histoires
dont sa gravité paisible faisait par contraste toute la gaîté. Ainsi pour
symboliser sa vie occupée, on imagina que, n'ayant pas eu le temps de
visiter assez tôt un malade, il s'était présenté le jour où celui-ci venait
de mourir, et qu'il fut pris par la famille pour un fonctionnaire chargé
du service des convois funèbres. Le quiproquo n'était pas trop méchant
et le bon maître eût été le premier à en sourire.

bon courage ! — Dirai-je tous les clients qui oubliaient de
payer la consultation, ou qui même emportaient les 40 francs
laissés par celui qui les avait précédés dans le cabinet ? C'est
aussi le vieux médecin qu'il va visiter tout au bout de la France,
et auquel il abandonne les 1,200 francs emportés avec lui, se
privant ainsi de manger pendant tout le reste du voyage. —
Et que dirai-je des étudiants qu'il secourut ? et non pas toujours, qu'on le sache bien, des sujets d'élite, mais le premier
pauvre diable désemparé qui osait recourir à lui. Un jour —
ici je cite mon auteur, M. le professeur Gaucher — un candidat est refusé pour la troisième fois à l'un de ses doctorats : —
Mais vous devriez bien me recevoir, à la fin ! s'écrie le malheureux. Ne savez-vous pas que c'est le père Potain qui paye
mes examens [1] ?

Donner était chez lui un réflexe. Il en est qui ne peuvent
voir une main tendue sans regarder ce qu'elle contient ; lui
ne songeait qu'à l'emplir. Et tout cela si discret ! C'était le
revenant-bon du succès ; il y apportait cette habitude du
secret professionnel dont nul plus que lui ne fut le rigoureux
observateur. Aucune mésaventure, — car il ne fut pas sans
obliger des indignes ou des ingrats, — n'arrivait à troubler sa

---

1. J'aurais dû parler davantage de ses élèves, mais la plupart vivent
encore et la réserve s'impose. Je ne puis oublier cependant Esbach et
le Dr Clermont, morts il y a quelques années. Ce pauvre Esbach, à
part son tube pour le dosage clinique de l'albumine, n'a pas laissé grand
souvenir. C'était cependant un joyeux compagnon. Ancien commis-voya-
geur en draperie, il était arrivé comme on dit, à la force du poignet,
mais il avait gardé de sa profession une allure spéciale. Si l'on peut dire
qu'au point de vue moral un homme arrive à être absorbé par un autre,
cela s'applique surtout à notre confrère. Le Dr Esbach n'eût pas pu
vivre, semble-t-il, en dehors du rayon de Potain. Avec le bon Dr Clermont, cet ami si dévoué, si délicat et si distingué, il passa sa vie dans
l'ombre du maître. C'est Esbach qui, un jour, apprit à ses dépens combien il fallait se méfier de l'acuité auditive du clinicien. A une consultation s'était présenté un jeune homme blond et d'air timide, dont les traits
rappelaient vaguement ceux de Potain. L'élève ne put s'empêcher d'en
faire à voix basse la remarque : « Il est blond comme lui, petit comme
lui, et louche comme lui. » Mais Potain, qui avait entendu, de répliquer
doucement : « Oui, mais ce n'est pas du même côté. »

sérénité. Jusqu'à la fin, il avait gardé son âme d'enfant, toute
jeune et toute tendre, par l'austérité du travail, âme d'artiste
aussi, capable de vibrer à une noble pensée. Pascal, Montaigne, Courier, étaient ses auteurs favoris, et il ne manquait
jamais d'en lire journellement quelques passages. On se fera
une idée de sa vie laborieuse si je dis qu'il donnait parfois
rendez-vous à ses élèves à 3 heures du matin. Ces jours-là,
il laissait sa porte ouverte, se fiant à sa bonne étoile pour le
garer des voleurs.

Souvent on le pressait de se mêler au monde. Alors il recevait un peu, se rendait à l'Opéra. Mais vite il retournait à ses
livres, et comme on le morigénait : — Que voulez-vous, disait-
il, je me suis tellement habitué à travailler que je ne saurais
avoir d'autre plaisir. Je n'ai par ailleurs aucun mérite à regarder comme un délassement ce que d'autres considèrent
comme une servitude.

Et de fait, plus il allait, plus sa ferveur grandissait, plus
son esprit se faisait alerte. L'avantage d'enseigner la jeunesse
ne lui échappait pas. C'est au contact des jeunes ardeurs que
les maîtres doivent en partie l'entretien de leurs énergies [1].
Il y a dans le commerce des nouvelles générations et des
anciennes comme un phénomène d'exosmose et d'endosmose
dont nous oublions l'importance, mais que connaissaient bien
les grands universitaires du moyen âge. Il était, lui, si pénétré de cette vérité, qu'il écoutait comme un écolier, — et ici
j'en parle par expérience, — le plus humble interlocuteur,
tenant pour importante toute parole tombée d'une bouche
humaine.

Il était, je l'ai dit, un peu enclin à la rêverie. Son habitude à réfléchir fortement sur ses études lui donnait des distractions et ne lui permettait d'apporter qu'une médiocre
attention aux événements communs de la vie. Le journal, la

---

1. Au moment où je relis mes épreuves, j'ai connaissance du discours
prononcé par M. Debove à l'Association coopérative des Étudiants en
médecine. Dans sa péroraison, notre doyen soutient la même thèse que
moi. Si je souligne le rapprochement, c'est moins pour m'abriter sous sa
haute autorité, que pour rendre hommage à sa judicieuse éloquence.

formidable machine qui fait chaque matin « la voirie de la
Ville, balayant les idées et les hommes », le trouvait indifférent. Cependant il souffrait parfois que sa sœur lui en fît la
lecture. Et combien je regrette de ne pouvoir évoquer ici
l'image de cette compagne dévouée [1] qui vécut dans l'ombre
du Maître pour lui épargner les menus tracas de la vie ! On
a remarqué enfin que son abord était plutôt hésitant. Timidité, dit le profane ; poursuite d'une idée, répondent les initiés. Blotti dans sa voiture, il s'était interrompu de causer
avec Harvey, Sydenham ou Bœrhave pour écouter le chant
divin des Lettres latines, qu'il défendit souvent avec tant
d'éloquence. Il fallait bien lui donner le temps de se remettre et de redescendre peu à peu sur la terre.

Cependant l'heure de la retraite avait sonné pour le bon
ouvrier. Ouvertement il faisait ses préparatifs de départ, se
promettant de longs stages dans les laboratoires de physiologie. En réalité, il dissimulait. — Quand la fonction est usée,
avouait-il un jour, l'organe doit disparaître. Et, de fait, peu
après avoir quitté l'École, il s'en alla sans bruit, en homme
de bonne compagnie qui ne veut déranger personne.

IV

Il est mort depuis cinq ans, et le voilà déjà presque oublié.
Pourquoi cette soudaine éclipse ? pourquoi le doute de quelques-uns sur la grandeur de son œuvre ? Notre orgueil est
tel que nous nous permettons tout, même de mesurer nos
contemporains. Et cependant, quand on examine les vrais
mâles qui ont fécondé notre pauvre humanité, que trouve-t-on
le plus souvent ? Des inconnus pour les leurs. Nous passons

---

1. Y eut-il une autre femme dans la vie de Potain ? Bien des supposi-
tions ont été hasardées à ce sujet, mais rien de net, je dirai plus, rien
de sérieux.

à côté de celui qui crée sans seulement savoir qu'il existe. « C'est un moine qui écrit dans sa cellule, un patron de bateau qui court la mer, un ouvrier qui rassemble des caractères d'imprimerie, un géomètre qui écoute graviter les astres, un physicien qui regarde bouillir l'eau. » Vain jeu, donc, que de préjuger de l'avenir ! Mais pourquoi, chez Potain, l'absence de bruyante popularité ? Parce que la popularité est une maîtresse tyrannique ; il faut la chercher, la courtiser, l'aimer, et cela lui était bien défendu. Il faut un beau physique, il manquait d'élégance, une voix sonore, et la sienne, était voilée. De plus, il fut un précurseur. Alors que la chaire vibrait encore des accents des grands cliniciens, il apportait, lui, un langage simple et l'aride énoncé des faits. Il appartient, en outre, à une époque de transition où les expériences s'accumulent en attendant la synthèse : C'est la mixture qui lentement dépose avant d'apparaître limpide. Dirai-je encore qu'il n'y a plus d'écoles, plus de discussions passionnées, plus d'enthousiasmes ? La Faculté est devenue le prolongement du Lycée ; rien n'y manque, ni les surveillants, ni les récompenses. Enfin, si au point de vue intellectuel nous avons une poussière d'élite, nous manquons peut-être d'élite morale. Ce sont les grands caractères qui sont rares, plutôt que les intelligences. Les qualités du cœur, parce que moins communes, l'emportent dans l'opinion sur les dons de l'esprit ; voilà pourquoi, chez Potain, l'homme fit tort au savant...

Quand il fut mort, ses amis couchèrent dans le cercueil sa pauvre dépouille amaigrie. Ils fermèrent ses bons yeux encore pleins d'une arrière lueur, ces yeux où ne brilla jamais un éclair d'ironie, de méchanceté ou de convoitise, et on le scella dans l'éternel repos. Il l'avait bien gagné, lui qui n'avait jamais cessé de lutter dans l'ombre pour le bien et pour le vrai. Sur sa pierre on eût pu graver le signe sacré des Égyptiens, l'humble scarabée qui, sous de rudes élytres, cache des ailes légères, symbole d'idéal et d'immortalité ; n'avait-il pas, sous l'austérité de sa vie, caché son rêve d'homme et de savant ? Mais malgré sa réserve jalouse, une lueur rayonnait de son être concentré, bienfaisante et douce. Elle nous réchauffera longtemps encore. On pourra désapprendre son œuvre, on n'oubliera jamais combien son âme fut belle. Tant il est vrai que le secret d'une force, on l'a dit bien avant moi, est moins dans la profondeur de l'intelligence que dans la souveraine bonté du cœur.

NOTES INTIMES SUR TROUSSEAU

M. Maurice Barrès raconte qu'à Séville, dans la froide obscurité d'un cloître, des religieuses gardent jalousement le
masque ravagé de celui qui fut Don Juan; nulle possibilité
de l'étudier ou de le reproduire. L'homme, dont toutes les
femmes subissaient la loi triomphante et qui emplit le monde
de son nom, se trouve à son tour le prisonnier des vierges
mystiques. On aura beau employer tout le génie qu'on voudra
à évoquer sa vie, nul ne se pourra flatter d'avoir fixé définitivement son image et la nuit d'une petite chapelle de couvent dérobera éternellement aux yeux les traits du terrible
séducteur.

Cette main-mise sur le masque de Don Juan me semble le
symbole des difficultés où se heurtent ceux qui veulent étudier et animer du souffle de vie les figures du passé. Comme
les froides vierges de Séville, le Temps nous voilera toujours le tréfonds des âmes évanouies. Le chercheur ingénieux
ou tenace pourra bien ébaucher une silhouette intéressante,
mais l'être vrai, en chair et en os, avec ses douleurs et ses
joies, ses amours et ses haines, le connaîtrons-nous jamais ?
Cette impuissance à reconstituer exactement les idées, les
passions et les actes de nos prédécesseurs est peut-être une
des causes qui détournèrent notre génération, positive autant
que pressée, des visions de l'Histoire, et cela malgré les
enseignements, les profits qu'elle en pourrait tirer.

Le hasard d'une visite dans un vieux logis où s'éteignaient
doucement de très vieilles gens me fit entrevoir, il y a quelques années, un Trousseau que je ne soupçonnais pas. Je
croyais cependant bien connaître le maître. Ce sont ses élèves qui enseignèrent la médecine à ceux de ma génération.

Avec ce beau livre qui s'appelle les « *Cliniques de l'Hôtel-Dieu* », nous avons tous bégayé nos premières phrases médicales. Des éloges, des panégyriques nombreux ont mis en relief, semble-t-il, et montré sous toutes leurs faces les qualités magnifiques du grand clinicien. Or, je crus voir qu'il y avait encore beaucoup à glaner autour de cette grande figure dont quelques traits demeurent dans la pénombre comme le Don Juan dans la chapelle.

On me montra une miniature éclatante de fraîcheur et de jeunesse dans un cadre décoloré et piqué aux vers. De vieilles mains ridées remuèrent pour moi des papiers jaunis par les années, lettres enflammées où palpitent, encore chaudes et vibrantes, toutes les ardeurs de la vingtième année. Aidé de ces reliques oubliées, aidé surtout du beau livre de M. le Dr Paul Triaire, que tous les médecins devraient avoir lu [1], documenté aussi par notre excellent confrère, le Dr Trousseau, l'ophtalmologiste distingué et le petit-fils du maître, je vais essayer de parler à mon tour de Trousseau. Peut-être certains lecteurs, l'ayant connu directement, trouveront-ils que je n'ajoute rien de bien neuf au modèle ; mais ceux-là, j'en suis sûr, me pardonneront : on a toujours plaisir à entendre parler de ceux qu'on a aimés, et nul n'approcha cet homme sans subir son charme captivant. Quant aux autres, ils auront peut-être quelque plaisir à voir évoluer un instant les grandes personnalités médicales du XIX° siècle. La médecine contemporaine n'est-elle pas, en dépit qu'on en ait, tout imprégnée encore de leur enseignement ?

1

Les doctrines qui dominent notre art sont presque toujours le reflet de la société du moment. Avec le mysticisme du Moyen-Age, l'Astrologie règne en maîtresse. A la Renaissance, ce sont les anciens, Hippocrate et Galien, qui rentrent

---

1. *Bretonneau et ses correspondants*, ouvrage comprenant la correspondance de Trousseau et de Velpeau avec Bretonneau, publié avec une biographie et des notes, par M. Paul Triaire, de Tours.

triomphants sur la scène. Avec le xviiie siècle, les idées philosophiques prennent une prépondérance envahissante. Cela
se comprend, d'ailleurs ; l'homme qui donne le branle aux
idées nouvelles peut-il s'arracher complètement à l'influence
du milieu ?

La Révolution ne pouvait donc manquer d'innover en
médecine. L'Humanité fatiguée venait de secouer le lourd
fardeau de traditions que depuis dix-huit siècles elle traînait
lamentablement. Dans l'art de guérir, comme ailleurs, il fallait du nouveau, et c'est Broussais qui assuma la tâche souhai-
tée. Tantôt brûlé par le soleil du Midi, tantôt glacé par le
souffle du Nord, le médecin de la Grande-Armée avait, au
bruit du canon, échafaudé pierre sur pierre, et durant des
années, un édifice si simple de lignes, si accessible à tous, que
la masse, d'emblée convaincue, l'avait déclaré définitif, intan-
gible et parfait [1].

Quelques esprits indépendants crurent devoir néanmoins

1. Je n'ai point à insister ici sur *La médecine physiologique* de Broussais. Ses théories sont, au surplus, partout résumées. Mais ne les a-t-on
pas un peu compliquées en les réfutant? Ce qui fit leur force et aussi
leur faiblesse, ce ne fut pas seulement, comme on l'a dit, le talent fou-
gueux de l'inventeur, mais bien plutôt leur simplicité extrême.

Les tissus de l'organisme sont doués de deux propriétés essentielles, la
sensibilité et la contractilité, enseignait Brown. — Le médecin écossais a
raison, reprenait Broussais, mais quand la contractilité dépasse les limites
physiologiques, on tombe dans l'irritation. L'exagération de la propriété
essentielle de nos tissus constitue le commencement et la fin de toute
pathologie. Mais où se manifeste le mieux l'irritation, phénomène anor-
mal? Au niveau des muqueuses les plus directement en contact avec le
monde extérieur : muqueuses de l'estomac, muqueuses du tube digestif
tout entier. Par sympathie, — par action réflexe, disons-nous aujourd'hui,
— d'autres points de l'organisme peuvent être irrités, enflammés, mais
l'incendie, — nous disons l'intoxication, — débute toujours au niveau des
voies digestives Dès lors, plus de diathèse ; foin de ces classifications
aux noms baroques, imaginées par Pinel dans sa *Nosographie philosophique*.

Le traitement découle des prémisses établies ci-dessus. Puisqu'il y a
irritation, inflammation, rien ne vaudra jamais le traitement antiphlogis-
tique, saignées, sangsues, etc. On le voit, tout cela est simple, mais combien trop simple ! (Voir *Doctrines médicales*, par Broussais, 2 vol. Paris,
1821.)

s'insurger contre la tyrannie de cette médecine physiologique, et parmi ceux-ci Bretonneau. Ce petit officier de santé avait l'âme haute et fière. Venu à Paris pour quelques mois, dans le but de subir ses examens de doctorat, il avait été sottement ajourné à une épreuve par Boyer, et sans récriminer, il avait incontinent regagné sa Touraine. — « Ils ne veulent pas de moi comme docteur, soit; ils ne m'empêcheront pas d'étudier et de guérir comme officier de santé. »

D'une vieille famille de chirurgiens, Bretonneau avait eu la bonne fortune d'être accueilli par la châtelaine de Chenonceaux; Mᵐᵉ Dupin, l'amie de Voltaire, une de ces admirables femmes de la société du xviiiᵉ siècle qui payèrent si cher leur ardeur pour les idées nouvelles. Mᵐᵉ Dupin, avec sa nature fine et délicate, n'avait pas été longue à apprécier son jeune commensal. Elle s'était faite son éducatrice, lui enseignant l'anglais, l'allemand, et un peu aussi les belles manières. — Ce qu'on sait, lui disait-elle, souffre de ce qu'on ne sait pas. » Et le jeune homme avait puisé près d'elle une curiosité pour les choses du monde extérieur qui devait porter plus tard les fruits les plus merveilleux.

A la mort de sa protectrice, Bretonneau, qui logeait dans une aile de la somptueuse demeure de Chenonceaux, avait été envoyé à Tours, un peu malgré lui peut-être, en qualité de médecin en chef de l'hôpital. Là, faisant table rase des idées courantes pour ne retenir que l'importance des lésions dans les maladies, il était arrivé à créer un centre d'enseignement très prospère. Ses élèves raffolaient de lui et le secondaient de leur mieux. Or un soir, dans une petite réunion, on présenta à Bretonneau un jeune professeur de rhétorique, de belle allure et de beau langage. Bretonneau avait appris le latin sur le tard, et il avait, semble-t-il, un peu souffert du temps qu'il avait dû mettre à le bien connaître. Ce professeur de rhétorique de vingt ans l'attira donc de prime abord. Trousseau, qui avait la tête pleine de rêves, lui fit part de ses craintes, de ses espérances, et lui expliqua ce qu'il était [1]. Sa mère était veuve, sans fortune, avec trois enfants,

1. Trousseau était d'une très ancienne famille. Un Jacquelin Trousseau avait épousé Perrette, fille de Jacques Cœur. L'écusson de la maison repré-

dont deux d'un premier lit [1]. On était alors en pleine réaction, et l'avenir n'était pas brillant pour les professeurs de l'Université. — Lâchez-moi donc toute cette engeance, lui dit Bretonneau, et devenez médecin ! Ainsi fut fait.

Sans trop savoir où il s'embarquait, lâchant la bride à sa belle imagination, le jeune Trousseau se jeta dans la mêlée et suivit Bretonneau. Pendant deux ans, avec son maître, il vécut dans la plus étroite communion d'idées, passant les matinées à l'hôpital et les soirées à l'amphithéâtre, d'où le nom de « *vultur papa*, papa vautour, » que ses camarades d'autopsie lui avaient décerné. Puis, au bout de deux ans, notre homme prit son vol vers Paris. « Faulte d'argent, c'est douleur non pareille. » Le petit étudiant avait bien été muni d'un léger viatique, le maître lui avait bien bourré les poches de toutes les lettres de recommandation possibles, mais tout cela était insuffisant pour assurer la vie matérielle. Heureusement, une place d'interne était vacante chez Royer Collard, à Charenton. Trousseau comprend vite le parti à tirer de cette aubaine. Non seulement il aura le vivre et le couvert assurés, mais encore, grâce à la proximité de l'École d'Alfort, il pourra, en amadouant les vétérinaires, se livrer à toutes les expériences désirables. Et ce sont, en effet, des recherches sans fin, soit sur l'animal vivant, soit sur le cadavre. Chaque minute est prise par une étude nouvelle, et le soir, Esquirol, qui a succédé à Royer-Collard, présente son élève à ses amis de la famille médicale.

---

sentait des troussels, sortes de ballots que l'on voit encore gravés sur certains blasons et qui décèlent une origine commerciale. Trousseau, qui était lui-même le fils d'un brave directeur d'institution de Tours, se garda bien, parvenu au faite des honneurs, de revendiquer sa lignée ; il eût jugé ce travers peu digne de lui.

« Mon ami, écrivait-il à un admirateur qui lui rappelait la noblesse de ses origines, mon bon ami, les titres dont vous me parlez me paraissent, en effet, curieux Je ne sais trop si je pourrais prétendre à être gentilhomme. Le fait est, à vous dire vrai, que je n'en ai point envie... Lettre de A. Trousseau, 3 mai 1864. »

1. L'un de ses frères fut un architecte distingué ; l'autre, le général Jacquemin, encore vivant, a pris sa retraite comme général de brigade après une carrière des plus brillantes.

C'est là que Trousseau ébaucha l'idylle que je n'ai fait qu'indiquer au début de ces lignes. Il y eut échange de lettres, un portrait fut offert à la jeune fille. Pourquoi les choses en restèrent-elles là ? C'est ce que je ne pourrais dire. Peu importe d'ailleurs, n'est-ce pas l'histoire éternelle, le buisson sacré, derrière lequel passent, enlacés et frémissants, les êtres de jeunesse et d'amour ? Si je fais allusion à ces détails imprécis, c'est surtout parce qu'ils expliquent les variations du jeune homme ; sa folle du logis paraît l'emporter tout à fait à cette époque. Tantôt il songe sérieusement à se faire vétérinaire et à apprendre à ferrer les chevaux chez un maréchal-ferrant du faubourg Saint-Antoine ; tantôt il pense devenir médecin aliéniste. Avoir à soi une maison de santé remplie de malades, n'est-ce pas la fin de toutes tribulations ! Que dis-je ! la porte ouverte sur le chemin de la fortune ? Cela nous explique encore comment Trousseau, dans un jour de détresse de l'âme, fait des pieds et des mains pour être nommé chirurgien de l'hôpital de Tours. Puis quand Bretonneau, le bon maître, a aplani toutes les difficultés et s'abandonne à la joie, une saute-de-vent arrive — ô inconstance des amoureux ! — et la barque de Trousseau reste ancrée dans le port.

Bretonneau comprit-il tout ce que la nature de Trousseau exigeait de ménagements ? Cela paraît à travers ses lettres : toujours est-il que nous le voyons inlassablement prêt à soutenir et à consoler. Rien de plus touchant que le commerce du médecin de Tours avec ses élèves, Velpeau et Trousseau. Velpeau est sans doute très avant dans les bonnes grâces du maître, mais le disciple bien-aimé en qui il a mis toutes ses complaisances, c'est toujours et surtout Trousseau. Quels trésors d'affection et de sensibilité dans les lettres brûlantes de la correspondance intime « *Vale, carissime fili, vale...* mon cher fils... mille tendresses ». Tous les doux mots d'un père à son enfant illuminent, échauffent les pages refroidies. L'absent est-il malade, ce sont des prescriptions sans fin, des recommandations de maman. Et quelle joie lorsque Trousseau annonce gaillardement qu'il vient encore d'échapper à un danger : la fièvre jaune en 1828 (mission de Gibraltar),

le choléra en 1832. Aucun nuage entre ces deux âmes fra-
ternelles. A peine çà et là quelques graves conseils : — Il
faut se garder d'être versatile ; — le monde est aux opiniâ-
tres ; — rien ne vaut dans la vie que le bon sens ; la meilleure pièce d'un homme n'est ni son savoir ni son avoir, c'est
son caractère. »

Trousseau, presque tous les jours et dans toutes les circonstances de sa vie, adresse en quelque sorte une prière à son
maître et lui écrit les occupations de la journée. C'est dans
ces lettres que Bretonneau nous apparaît réellement grand.
On a trop oublié que c'est un médecin de campagne [1] qui
domine toute la médecine du XIXe siècle. Nous tous, ses enfants ingrats, nous le connaissons à peine. Et cependant, que
ne lui devons-nous pas, à ce père de la moderne médecine
qui, solitaire, sans outillage, presque sans aide, avec le seul
appui de son génie, a construit un monument que le temps
n'a pu que consolider ! « Un germe spécial propre à chaque
contagion donne naissance à chaque maladie contagieuse.
Les fléaux épidémiques ne sont engendrés, disséminés que
par leurs germes reproducteurs [2]. » Cela est daté de 1855 ;
parlerait-on autrement aujourd'hui ? Et ailleurs, à son maître
qui l'a quelque peu morigéné au sujet d'un cas de diphtérie,
Trousseau promet de mieux surveiller la désinfection à l'avenir :

Je ferai brûler les lits et les couvertures, je ferai jeter au feu
les papiers de tenture, je ferai enlever les cordons de sonnette,
j'engagerai la mère à se purifier comme une hindoue ; autrement, quelle querelle ne me feriez-vous pas !... Vous m'avez
accusé d'avoir apporté dans mon habit la diphtérie que j'avais
prise en Sologne et d'en avoir gratifié Mme de Bonneville. Après
tout, je ne dis pas non. Avec vous je puis être assez bête pour

---

1. On a vu que Bretonneau avait débuté à Chenonceaux avant de venir
à Tours.

2. *Lettres de Bretonneau à Blache et à Guersant* (Lettre CCCXLV, *in*
Triaire, loc. cit., page 593, tome II.) Cette lettre est, sinon la plus belle,
du moins la plus importante qui ait été écrite par Bretonneau.

croire à cette contagion différée. Je le dirai dans mon testament, mais de mon vivant ils me crieraient à la chienlit [1].

La spécificité des lésions, la spécificité des causes, le rôle capital du terrain, la contagiosité des maladies infectieuses, la nécessité de désinfecter, Bretonneau avait vu tout cela. Et sommes-nous bien plus avancés, nous, les orgueilleux, avec nos substances empêchantes, bactériolysines, sensibilisatrices et autres humeurs peccantes qui semblent, révérence parler, rappeler un peu trop le Diafoirus de Molière?

Le malheur est que le maître n'aimait point à écrire; c'est merveille de voir ses élèves, Velpeau ou Trousseau, s'escrimer pour en tirer quelque maigre copie. Tantôt on emploie la semonce, et, Dieu me pardonne! la menace; tantôt on se fait câlin. Mais le praticien, là-bas, ne marche que quand il lui plaît, et combien lentement! — Ah! les bons disciples, ah! le bon maître!

Si j'avais le temps, je vous dirais, — le beau livre de M. Triaire à la main, — combien notre art s'est perdu avec l'âge. Obéissant à la loi du moindre effort, nous taillons, coupons, ouvrons, là où nos pères, Lisfranc, Broussais, etc., guérissaient sans effraction. Je voudrais, avec Trousseau, vous montrer Lisfranc aux prises avec une tumeur blanche, accélérant ou diminuant pour ainsi dire à son gré l'inflammation; ou Broussais jugulant une pneumonie. Tout cela d'ailleurs, vous le verrez dans le journal écrit chaque soir par l'élève à son maître [2]. Vous verrez aussi que si l'on parle beaucoup de médecine expérimentale aujourd'hui, Bretonneau et Trousseau s'en occupaient sans cesse.

Sans diminuer la mémoire de ce dernier, on peut bien dire qu'il fut surtout le vulgarisateur des idées de Bretonneau. A la fin même il ne savait plus ce qui appartenait à ce dernier et ce qui lui appartenait en propre, à lui, Trousseau. «Cela n'a d'ailleurs pas grande importance, avouait-il gentiment. C'est vous ou moi, mais qu'importe? Le fils ne procède-t-il pas du père, à Tours comme à Bethléem?»

1. *Triaire, loc. cit.*
2. Cf. le livre de *Triaire* cité plus haut.

II

Cependant le succès était venu. Agrégé à vingt-six ans, professeur de thérapeutique à vingt-neuf, Trousseau avait vu lentement grandir sa renommée dans le public, car, chose singulière, malgré ses prompts succès universitaires, la clientèle vint tard à Trousseau. C'est à ce moment, toujours pour imiter Bretonneau, grand horticulteur, que le clinicien se rend acquéreur de Bonneveau, près de Milly, en Seine-et-Oise. Il a commencé par acheter quelques lopins de terre, puis d'agrandissements en agrandissements il a constitué un domaine de quatre cents hectares. Il s'y rend tous les samedis, inaugurant chaque fois quelque plantation nouvelle. Mais le dimanche, dès l'aube, c'est une longue théorie de paysans en charrettes, venant des quatre coins de l'horizon « taper » le grand médecin d'une consultation gratuite. Et cela dure sans relâche jusqu'au soir. On dit que les malades sont ingrats. Est-ce bien sûr? Voilà près de cinquante ans que Trousseau a disparu; son domaine a été vendu plusieurs fois, — toujours le même prix d'ailleurs : 400.000 francs; or, dans les grandes circonstances, dans les maladies graves, c'est encore au petit-fils de Trousseau, à notre bon confrère, que les gens de la région ont recours. O puissance de la voix des morts !

Chacun de nous a sa folie; Trousseau en eut plus d'une. Adoré des femmes, probablement parce qu'il les aima beaucoup, « ceux-là seuls, écrit-il quelque part, nous aiment en vérité qui ne nous disputent pas le peu de plaisir qu'il nous est donné d'avoir en ce monde, qui y participent par le *good-willing* (le bon vouloir), quand bien même au fond du cœur ils nous blâmeraient un tout petit peu. Les femmes, quand elles sont bonnes, ne sont ni bonnes ni dévouées à demi : Elles fument avec les Hollandais, elles s'enivrent avec les Lithuaniens, au besoin elles liraient Horace ou un *Traité de la peste de Marseille* [1]. » Ne parlez pas économie à ce grand imaginatif.

« Quand vous aurez économisé quelques écus de cent sous à surveiller un domestique paresseux ou quelque peu infidèle, à batailler contre une hôtesse exagérée, contre un marchand désireux de se retirer au plus vite de son commerce, en serez-vous bien plus heureux ? Ah ! restez dupe, restez dupe, ou tout au moins capable de l'être toute votre vie... Je ne fais cas d'un homme que s'il est capable d'être dupe. »

Sa folle du logis, toujours prête à le jeter à la traverse, l'avait conduit dans la politique. Il n'y réussit pas comme on aurait pu le croire, étant données ses brillantes qualités d'orateur. Néanmoins, il sut, au cours des journées de juin 1848, se montrer simplement héroïque. C'est grâce à son sang-froid et à l'énergie de Duclerc, le ministre des Finances, que le Palais législatif ne fut pas envahi par l'émeute et que la représentation nationale fut sauvée cette fois-là.

III

Bon cœur, folle imagination, esprit ardent, synthétisant en lui tout le vieux tempérament des fils de France, voilà ce qu'était Trousseau. Tout le monde le croyait heureux et beaucoup l'enviaient. Mais dans le fruit vermeil il y a souvent le ver qu'aucune apparence ne décèle. On nous a montré le maître, sur la fin de sa vie, assistant calme et résolu aux ravages du cancer qui le dévorait. En réalité, la plaie morale *immortale jecur*, dont il souffrit longtemps, était autrement douloureuse.

Trousseau avait eu deux enfants : une fille, mariée à un vieil ami de la famille, et un fils. Georges Trousseau avait hérité de toutes les qualités du père, mais exaspérées, en quelque sorte. C'était le même esprit ardent, la même imagination folle ; seulement le frein de la nécessité n'était plus là

---

1 *Triaire*, page 490, tome II.

pour arrêter l'essor des dangereuses envolées. Le père se
retrouvait dans son enfant, avec le bon équilibre en moins, et
ce fut le chagrin de sa vie. Il eût voulu son Georges médecin,
mais celui-ci déclara n'avoir de goût que pour l'agriculture.
Il fit un premier essai qui dura dix-huit mois, puis il revint à
la médecine. Il retourna encore à l'agriculture et, au Plessis,
près de Tours, organisa une grande exploitation. On comptait beaucoup sur les sages conseils et sur l'autorité de Bretonneau. Malheureusement l'autorité fut méconnue, les conseils
repoussés. Ce n'était pas que cet adolescent manquât de génie
Toutes nos méthodes, utilisation des engrais chimiques, sage
adaptation des progrès de la Science à l'Agriculture, Georges
Trousseau connut et appliqua tout cela bien avant notre temps.
Mais hélas! toujours la folle du logis! Dès qu'une idée allait
réussir, on l'abandonnait pour passer à une autre, d'où des
déboires, des échecs et des pertes ; il fallait recourir à la bourse
paternelle et tout finissait par s'arranger. Le sujet était d'ailleurs si brillant, si ingénieux, si remarquable, qu'à une époque
où la croix de la Légion d'Honneur ne se galvaudait pas, le
jeune homme l'avait obtenue à vingt-six ans pour ses innova-
tions en agriculture. Mais le moyen de réussir dans une société
qu'effarouche la moindre fantaisie ! Un jour, Georges Trousseau, las, découragé, dut revenir vers les siens.

C'était le moment de la grande fête. Au Cercle impérial, où
fréquentait le brillant cavalier, se livraient des parties effré-
nées entre Khalil-Bey, Morny, le prince de Galles, etc. C'était
le temps où la belle Anna des Lions, donnait, suivant le mode
antique, des fêtes qui rassemblaient toute la jeunesse. Dans
les salons, des coupes d'or remplies de louis s'offraient aux
joueurs malheureux. La confiance de la courtisane en ses
hôtes était telle qu'elle n'hésitait pas à mettre à leur disposition des sommes énormes. Mais si parfaite était la délicatesse
des invités que nul d'entre eux ne préleva jamais une seule
pièce dans les coupes d'or. Donc, un soir, le jeune Trousseau,
pris dans l'engrenage d'une partie, perdit, sur parole, une
somme considérable. Ce fut le désastre. L'honneur était sauf,
sans doute, et jamais le jeune homme n'eut à rougir devant
personne ; mais le père fut impitoyable. Dans une dernière

entrevue où se jouait leur bonheur à tous deux, Trousseau et son fils se dirent un éternel adieu, et, muni d'un billet de 1.000 francs, Georges Trousseau, plus malheureux que coupable, alla courageusement au loin recommencer sa vie.

Deux fées président, disent les Hongrois, à notre destinée. L'une, la bonne fée, cherche à entremêler les pages blanches et les pages noires de l'existence ; la mauvaise, au contraire s'efforce de mettre toutes les pages blanches d'un côté et toutes les noires de l'autre. Chez le fils de Trousseau, la mauvaise fée l'avait emporté. Nous avons lu les pages noires, voyons maintenant les pages blanches.

Le malheureux s'était rendu en Australie. Là, ce viveur d'hier se fit mineur et il connut toutes les duretés du sort. Enfin à force d'énergie, ayant rassemblé un pécule de 15.000 francs il va poursuivre avec une ténacité indomptable la tâche qu'il s'est fixée. Il descend à Sydney et emploie son argent à se faire recevoir médecin ; puis en route vers Honolulu, la capitale des îles Sandwich. Ici, le succès fut extraordinaire, et Trousseau se retrouve le digne fils du grand consultant.

Chaque jour voit s'accroître sa renommée, sa clientèle est énorme, il gagne jusqu'à 300.000 francs par an. Son influence est sans bornes sur l'esprit du roi et surtout sur le cœur de la reine. Le médecin français est regardé comme un prophète ou un dieu bienfaisant. Mais l'exilé se dit qu'il porte sur la poitrine le ruban de la Légion d'honneur, tout son pouvoir, il l'emploie à faire rayonner l'influence de la mère-patrie. Il fait venir de France un outillage perfectionné, crée des raffineries ; bref, c'est la fortune dans un palais des Mille et une nuits... Peut-être a-t-il oublié les siens. Eux, cependant, se souviennent. Un jour, sa sœur, devenue veuve, résolut de le surprendre. Souffrante, elle redoute horriblement le long et dangereux voyage ; mais tout cela n'est rien pour cette âme généreuse. Bravement, elle apporte au grand enfant prodigue, qui ne revint jamais au foyer, le baiser de paix qu'elle avait reçu du père mourant.

Le souvenir laissé à Honolulu par cet homme étrange est tel que les indigènes, dans leurs chansons, célèbrent encore aujourd'hui le blanc prestigieux qui les guérissait, les soula-

geait ou les apaisait. Le maître, lui, n'avait pas vu cette résur-
rection. En juin 1867, il s'était éteint doucement, à soixante-
six ans, après une vie « rudement remplie », comme il disait
lui-même au moment où la mort vint le prendre.

Quand on raconte la vie des hommes de talent partis d'une
situation modeste, il semble que l'on revit un beau conte de
fées inventé pour charmer les petits. C'est d'abord la période
de luttes, avec l'angoisse du lendemain. Puis la chance tourne
favorablement, le héros est distingué par le prince, il épouse
sa fille et ils ont beaucoup d'enfants. C'est là que l'histoire
s'arrête, heureusement. Et le bon conteur a bien raison de
ne point nous dire ce que deviennent, à leur tour, les descendants. Combien n'en avons-nous pas vu, de maîtres, partis de rien, monter très haut, et dont l'héritage était dissipé
dès la première génération?

D'ailleurs, ce n'est point la morale à tirer de ces notes. Il
en est une plus haute: Nous avons vu, d'abord, ce que valait
la province au début de l'autre siècle et les fruits merveilleux
que produisait notre vieille terre lorsque Paris n'était pas le
gouffre qui aspire tout, lorsque la décentralisation intellectuelle, ce vestige heureux de l'ancien régime, subsistait
encore. On a pu voir aussi combien nos pères étaient riches
d'idées générales, alors que nous en sommes si pauvres, combien leur thérapeutique était sage quand nous la traitons
avec tant de dédain.

Je ne voudrais pas être ce joueur de flûte qui ne jouait
que de vieux airs et dont les enfants se moquaient dans les
rues de la grande Allemagne. Mais si j'avais pu rappeler, une
fois de plus, que la médecine ne commence pas à nous et,
qu'au contraire, nous devons tout à nos pères, je n'aurais
pas perdu ma journée...

A PROPOS DES NOTES INTIMES
SUR TROUSSEAU [1]

L'ODYSSÉE DE SON FILS; SOUVENIR D'UN TÉMOIN

Les « Notes intimes sur Trousseau » m'ont rappelé de
vieux souvenirs sur son fils Georges, que j'ai connu; ces
souvenirs sont tout à son éloge, peut-être intéresseront-ils le
public. Les voici :

J'étais à Paris, passant ma thèse, au moment où est sur-
venu l'événement malheureux qui a transformé l'existence
de Georges Trousseau. Je fus envoyé, peu après, en Calédo-
nie, pour embarquer, comme médecin-major, sur le *Marceau*.
Cet aviso faisait alternativement, avec un autre bâtiment de
la station, le courrier mensuel de l'Australie. J'eus occasion
de voir Georges Trousseau chez notre confrère, le Dr Laure,
ancien médecin de la marine de l'État, établi à Sydney.
Trousseau était alors docteur en médecine, reçu en France
ou en Australie, je ne sais. La place était occupée par notre
ami Laure et un vieux réfugié du coup d'État, le Dr Müller,
qui pratiquait avec succès l'ophthalmologie. Voyant qu'il
n'y avait rien à faire là, il partit pour la Nouvelle-Zélande et
alla aux mines, non comme mineur, mais comme médecin,
passant sa vie à cheval, gagnant pas mal d'argent. Mais, imi-

---

1. La lettre qui suit nous fut écrite au moment où ces notes parurent
dans la *Revue moderne de médecine et de chirurgie*. Nous avons cru
devoir la publier, car elle est le corollaire utile de l'étude précédente.
On y verra ce que devint le fils du grand Trousseau; et tous ceux qui
s'intéressent à ce grand nom remercieront comme moi le Dr Lemaire
dont la documentation précise nous fixe sur un point jusque-là obscur
de l'histoire des Trousseau.

tant ses nouveaux compagnons, il achetait des parts de *claims*
à droite, à gauche, partout, à mesure que l'argent arrivait,
espérant tomber sur un bon lot, sur un filon extraordinaire.
A ce jeu, il perdit ce qu'il avait gagné. Fatigué, ne voyant
pas d'avenir pour lui dans ce pays, il écouta les conseils de
ses amis et partit pour Honolulu. Cette odyssée, il me la
raconta plus tard lui-même.

Le 31 mai 1873, l'aviso le *Vaudreuil* mouillait à Honolulu.
On signale le canot de la santé; j'étais médecin-major, je vais
attendre à la coupée; le médecin monte à bord... Georges
Trousseau! La reconnaissance est vite faite, je le présente au
commandant, aux officiers et, pendant une relâche de vingt
jours, nos relations furent de tout instant. Les navires de
guerre français étaient si rares aux Sandwich!

A la fin de 1872, un indigène avait été admis à l'hôpital
d'Honolulu; diagnostic incertain; Trousseau le vit avec les
deux confrères américains, médecin et chirurgien dudit
hôpital, et annonça une variole, se basant sur la rachialgie
si importante pour son père. Incrédulité des confrères jusqu'au moment où ils furent obligés de s'incliner. Mais pendant ces jours perdus, la famille de l'indigène avait présenté
les mêmes symptômes, les avait communiqués aux voisins; ce
fut l'origine d'une épidémie, qui prit rapidement des proportions inquiétantes.

Le roi Lunalilo, informé de ce qui s'était passé, nomma
Georges Trousseau médecin-chirurgien consultant de l'hôpital ayant le pas sur les confrères américains, et lui donna
pleins pouvoirs pour enrayer l'épidémie; droit de réquisition
de chevaux, voitures, etc., et, plus tard, il fut même nommé
colonel!

Trousseau, comme il me le disait, avait passé ses premières années dans un milieu médical supérieur; faisant appel à
ses souvenirs, aux conversations de son père et des habitués
de la maison paternelle, il se mit à l'œuvre : lazaret pour les
malades, lazaret pour les douteux, pour les voisins des malades, vaccination en grand nombre dès que l'on eut suffisamment de vaccin. Ce vaccin consistait en croûtes vaccinales
entourées de cire blanche, revêtues de papier d'étain, que l'on

faisait venir de Philadelphie au prix de cinq dollars l'une. On en écrasait une parcelle dans une goutte d'eau et l'on vaccinait. Trousseau en était très content. Grâce à ces mesures, l'épidémie fut rapidement enrayée. Disons qu'elle était venue par des vêtements d'occasion envoyés de San Francisco.

La lèpre était la grande question du moment. Inconnue, paraît-il, vingt-cinq ans auparavant, un cas avait été signalé à l'autorité par un Chinois, qui connaissait la contagion et avait averti que, faute d'un isolement complet, on ne tarderait pas à constater d'autres cas qui se multiplieraient rapidement, comme il l'avait vu en Chine. On n'y prit pas garde et à notre passage, d'après Trousseau, il y avait au moins un malade sur cinquante habitants. On les recherchait activement et on les mettait en observation à Kalihi, dépôt dans une île à trois milles de la ville. Trousseau fut chargé de cet important service des lépreux et je l'accompagnais plusieurs fois. dans ses visites. Il les étudiait et désignait ensuite ceux qu'on devait envoyer à l'île Molokaï, d'où ils ne devaient jamais revenir. L'un des indigènes ainsi exilés par le médecin se jeta sur lui, le couteau à la main ; Trousseau, leste, vigoureux, put heureusement le maîtriser ; le cou, si je ne me trompe, fut légèrement éraflé.

Il a fortement insisté, pendant les visites que j'ai eu la bonne fortune de faire avec lui, sur ces malades et leurs symptômes, sur l'erreur des auteurs qui signalaient la chute progressive des phalanges. Il y a, me disait-il, résorption progressive des os, phalangette, phalangine, phalange ; les parties molles suivent le retrait osseux et un doigt amputé d'une ou deux phalanges présente toujours à son extrémité un ongle plus ou moins régulier ou déformé. Il avait envoyé récemment à Molokaï une femme dont un pied paraissait avoir subi la désarticulation de Chopart ; mais la persistance des ongles montrait l'exactitude de ses observations, c'est ce qu'il m'a fait constater chez plusieurs sujets attendant leur départ. Il y avait, au moment de nos visites à Kalihi, un Français, âgé de cinquante-sept ans, qui devait partir avec les autres par le premier navire. Un autre Français, très légèrement atteint et qui craignait d'être interné, demanda au commandant de le transporter à San Francisco, où nous allions en quittant Honolulu ; de là, il se serait fait rapatrier ; mais sa requête ne fut pas admise, étant donné le caractère contagieux de la maladie.

Le roi Lunalilo accepta une invitation à déjeuner à bord du *Vaudreuil* ; il vint, accompagné du *colonel* Trousseau en uniforme, uniforme, nous a-t-il raconté, qu'il s'était fait payer par le roi.

Tels sont les souvenirs que votre article m'a rappelés et qui montrent le côté médical du beau rôle de Georges Trousseau aux Sandwich, et l'une des causes pour lesquelles son nom est resté célèbre. Les services qu'il a rendus sont assez remarquables pour qu'ils soient tirés de l'oubli, et l'on peut dire qu'il y a porté, haut et ferme, le nom français et qu'il s'est montré digne du ruban rouge. Je suis heureux de pouvoir lui en rendre ici le bon témoignage.

Dr LEMAIRE (du Tréport).

LES MÉDECINS DEVANT LA MALADIE ET
DEVANT LA MORT

LE Dr BOUILLY. — LE Dr CODET (de Lamballe).

Du temps où je terminais mes études, le hasard m'avait
conduit un jour dans la salle des Thèses. Le candidat sur la
sellette présentait un travail intitulé : *Les palliatifs dans la
phtisie laryngée.* Il s'appelait, je crois, Fournier. Atteint de
tuberculose du larynx au moment d'être reçu Docteur, le
brave garçon avait tenu, avant de partir pour le grand voyage,
à saluer une dernière fois ses maîtres et les compagnons de
sa jeunesse. Je revois encore la vieille salle de la Faculté
inondée de soleil et toute joyeuse, pendant que le pauvre
candidat, presque aphone, expliquait les remèdes dont il
tirait le meilleur soulagement. Malgré les objurgations affec-
tueuses de ses juges, qui eux aussi, avaient la voix étranglée
d'émotion, il alla jusqu'au bout de son épreuve. Puis, quand
ce fut fini, s'étant péniblement levé, il serra les mains tendues vers lui. Et, souriant, alors que tous les yeux étaient
mouillés de larmes, il s'en alla, heureux d'avoir célébré le rite
qui ouvre à chacun de nous les portes de la vie, et qui
marquait pour lui la dernière étape vers la mort.

Pareil héroïsme n'est point rare chez les médecins. En
dehors de l'exemple mémorable de Trousseau, qui se trouve
aujourd'hui dans les Manuels des écoliers, faut-il citer Dolbeau rassurant Nélaton qui lui pratiquait l'empyème et lui
rappelant que le moment était venu de lier l'artère. Parlerai-
je de Péan indiquant à ses amis la faiblesse de son pouls et
l'imminence de la dernière syncope ? J'ai là, sur ma table, le
journal d'un confrère morphinomane; rien de plus saisissant

que les notes de ce moribond. Il semble que, pour beaucoup
d'entre nous, la terreur ancestrale du grand inconnu s'atté-
nue pour faire place à une sérénité qui parfois surprend et
déconcerte. Je n'insiste pas et veux simplement rendre hommage à deux confrères dont la fermeté vient ajouter un nouvel exemple aux cas nombreux déjà connus.

Bouilly et Codet sont d'autant plus à citer qu'ils ne se sont
point contentés de tendre les ressorts de leur volonté pour
faire front à l'orage. Ils ont été plus loin, ayant pris sur eux
de s'oublier pour ne penser qu'aux êtres aimés. Placés à des
niveaux bien différents de notre hiérarchie médicale, tous
deux se sont rencontrés pour témoigner au suprême moment,
de l'oubli de soi-même. Leur attitude nous montre combien,
dans notre monde, les liens de famille sont solidement noués.
C'est par là que leur cas intéresse ; en dépit de quelques
apparences, il n'est pas, comme on va le voir, de cœurs plus
dévoués et plus aimants que ceux des médecins.

I

— Il n'est personne d'aussi heureux que moi, me disait un
jour Bouilly, mais tout le secret de mon bonheur réside dans
l'équilibre parfait de mon organisme. Je rentre chez moi
éreinté, n'en pouvant plus. Je dîne, et me voilà dispos. Si je
me trouve en face d'une situation difficile, mon incurable
optimisme me la fait toujours envisager par le bon côté.
Avoir du bon sens, se garder d'emballements, tout est là dans
la vie. C'est ma pondération qui fait ma force. Et il avait bien
raison. Nulle existence plus heureuse que la sienne. Il goû-
tait ce bonheur que connaissent seuls à Paris les hommes
arrivés, bonheur si différent de celui des oisifs, pour qui la
vie s'écoule doucement sans grands heurts comme sans grandes joies.

Peu touché de son demi-échec au professorat, il allait se
retirer en Sologne dès cette année. Ce bon ouvrier estimait
que sa tâche était remplie et qu'il devait céder sa place. Mais
au moment où il échafaudait ses beaux rêves, il était déjà

guetté par la mort. Un jour il remarqua par hasard sur le bord gauche de sa langue un petit bouton auquel il n'avait pas pris garde jusqu'alors. Il se rendit chez un de ses collègues ; l'examen fut long et la consultation solennelle. Dès l'abord, le confrère diagnostiqua un cancer ; mais quelle conduite tenir ? Fallait-il annoncer brutalement la vérité ? Au moment où roulaient sur la table les dés de fer du destin, n'était-il pas humain de cacher le jeu et de laisser au malade quelques jours d'espoir ? Derrière le masque du Parisien aimable et sceptique, une insondable faiblesse ne pouvait-elle pas se dissimuler ? Heureusement, Bouilly avait bien choisi son homme. Le consultant parut hésiter un peu, et son incertitude même était déjà une précaution oratoire ; enfin il dit la vérité : Tumeur maligne de la langue, à enlever le plus rapidement possible.

Comprenant tout ce qu'avait de terrible la situation de son ami, Bouilly le remercia, puis, dans la paix du soir, erra un instant par les grandes avenues désertes de la ville avant de rentrer chez lui. Ainsi le sort imbécile le frappait, lui qui avait si bien employé sa vie ! Il était encore jeune, la moisson était prête, le repos l'attendait. Et de son aile brutale le mauvais génie venait de balayer tous ses projets d'avenir. Rentré dans son hôtel, ce nid si admirablement orné, en revoyant ses objets d'art familiers et tout le beau luxe dont cet homme de goût aimait à s'entourer, il eut un moment de défaillance, le seul peut-être de toute sa vie. — Mon amie ! ma pauvre amie ! dit-il en se penchant sur l'épaule de sa femme comme un enfant, c'est grave, c'est très grave ! Qu'allons-nous devenir ?

L'homme a beau être fort, il a beau s'être discipliné en vue de la lutte, un peu de la faiblesse du premier âge demeure toujours en lui. Je me souviens d'avoir rencontré un des ministres de ce temps dans la circonstance la plus tragique de sa vie tourmentée. Son avenir politique, sa liberté, son honneur, il avait dû jouer tout cela au cours d'une séance mémorable. Durant plusieurs heures, cet être de force et de combattivité, dont l'allure pesante faisait penser aux grands fauves, avait dû vaincre les hurlements de la foule lâche et imbécile de ses collègues, heureux d'opposer leurs vertus de médiocres à la supériorité de ce bel animal humain dont ils avaient si souvent redouté la griffe ou mendié l'étreinte. Eh bien, ce lutteur intrépide, je le voyais cassé, plié, faible comme un petit enfant. Dans une allée solitaire du Bois, il allait, les yeux perdus, appuyé au bras de sa femme, tandis qu'elle semblait le bercer de ces mots que seules savent trouver celles qui nous aiment.

Bouilly, je l'ai dit, se remit vite. Le soir même, il s'était tracé sa tâche. Le grand souci de cet homme, dont le cœur avait gardé la fraîcheur des vingt ans, était de n'être point mutilé. Sans doute, l'ablation totale de l'organe offrait plus de chances de survie. Mais à quoi bon? Ne valait-il pas mieux mourir en galant homme, plutôt que de traîner longtemps une existence misérable? Le maître fit appeler son élève préféré et lui dicta sa conduite. Une première opération eut lieu, puis, presque immédiatement après, une autre. Tout se passa le mieux du monde. Le malade partit pour la campagne et l'aimable enjouement de jadis, trompant l'inquiétude de son entourage, ramena la sérénité à son foyer. Pourtant un jour, dans la petite église de son village, des yeux auxquels rien ne pouvait échapper virent couler ses larmes. Le lendemain, il montrait à un de ses amis de gros ganglions à l'angle droit de la mâchoire : c'était la récidive. Alors il rentra à Paris, où, en dépit de tout, il voulut reprendre son service d'hôpital. L'échéance était toute proche, le créancier inexorable ne voulait pas attendre; n'importe, Bouilly s'acharna contre la destinée. Mais un matin, le bistouri lui tomba des doigts. On dit qu'il le brisa et en remit les morceaux à ses élèves. Je n'ai pas contrôlé le fait; en tout cas, le geste est beau et digne de l'homme. Ayant fait ses adieux à son service, il quitta l'hôpital où il ne devait plus jamais revenir.

Pour tromper les longues heures, il s'était sur la fin adonné à l'Histoire. Revivre dans le passé, n'est-ce pas en quelque sorte prolonger sa vie? Ce moribond se délectait aux récits de notre France héroïque. Il la suivait, semant à pleines mains au dehors ses idées de liberté et de justice, tandis qu'au dedans elle était la proie des démagogues. L'action de nos aïeux, por-

tée à son summum, consolait le malade de son inactivité. Çà
et là il pensait encore à son art; c'est ainsi qu'il avait commencé un travail où il démontrait, à l'aide de ses observations,
la marche toujours croissante des affections cancéreuses.

Mais son grand souci était d'éviter aux siens la vue de son
mal. C'était l'homme heureux de jadis qu'il s'efforçait de
paraître, toujours et quand même. Grâce à ses soins minutieux, et je dirais à sa coquetterie si ce mot pouvait être
employé ici, c'est à peine si son entourage, si ses nombreux
amis, se rendaient compte des progrès du mal qui le rongeait.
Comme cette héroïne du xviie siècle qui « passa », après s'être
fait coiffer et s'être mis du rouge, Bouilly s'attachait à conserver la correction de sa tenue. A ce moment, sa voix était
presque inintelligible. Sa femme et sa mère seules le comprenaient. Les femmes ont le don spécial de saisir le premier et
le dernier bégaiement des hommes. En dehors de leur finesse
naturelle, peut-être faut-il voir là comme la survivance
obscure des instincts ancestraux, lorsque l'homme, encore
tout près de l'animalité, ne s'exprimait que par de vagues
interjections.

Mais à force de descendre l'échelle, comme il disait lui-
même en souriant, il touchait aux marches du tombeau. Alors
il prit soin de rédiger ses lettres de faire-part; il établit l'ordonnance de ses obsèques, autorisant seulement l'envoi de
fleurs, parce que, écrivait-il, mes malades pauvres ont toujours aimé à m'en offrir.

Ici se retrouve encore le juste équilibre de ce sage. Il avait
si bien tout prévu, tout calculé, que la tâche de ses amis fidèles fut des plus simples; par delà la mort, c'était encore lu
qui veillait sur les siens. Un soir, il remit à ceux-ci le petit
livre où il avait enfermé ses dernières volontés. Il les embrassa
plus tendrement qu'il ne faisait d'ordinaire, et le lendemain
on le trouva mort.

Ainsi finit cet homme de bien, si justement équilibré, si parfaitement doué, et auquel il ne manqua peut-être qu'un peu
d'ambition. La mort et lui se connaissaient déjà. Simple prosecteur, engagé dans les rangs des Russes, il l'avait bravée
aux champs de Plewna, et les Slaves avaient pu admirer

alors la science et le tranquille héroïsme de ce Latin devenu
un instant leur compagnon d'armes. Tel il s'était montré au
milieu des balles turques, tel on le vit dans son dernier combat. N'avais-je pas raison de le proposer comme un exemple
de courage et de vertus familiales ?

Le jour de ses funérailles, comme le cortège se mettait en
marche, un de nos confrères me montra la toge d'agrégé dra-
pée autour du cercueil. — Pourpre triomphale autrefois, pauvre étoffe ternie aujourd'hui et mangée aux vers demain, voilà
ce qui reste de notre effort! me dit-il. A quoi bon dès lors
tant lutter, tant agiter sa vie? Élevant un peu mon regard, je
lui montrai du doigt les petits bouquets de violettes maladroite-
ment attachés en couronne autour de menus fils de fer, et
que les cahots de la route détachaient un à un. — Regardez,
lui dis-je, ce qui reste de nous : des petits bouquets de deux
sous, c'est-à-dire le témoignage du bien que cet homme a pu
faire aux humbles. Et ces hommages ne sont-ils pas là pour
justifier l'action? Si courte que soit notre carrière, celui-là
n'a pas perdu son temps qui, ayant aimé son art, emporte
avec lui le regret de ses malades et tombe dans la lutte avec
la conscience d'avoir apporté un peu de bonheur et de consolation à ses compagnons de misères...

II

Le Dr Codet était d'une famille de médecins. Son père exerce
encore en Bretagne, et son frère est un des bons praticiens
de Saint-Brieuc. Lui aussi est mort ne pensant qu'aux siens,
et l'on va voir comment j'ai été amené à réunir ici ces deux
confrères dont les derniers moments se touchent par tant de
points. Le Dr Codet s'était établi à Lamballe, où il occupait
une des premières situations.

L'homme subit, aussi bien que la faune et la flore, les lentes influences des climats et des terres. A la longue, on l'a
dit, son âme prend la couleur du ciel et le caractère du site.
L'âme, exubérante et joyeuse sous le soleil du midi, est plutôt fermée et mélancolique dans les brumes du Nord. Codet,

que je connaissais bien, avait plus qu'aucun autre peut-être,
subi l'atmosphère de sa Bretagne. Il partageait son temps
entre sa petite ville, dont les toits pointus semblent, par les
jours bas, toucher le ciel, et la baie du Val-André, dont on
dirait l'eau puisée aux golfes d'Italie. Catholique fervent, son
bonheur n'eût pas été complet sans les joies de la paternité.
Aussi était-il tout fier de voir augmenter sa famille. Or, un
jour, en pleine prospérité, lui aussi, il eut à constater soudai-
nement sur lui-même l'existence d'une tumeur siégeant au
niveau du rectum. Il écrivit à son frère, dont il appréciait la
sûreté de diagnostic. Celui-ci accourt; il pratique le toucher,
mais le coup est si rude pour le consultant qu'il s'évanouit, et
il fallut que le malade le consolât. Il se rendit ensuite à Paris,
où les confrères appelés manquèrent peut-être de temps et de
décision pour intervenir. C'est en Bretagne qu'on lui fit l'anus
artificiel. Comme Bouilly, Codet n'eut plus dès lors qu'une
pensée : dérober aux siens, à sa femme surtout, l'angoisse de
ses dernières journées. Il allait avoir un second enfant, et pré-
voyant chez sa femme les troubles qui suivraient la catastro-
phe, il tint à choisir lui-même une nourrice pour le petit être
attendu. Dans son dernier voyage à Paris, il avait voulu montrer encore une fois son attachement à l'œuvre syndicale en
assistant à l'assemblée des syndicats médicaux. N'oubliant
personne, voici au surplus la lettre qu'il envoyait à un ami.
Écrite au crayon comme tous les billets de moribonds qui ont
à économiser leurs mouvements, elle est d'une éloquence qui
dispense de tout commentaire :

« Mon cher ami, ma femme vous écrira ce soir pour vous donner de mes nouvelles, mais je vais, moi, vous donner les vraies.
Hélas! cela ne va plus depuis quinze jours et je sens que je m'en
vais. Depuis huit jours, ictère qui augmente, troubles cardia-
ques, oppression au moindre effort, douleurs réflexes dans toute
la région axillaire, cervicale, brachiale gauche, avec léger œdème
ou congestion fugace de tout le bras. Il y a donc du côté du foie,
de l'estomac et du cœur, des troubles qui vont sans cesse grandissant. Du train où cela marche je serai mort avant huit jours!
— avant huit jours! Je ne fais cependant pas abus de la mor-

phine ; je n'ai jamais dépassé 8 centigrammes et je diminue la dose
tous les jours. Peut-être, après tout, mon état de faiblesse a-t-il
permis au médicament de s'accumuler dans le foie et d'en troubler la fonction ; ou bien plutôt n'est-ce pas les lésions cancéreuses qui gagnent les grands viscères. Je prends à peine un litre
de lait en vingt-quatre heures, 50 grammes de liquide sont pour
mon pauvre estomac un fardeau chaque jour plus pesant. Vous
voyez où j'en suis, tout va bientôt finir... Enfin !... Comme on
l'a dit, il faut être toujours botté et prêt à partir. Si cette lettre
est la dernière que je doive écrire, merci encore une fois du
fond du cœur de ce que vous avez fait pour moi, pour mes bébés,
pour ma femme, à qui je veux épargner jusqu'au bout mes angois-
ses. Merci du bonheur que vous avez tant contribué à nous procurer. *Adieu*, mon cher ami, si je ne puis vous revoir, et priez
pour moi avec les vôtres. Un miracle seul pourrait me sauver... »

Dix jours après avoir tracé ces lignes, Codet était mort.

Je m'arrête là. On ne me blâmera pas, je l'espère, d'avoir
remué ces cendres encore chaudes ; si pressés que l'on soit,
on peut bien trouver une minute pour rendre hommage aux
morts. D'ailleurs, en dépit de ses airs sceptiques, notre époque est meilleure qu'on ne croit ; l'exemple de Bouilly et de
Codet n'est-il pas là pour le prouver ? Notre indifférence n'est
qu'affectée ; dès qu'on pénètre le tréfonds des âmes et les
replis secrets de certaines existences, on y découvre à chaque
pas des trésors de sensibilité et de tendresse ; et les volontés
que l'on croit uniquement tendues vers la lutte peuvent, aux
heures suprêmes, s'élever jusqu'à l'héroïsme.

SOUVENIRS D'UN VIEUX MÉDECIN

LE Dʳ ANSELMIER

Certain dimanche, à l'Assemblée générale du *Syndicat des
Médecins de la Seine*, le Président allait clôturer la séance
lorsqu'il réclama un instant d'attention. — « Un de nos confrères, dit-il, le Dʳ Anselmier, vient de me faire parvenir sa
démission. Il se retire après une vie laborieuse et bien remplie. Je vous prie de vous joindre à moi pour envoyer à celui
qui nous quitte l'assurance de toute notre confraternelle sympathie. Nos vœux les meilleurs l'accompagnent dans sa
retraite. Puisse-t-il goûter, de longues années encore, un
repos bien gagné !... » Après cette allocution, accueillie,
comme bien on pense, par les applaudissements unanimes de
l'Assemblée, on vit un grand vieillard se lever ; il salua fort
aimablement, puis, la séance étant close, d'un pas tranquille
il alla se perdre dans la nuit.

En rentrant chez moi, à travers ces rues froides et désertes
du vieux Quartier où pendent à toutes les murailles comme
des lambeaux de notre jeunesse, je songeais à l'amertume
des départs, et, mélancolique, je me demandais quelle avait
pu être la carrière de cet ancêtre qui, sa journée remplie,
nous quittait à l'anglaise. Cet homme, pensais-je, a été le
témoin des grands bouleversements scientifiques du xixᵉ siècle ; il a vu naître, grandir et tomber, palpitantes, maintes
croyances sur lesquelles de vaillants et généreux esprits
avaient fondé tout l'espoir de leur vie. Il a vu de longues
générations, les mains tendues, marcher vers la Vérité magnifique, puis, avec le temps, les désillusions sont venues.
Comme la Niobé antique, ces générations ont été le jouet et

la victime de l'impitoyable cruauté des dieux, ayant dû reconnaître plus tard qu'elles avaient embrassé de vains fantômes. Que lui avait réservé la vie, à ce vieillard ? Comment a-t-il accepté l'évolution scientifique? Il a vu la chute d'un monde d'Idées, le Laboratoire succédant à la vieille Clinique, l'Antisepsie aux caduques théories sur la congestion. Comment lui et ceux de sa génération se sont-ils adaptés aux milieux nouveaux ? Comment ont-ils guidé leurs pas sur le terrain mouvant de la Biologie ? Que valaient les étudiants de jadis et les études médicales ? Quelles impressions ressenties, quels enthousiasmes ou quels désenchantements lorsque passait sur le siècle frémissant le souffle des grandes découvertes ?

Telles étaient les questions qui venaient en foule, et c'est ainsi qu'un minuscule incident me donna le désir d'aller visiter chez lui notre vieux confrère. Ce que nous sommes, nous le devons à nos pères, et nous essayerions en vain de secouer le lourd manteau des traditions. Si le champ de notre objectif est plus vaste, nos systèmes un peu plus assurés, l'honneur en revient à ceux qui ont préparé les voies et qui, sans jamais douter de la Science, ont vu d'un cœur tranquille ce qu'ils croyaient être la Vérité s'effriter sous l'action du Temps et tomber autour d'eux par morceaux.

Il y avait donc un intérêt et peut-être un enseignement pour tous à tirer des souvenirs de notre Confrère : J'allai visiter le D' Anselmier. Dans le modeste logis qu'il occupait depuis quarante-cinq ans, rue de Châteaudun, — un long bail, comme vous voyez, — le vieux praticien me reçut avec courtoisie et bienveillance. Cravaté de blanc, le buste très droit dans son habit à queue, il voulut bien me faire, durant de longues heures, les honneurs de sa vie. Un peu surpris qu'on pût s'intéresser à lui, il m'exposa sa carrière, tout simplement. Et vous allez voir qu'elle est dénuée de banalité.

I

Étudiant en 1847, externe en 1848, docteur en 1854, le Dr Anselmier a pris part au concours des hôpitaux militaires. Il a été médecin des hôpitaux du Gros-Caillou et de Saint-Martin. Bon chirurgien, mathématicien remarquable, collaborateur de Flourens, il a présenté quantité de mémoires à l'Académie des Sciences. Ses ouvrages nombreux témoignent de la solidité de son érudition et de la variété de ses connaissances.

« Je suis né en 1828, me dit-il, mon père était officier du génie et c'est à lui qu'on doit les fortifications du sud-est de la France, ainsi que celles de certaines places de l'Alsace. Il a reconstruit en Hollande les « Digues françaises », et de son temps, vers 1810, des hommes qui s'y connaissaient ne craignaient point de le comparer à Vauban. La façon dont il est entré à l'École polytechnique est au moins curieuse. C'était en 1800, et le Consul se rendait à Marengo. S'étant arrêté à Grenoble, il alla visiter le Lycée. Là, devant tous les élèves réunis, il vanta les bienfaits de l'instruction qui, seule, assure à la Patrie les serviteurs d'élite et les chefs habiles. Il ajouta qu'il était venu choisir le meilleur élève de la classe de mathématiques pour l'admettre séance tenante à l'École polytechnique. Le Principal ayant désigné mon père, le jeune Anselmier, le Consul lui pinça l'oreille, lui donna une tape sur la joue, suivant le geste légendaire, et lui annonça qu'à dater de cette heure il faisait partie de la Grande Institution.

« Si je vous raconte ces choses, ce n'est point pour montrer une fois de plus combien l'Homme descendait à la minutie des moindres détails ; ce n'est pas davantage pour vous montrer comment et pourquoi j'ai été bercé par la Légende napoléonienne, mais bien pour vous faire toucher les ressorts du mécanisme de toute notre génération. Tout mon passé, toute ma vie, puis-je dire, se relie, comme celle de tous mes contemporains, à la vie de l'Empereur. On ne peut comprendre celte jeunesse si l'on ne remonte pas aux deux grandes sources d'où elle est sortie. En chacun de nous bouillonnait l'enthousiasme pour les idées démocratiques du Jacobin couronné dont l'étoile avait ébloui nos pères ; mais cet enthousiasme se nuançait d'un souvenir attendri pour les bonnes choses de l'ancien régime dont nos mères nous avaient inspiré le respect. Il nous semblait à tous qu'en mêlant ces deux sources : progrès et gloire, avec le souvenir des vieilles traditions, on ferait naître une liberté et une force dont tous les cœurs étaient inlassablement altérés.

« Mon père avait eu treize enfants que ma mère, la Comtesse de Rochefort, une vraie femme de l'ancien régime, avait tous nourris. On était un peu superstitieux chez moi, et ce chiffre 13 ne disait rien qui vaille à mes bons parents. Désireux de le dépasser, ils s'avisèrent un jour qu'un de leurs jeunes neveux, demeuré orphelin, était tout désigné pour faire l'appoint nécessaire. On adopta donc ledit neveu, qui devint ainsi le quatorzième enfant.

« Nous étions menés militairement. Dans les forts en construction, où nous séjournions avec mon père, il y avait toujours un poste de soldats. Le tambour servait à rallier les garçons, et la trompette présidait aux mouvements des filles. Notre petite troupe était d'ailleurs fort disciplinée. Tout jeunes, à la table de famille, nous avons pris part aux grands dîners qu'on offrait çà et là aux généraux inspecteurs, aux maréchaux et autres seigneurs d'importance. Nous remplissions consciencieusement notre rôle de personnages muets, et grâce à notre réserve on n'eut jamais à regretter de nous avoir admis aux dîners d'apparat, d'où sont bannis les enfants d'aujourd'hui.

« Avec un père ingénieur, il était tout naturel que nous fussions adonnés aux mathématiques, mais ce qui me charmait le plus, moi, c'était l'hygiène. Ces questions, qu'on croit toutes nouvelles alors qu'elles ne sont que rajeunies, faisaient déjà au temps de mon père le fond des préoccupations de l'Empereur. Le Napoléon hygiéniste est peu connu ; il existe néanmoins, et à côté du sabreur qui, sur le champ de bataille, faisait si volontiers fi des os de ses grenadiers, il y avait un

chef vigilant, soucieux du bien-être du troupier, sans cesse à
l'affût des meilleures conditions d'habitat, toujours préoccupé
de la prophylaxie des maladies.

« Comme officier du génie, mon père avait dû, par l'ordre
du maître, porter toute son attention sur l'hygiène du caser-
nement, sur la question des eaux, des égouts. Tout cela revenait fort souvent dans sa conversation, et c'est en entendant
le soldat de la Grande Armée parler d'hygiène que peu à
peu germa en moi l'idée d'exercer la Médecine.

« De notre temps, les études classiques étaient des plus
sérieuses. C'est en invoquant les grands noms d'Athènes et
de Rome que nos pères avaient marché à la conquête de leurs
libertés. La puissance éducatrice de la littérature antique ne
faisait alors doute pour personne ; grec et latin étaient fort
en honneur, et le baccalauréat était un examen redoutable
où il fallait montrer, — outre la Chimie, la Physique, les
Mathématiques et l'Histoire, — une connaissance approfondie des auteurs anciens et modernes. Notre savoir s'étendait
autant en profondeur qu'en surface, et ceux de mon temps
sont, comme moi, demeurés convaincus que si la France fut
grande dans l'autre siècle, elle le dut à la culture des classiques. Vous avez aujourd'hui remplacé tout cela par des
Cycles fort ingénieux probablement, encore qu'un peu compliqués pour moi ; mais si l'on ne veut pas voir notre pays
s'enliser dans la boue de la médiocrité, je suis convaincu
qu'il faudra, un jour ou l'autre, restaurer le culte des Humanités, *Litteræ humaniores*.

« Quoi qu'il en soit, ma scolarité terminée, je commençai
ma médecine à Lyon, puis je vins à Paris. Reçu externe
en 1848, j'avais eu l'honneur d'être distingué par Reyer, qui
était un maître bienveillant. Ce fut lui qui soigna le maréchal
Bugeaud dans sa dernière maladie. Le vieux soldat, après
avoir fait jadis la grande guerre, puis ramené en Afrique la
victoire sous nos drapeaux, se mourait du choléra dans l'appartement du nº 1, quai Voltaire, occupé plus tard par Nélaton. Mon maître m'avait désigné pour surveiller le traitement,
faire les frictions, etc. ; et je vois encore le malheureux patient attendant la mort, paisible et résigné, tandis que ses

aides-de-camp, l'un à la tête du lit, l'autre au pied, figés dans l'attitude militaire, s'efforçaient en vain de retenir leurs larmes.

« J'eus ensuite comme maîtres Chassaignac, Velpeau. C'était au moment du tournoi fameux entre Nélaton et Bouisson de Montpellier : le premier, affiné, délicat, exposant admirablement une question ; le second, véritable Bénédictin, profondément instruit, mais un peu fruste. Etant donné le milieu, le duel était trop inégal, et Nélaton finit par l'emporter. Jobert de Lamballe est aussi parmi ceux qui m'ont laissé le meilleur souvenir. Ce chirurgien, si diversement apprécié par ses contemporains, était au fond un excellent homme, sachant aimer ses élèves et se faire aimer d'eux. Parfois même, il ne craignait point de les intéresser par le récit des accidents tragiques ou burlesques de sa vie. C'est ainsi qu'il racontait volontiers sa grande mésaventure conjugale. Très bien en cour, fort recherché dans les salons, Jobert avait distingué aux réceptions du Château une jeune fille d'une grande beauté, excessivement mondaine, admirablement apparentée, et, ce qui ne gâte jamais rien, fabuleusement riche. Assez mince personnage en somme, encore qu'il se fût, comme tant d'autres, anobli en ajoutant le nom de sa ville, Lamballe (Côtes-du-Nord), à son nom patronymique, notre chirurgien paraissait à tous bien osé de prétendre si haut. A la grande stupéfaction des envieux, sa demande en mariage fut cependant accueillie sur-le-champ. Or, le soir même de ses noces, Jobert, enfin seul avec sa femme, ne faillit point de constater la présence d'un tiers, dont les mouvements intempestifs ne laissaient aucun doute sur l'état de grossesse avancée de la perfide. Tranquillement, l'infortuné quitte la chambre et rédige un mot laconique qu'il fait remettre à sa femme par son domestique, la priant de rejoindre incontinent sa famille [1].

Et à propos de Jobert, laissez-moi insister sur la cordialité

---

1. Ce mot, adressé à sa belle-mère a été, depuis, reproduit bien souvent. Il était ainsi conçu : « Madame, je vous renvoie votre vache et son veau !... » Je dois ajouter que pour certains bien informés cette histoire de ménage ne serait qu'une fable arrangée à plaisir et que Jobert un peu trop dédaigneux, aurait eu le tort de laisser propager.

entre maîtres et étudiants d'autrefois. La solidarité médicale
est sur toutes les lèvres aujourd'hui, mais elle est beaucoup
moins dans les cœurs. Alors, professeurs et disciples formaient réellement une famille. Entre eux, point de barrières.
Souvent le soir, dans son cabinet de travail, le chef continuait ou rectifiait la leçon commencée au lit du malade. Les
réceptions étaient des plus simples ; les seules grandes soirées étaient celles d'Orfila, dont la voix de baryton chaude et
pénétrante faisait les délices de Paris. C'est là que je fis la
connaissance de Claude-Bernard, — Claude-Bernard de Ville-
franche, comme on disait à l'époque.

II

N'attendez pas de moi un éloge exagéré de mes jeunes
contemporains. Nous aussi, nous avons eu nos folies et nos
illusions ; nous aussi, nous avons été le jouet des vains fantômes de notre imagination. Toutefois, je dois reconnaître
que la jeunesse du début de mon siècle était autre que celle
d'aujourd'hui. Le cléricalisme et son antagoniste n'existaient
pas.

La plupart de mes condisciples étaient voltairiens et fortement imbus des idées philosophiques du xviiie siècle. Mais
ceux qui étaient restés attachés à leurs croyances n'excitaient
ni réprobation ni colères. Cruveilher et certains de ses élèves allaient à la messe à Saint-Roch tous les matins, et il n'y
avait rien là pour étonner personne. Le chauvinisme était en
chacun porté à l'extrême ; nous étions de vrais coqs. Tout
nous parlait de gloire ; la plupart d'entre nous n'avaient-ils
pas été élevés par des artisans de l'Épopée impériale ? Mais la
dominante chez tous, c'était une foi ardente, exclusive, folle,
je puis dire, en l'avenir de la Science.

Nous étions les maîtres absolus du Quartier-Latin. Partout
on y était chez soi et il n'était pas rare de rencontrer dans
les magasins des groupes de flâneurs qui s'attardaient là,
comme chez eux, à discuter de leurs études ou de leurs plaisirs. — Il y a deux aristocraties sur la rive gauche, disait-on,

celle du hasard, cantonnée dans le faubourg Saint-Germain, et celle du Travail, triomphant au Quartier-Latin. Ajoutez à cela que Musette, quoique volage, était si accorte et si désintéressée ! Les rendez-vous joyeux se donnaient au Prado ou à la Grande-Chaumière. Dans ce dernier établissement, jamais de police. Le directeur, ancien lancier de la Garde, je crois, un Hercule en tout cas, suffisait à tout. L'ordre était-il troublé par quelque carabin trop bruyant, le terrible homme vous l'empoignait sans délicatesse par le fond de la culotte et l'envoyait tout gentiment par-dessus le mur.

Très enthousiaste de littérature, la jeunesse adorait Dumas et, par-dessus tout, Musset, qui ne s'était point encore adonné à l'ivrognerie. Souvent on leur faisait fête. Lamartine et Hugo avaient aussi leurs fervents, mais on prisait peu Balzac et cela s'explique car notre génération ne pouvait apprécier le grand mobile de ses héros : La soif de parvenir et d'amasser ne torturait pas encore le siècle, et la question d'argent n'existait pas pour nous.

Les bonnes pensions du Quartier coûtaient 40 francs environ ; pour 15 francs on avait une excellente chambre. Suivant un usage vénérable renouvelé du Moyen-Age, les étudiants, groupés d'après leur pays d'origine, fréquentaient les mêmes établissements. La rue à la mode était la rue Dauphine avec sa rôtisserie monumentale du nᵒ 35 où s'alignaient les régiments de poulets, les escadrons d'oies et les remparts de beefsteack. Les moins fortunés formaient la grande clientèle des rôtisseries. Pour quelques sous, on y trouvait une aile de volaille ou une côtelette ; l'hôtesse du garni fournissait le pain et le vin et l'on arrivait à vivre ainsi avec le minimum de dépenses. C'est au Quartier-Latin que je me liai avec un capitaine de vaisseau qui resta depuis mon ami. Il s'appelait Verlaine et était le père du poète. L'excellent homme me fit bien souvent des confidences sur les frasques de son fils, dont il ne sut jamais apprécier les vers.

« Dois-je dire que dans mon entourage de travailleurs je n'ai jamais rencontré que des gens sobres ? Les seuls piliers de café étaient les étudiants de vingtième année, encore assez nombreux de mon temps. Les rapports avec le Guet étaient

fort convenables malgré notre pétulance. Toutefois, aux heures de révolte, le Quartier ne passait point pour commode :

« Mon béret rouge, en te voyant paraître,
Tous les mouchards se sentaient le frisson.
Je te lançais gaîment à la fenêtre
De Lamennais sortant de sa prison. »

« Et à propos de Lamennais, laissez-moi vous rappeler,
encore que je fusse demeuré très attaché aux idées de mon
enfance, que j'assistai, en compagnie d'un ami, aux obsèques
civiles du célèbre écrivain. Je vois encore la vieille rue Gué-
négaud, en cette froide journée de février 1854 ; nous étions
huit en tout, à suivre le cercueil du malheureux dont la popularité avait été si bruyante un instant.

« Sans doute, la solidarité si grande au Quartier-Latin disparaissait avec l'âge et s'effritait sous les rudes coups de la
bataille de la vie. Mais *l'invidia medicorum* restait plutôt
latente : on avait si peu de besoins ! Songez qu'un bon praticien, gagnant 6 à 7.000 francs par an, vivait heureux et
faisait encore des économies !

Ouvrons, si vous le voulez bien, l'*Almanach général de
Médecine pour la ville de Paris*, année 1849. Ce petit bouquin
poudreux et, comme moi, fatigué par l'âge, fut le compagnon
de ma jeunesse. Vous pouvez voir qu'il ne rappelle que de
loin les Annuaires si copieux de l'an 1906. Mon vieil Almanach contient cependant des renseignements administratifs
qui manquent aux modernes. Remarquez que la liste des
médecins est placée en quelque sorte sous l'invocation du serment d'Hippocrate, ce vieux serment qu'ont répété nos pères
et dont les jeunes connaissent à peine l'existence. Eh bien,
la liste des praticiens en 1849 ne dépasse pas 1.300 noms.
Ajoutez-y 160 officiers de santé et vous aurez en tout 1.500
médecins pour Paris et la banlieue. On en compte 4.000
aujourd'hui. Quelles remarques il y aurait à faire, inspirées
par ce petit livre ! Mais revenons à notre sujet. La situation
morale du médecin était alors des plus enviables. Toujours
rasé, en habit, cravate blanche, pantalon de nankin, il était

partout facilement reconnaissable. Dans les maisons amies, sa place était toujours marquée à la droite de la maîtresse de la maison. Aujourd'hui, il cède le pas aux financiers ou aux brasseurs d'affaires : ainsi va le monde.

« Vous me demandez quelle découverte a le plus impressionné mon esprit. Incontestablement, c'est l'anesthésie. N'allez pas croire que les interventions chirurgicales avant le chloroforme et l'éther, donnaient lieu à des scènes trop pénibles. D'abord, nous utilisions la vessie de glace, l'alcool à haute dose et l'opium. On avait même fondé un instant quelque espoir sur le magnétisme. Mais ce n'était là qu'un rudiment d'anesthésie. Si vous ajoutez que de mon temps le champ des opérations demeurait assez limité, que les maîtres avaient une dextérité manuelle et une rapidité de manœuvre très grande, vous comprendrez que les choses se passaient beaucoup mieux qu'on ne saurait le supposer. Mais le terrible, c'étaient les suites opératoires, surtout dans les hôpitaux. Aussi le bienfait de l'antisepsie fut-il surtout apprécié de ceux de ma génération qui avaient pour ainsi dire passé leur jeunesse au milieu de la pourriture d'hôpital. L'habileté des chirurgiens était extrême, vous disais-je, mais les prix demandés aux malades restaient fort modestes. Il fallut Nétalon pour révolutionner les tarifs. Au début, il se contentait de 3 à 4.000 francs pour les grandes interventions. Devenu célèbre, il haussa ses prix dans des proportions énormes. J'ai souvenance d'une amputation de la jambe au lieu d'élection, qui fut payée 12.000 francs. De même, à Genève, une opération faite sur un conseiller d'Etat russe lui rapporta 10.000 francs. Mais c'étaient là des prix exceptionnels.

Ainsi, appelé au Caire pour une favorite du vice-roi, je fus très heureux de recevoir, outre les frais de mon voyage, 2.000 francs d'honoraires. Cette opération — un polype de l'utérus, — ne manqua pas d'originalité. Tout d'abord, Son Altesse dut me passer autour du cou son propre collier pour me permettre de pénétrer sans danger dans le harem. En outre, je dus me contenter, comme aides, des compagnes de la Favorite. Elles remplirent d'ailleurs assez convenablement leur office, et n'eussent été leurs lamentations quand elles virent l'opérée endormie et pareille à une morte, tout aurait marché pour le mieux.

« Si nos pères avaient traversé l'Europe à la suite de César, leurs fils, au contraire, aimèrent peu les voyages. Pourtant, nul plus que moi n'a parcouru le vaste monde. Au cours de mes Humanités, je visitai toute l'Espagne et le Portugal. En rhétorique, je fis le pèlerinage d'Italie. Étant étudiant, je me rendis aux Indes par le cap de Bonne-Espérance. Plus tard, je fus délégué comme chirurgien du Gros-Caillou pour aller opérer le gouverneur d'Arkhangel d'un abcès du foie dû à l'ivrognerie. Les suites opératoires furent parfaites pour le malade ; je n'en dirai pas autant pour le chirurgien : bloquée par les glaces, la corvette qui devait me ramener dut séjourner dix mois dans la baie. Il est vrai que les fêtes nombreuses données en notre honneur nous dédommagèrent un peu de notre mésaventure. Il faisait bon d'être l'envoyé de la France à cette époque.

« Après la campagne de 1859, l'empereur Napoléon III crut devoir ceindre son front de la couronne laurée des triomphateurs. On décida donc d'envoyer au Chili, au Pérou et dans l'Argentine une mission extraordinaire pour acheter l'or nécessaire à la refonte des monnaies. Mes connaissances en chimie me firent attacher à cette mission. Nous rapportâmes 80 millions d'or en lingots ; le crédit de la France était si grand que notre papier fit prime dès le premier jour et que notre tâche put être remplie dans des conditions exceptionnellement avantageuses.

« Entre temps, j'étais allé à Londres, plantant là le concours d'agrégation et ses misères, pour accoucher une Française mariée à un lord anglais. La reine, qui s'intéressait à la jeune mère, voulut bien me recevoir en audience particulière avant mon départ. J'étais auprès d'elle depuis un instant quand soudain, la porte s'étant ouverte à deux battants, un chambellan annonça S. A. R. le prince de Galles. Je vis alors entrer un gros gaillard blond, trapu, qui s'élança vers sa mère, et, après les trois saluts d'usage, la prit tendrement dans ses bras en la couvrant de baisers et en l'appelant « ma chère nourrice, *my dear nurse* ». Pour comprendre ce que cette appellation avait de flatteur pour la reine Victoria, il faut savoir qu'en Angleterre, durant cinquante ans, aucune femme de la société n'avait consenti à nourrir ses enfants. Toutes les nourrices venaient d'Irlande. Mais cet abus prolongé et constant des « remplaçantes » avait eu des conséquences curieuses qu'aucun des apôtres modernes de l'allaitement maternel n'a mis jusqu'ici en lumière, à savoir que les glandes mammaires ne fonctionnant plus avaient fini par s'atrophier de génération en génération, d'où la poitrine maigre et plate des Anglaises. Très avisés, les médecins, qui désiraient voir restaurer l'allaitement maternel, ne manquèrent pas d'insister sur cet inconvénient de l'usage des nourrices. C'était, n'est-il pas vrai, prendre les femmes par le côté sensible, je veux dire la coquetterie. Aussi la reine, pour donner la première le bon exemple, s'était-elle décidée à nourrir elle-même tous ses enfants. »

III

Je demande à notre confrère les idées que lui apporte la vieillesse et l'opinion qu'il se fait du monde médical actuel.

— Oh! mon Dieu! ces idées sont un peu pessimistes, je l'avoue. Notre art n'est plus exercé par des médecins de naissance, mais par des médecins d'industrie. C'est un métier, ce n'est plus une vocation. Jadis, chez les Hindous, lorsqu'un homme désirait se vouer à la médecine, il devait présenter son dos au sacrificateur, qui taillait, à même la peau, deux longues lanières à travers lesquelles on passait une barre de bois. Celle-ci servait à suspendre au-dessus du sol le patient, qui, durant toute l'épreuve, devait tenir dans ses mains le Livre sacré des Remèdes. Ce livre pesait 10 kilogs. Pour prouver qu'il avait la vocation, l'homme, malgré la douleur, ne devait pas lâcher un instant le terrible fardeau. Je ne demande pas pour mes contemporains des épreuves semblables, mais vraiment combien s'adonnent à notre art avec l'idée de faire le moindre sacrifice pour être dignes de l'exercer ? Les femmes seules peut-être font de la médecine par vocation. Le dévouement dans la profession est toujours très grand, sans doute ; mais en proie à une lutte chaque jour plus ardente, sans cesse exploité par les collectivités, le praticien peut, de moins en moins, faire place dans sa vie au sentiment. Ajoutez à cela que, par suite de je ne sais quel défaut d'éducation, la culture générale se fait d'année en année plus rare. En résumé, si le médecin est professionnellement plus instruit, je peux dire que son niveau intellectuel ne vaut pas ce qu'il était de mon temps.

— Que pensez-vous de la vie ? demandai-je pour conclure au Dr Anselmier.

Sans hésiter, un bon sourire au coin des lèvres, les yeux pétillants de gaieté :

— La vie ? me dit-il, mais je la trouve excellente. Je la considère comme un voyage d'agrément où l'on est fort occupé. Rien de plus aimable, à condition d'enrichir son esprit d'images variées et riantes. Les médecins oublient trop qu'ils sont les prêtres d'Esculape, fils légitime d'Apollon et de la nymphe Coronis. Et c'est pourquoi, courbés sur leur sillon, ils ne songent pas assez à orner leur vie par le culte du beau. Ainsi voyez ce buste. Il est de votre serviteur ; de même je connais la gravure sur cuivre. Une année où j'étais souffrant, je me mis en tête de trouver un calcul rapide pour savoir l'ascension droite d'une étoile à un moment donné. Etant arrivé, après de longues recherches, au but désiré j'allai, avec l'audace qui caractérise le jeune âge, porter ma découverte à Leverrier, l'homme le plus brutal peut-être qui fût au monde. L'accueil fut plutôt frais. Toutefois, mis en demeure de prouver mon dire séance tenante, je le fis sans peine et, quelques jours après, j'eus les honneurs d'une séance à l'Institut. C'est avec cela que nous trompions, nous autres, les longueurs du voyage. Faites-vous mieux ? Laissez-moi en douter. Apporter de la variété dans sa vie, tout est là et, Dieu merci, je n'ai jamais failli à ma tâche. Comme Candide, je vais maintenant cultiver mon petit jardin, tout là-bas, au pied des montagnes, dans la vallée où je suis né. Et je m'en irai, ma journée remplie, sans avoir rien perdu de mon inlassable optimisme.

Ainsi parla notre confrère, se laissant aller au fil de ses souvenirs, tandis que le sourd grondement de la ville nous arrivait comme une rumeur confuse. La sérénité de ce sage, contrastant avec la vie intense que je sentais vibrer tout autour de nous, m'avait fortement impressionné, et je pensais que cette existence paisible et modeste devait nous être donnée en exemple, à nous, les fiévreux, les agités, qui n'avons trop souvent qu'amertume aux lèvres. Comme je prenais congé de notre confrère, le remerciant de son accueil et le félicitant de son humeur charmante, de son optimisme, il riposta par le quatrain du chanoine Mauroy, un ami du bonhomme La Fontaine.

— Ce quatrain, me dit-il, résume toute ma philosophie, c'est le *carpe diem* d'Horace ; heureux qui sait en faire la règle de sa vie :

> « Chaque jour est un bien que du ciel je reçoi.
> Jouissons, aujourd'hui, de celui qu'il me donne ;
> Il n'appartient pas plus aux jeunes gens qu'à moi,
> Et celui de demain n'appartient à personne... »

LE DOCTEUR BAUDIN

Au temps de mes études, une de nos grandes joies était d'être admis dans les cénacles politico-littéraires qui pullulaient au Quartier Latin. L'un d'eux surtout nous attirait. Dirigé par un jeune agrégé, — le D\u1d63 Jullien de Saint-Lazare — il avait nom « Cabinet Baudin » et tenait ses assises au restaurant Laveur, de célèbre mémoire. Les opinions les plus diverses, les êtres les plus disparates semblaient s'y être donné rendez-vous. On y voyait chaque soir des politiciens en herbe sauver la République, que personne d'ailleurs ne menaçait. Les chimistes et les médecins, dans des tirades enflammées, célébraient les progrès de la science, cependant que poètes et artistes, éreintant les « bonzes de l'Institut », rompaient des lances en faveur des Parnassiens ou des Naturalistes, ces frères ennemis qui tenaient alors la scène.

Souvent, des apprentis acteurs déclamaient des tirades romantiques, et aussi, Dieu me pardonne, des sonnets décadents. On y rencontrait parfois de jolies femmes, la plupart bêtes comme des oies; mais l'âge mûr, seul, faute de mieux, se préoccupe des dons de l'esprit; la jeunesse s'en tient, elle, au culte des belles formes. Plutôt simple, la chère ne donnait cependant prétexte à aucune récrimination. Les estomacs de vingt ans s'adaptent à merveille à la vache enragée ; au surplus, ne passe-t-on pas sa vie à regretter le temps où l'on en mangeait? Enfin, comme le disait un philosophe du cénacle, la gourmandise se développe seulement lorsque les autres facultés s'atrophient.

Chaque année, le 2 décembre, l'allure des convives se faisait grave. On voyait ce soir-là paraître un grand et robuste vieillard. Il venait de très loin, de la Place du Château-d'Eau, où il exerçait notre art depuis de longues années. On l'appelait le bon docteur Baudin. Et, en effet, de son beau visage auréolé de cheveux blancs, de ses yeux vifs avec quelque chose de rêveur, de son sourire spirituel et bienveillant se dégageait une telle douceur que l'on ne pouvait voir cet homme sans évoquer l'idée de bonté.

Quand on avait avalé les ragoûts que Tante Rosalie — est-ce bien son nom? je n'ai pas la reconnaissance du ventre, — rehaussait cette fois-là de quelque crème au chocolat, on disait des vers et l'on racontait de belles histoires. Les vers chantaient l'amour, les histoires disaient la gloire des anciens. Puis, les coudes sur la table, on écoutait les anecdotes du vieux médecin qui s'abandonnait un instant au fil de ses souvenirs.

Le Dr Baudin m'avait laissé une impression inoubliable. Et c'est pourquoi, ayant appris qu'il s'était retiré de la lutte après quarante-cinq ans de pratique médicale, je formai le dessein d'aller lui faire visite. *Parva domus, magna quies*; dans une petite maison de la plaine de Nanterre, tout près des vieilles rues du village de Sainte-Geneviève, je trouvai notre confrère tel que je l'avais vu voici plus de vingt ans. Moi seul j'avais vieilli ; le vieux chêne continue à braver l'injure du Temps. Suivant son habitude, le Dr Baudin me reçut le plus cordialement du monde. Mais quand il me vit sortir papier et crayon, il ne put, malgré sa courtoisie, me taire ses appréhensions. « — Mes histoires, mon pauvre ami, n'intéresseront personne ; le sage cache sa vie ; voulez-vous que je devienne fou à mon âge? » Sa modestie lui fit imaginer les plus subtils artifices, il me demanda d'user d'un pseudonyme, m'adjura de me contenter d'initiales, etc.; mais avec une ténacité digne de la meilleure des causes, je me montrai si parfaitement indiscret que je finis par obtenir un demi-acquiescement. Et voilà comment je vais vous parler aujourd'hui du bon Dr Baudin, si connu dans le monde des praticiens de Paris, et que regrettent toujours les médecins du Xe arrondissement dont il présida si longtemps les réunions professionnelles.

I

Notre confrère est né en 1833 à Paray-le-Monial; il a donc aujourd'hui 70 ans [1]. Chacun de nous, si déraciné qu'il soit, garde toujours l'empreinte du sol natal. Paray-le-Monial, bien déchu aujourd'hui, grâce à la concurrence redoutable de Lourdes qui accapare de plus en plus pèlerinages et miracles, est une petite ville mi-commerçante, mi-ecclésiastique, où s'épanouit dans toute son exubérance le vieil esprit bourguignon. On y est croyant, certes, c'est presque une nécessité locale ; la verve gauloise n'y perd pas pour autant ses droits, et les pèlerinages eux-mêmes ont fourni le thème de plus d'une anecdote joyeuse. Témoin l'histoire des deux belles pénitentes, l'une mariée et stérile, l'autre, sa sœur, belle personne de 20 ans. La première venait demander une grossesse : ce fut la jeune fille qui revint enceinte. Et la réponse du brave curé, un Bourguignon, lui aussi. Comme on lui racontait l'accident :
— Que voulez-vous, mes pauvres amis, il fallait mieux désigner la personne. On se sera trompé...

Cet optimisme de sa race, cette joie de vivre du vigneron, le bon praticien devait les conserver toujours. A quoi sert de se lamenter? A-t-on jamais rien changé à se plaindre? Dès lors, le meilleur n'est-il pas de vivre joyeux ? Un caractère heureux, mais c'est une fortune, cela.

Après avoir fait ses études au collège de Mâcon et pris part à un concours présidé par Lamartine, Labadens chargé d'ans et de gloire, notre confrère vint à Paris pour se préparer à Saint-Cyr. Sa ville avait fourni à la France quantité de sol-

---

1. Depuis que ces pages furent écrites, le Dr Baudin s'est éteint doucement au milieu des siens. J'avais espéré que les démarches du corps médical parisien lui feraient obtenir la croix qu'il avait tant de fois méritée. Mais malgré une parenté illustre, cet homme trop modeste, qui ne sut jamais intriguer, ne put rien obtenir. Il a emporté du moins l'estime de tous. Faut-il ajouter au surplus que les distinctions dont se parent si volontiers les démocrates actuels laissèrent toujours froid ce vrai républicain de l'École de 1848.

dats glorieux, sa cervelle était toute pleine de récits de guerre.
Il arriva à Paris en novembre 1851. Un mois plus tard,
Bonaparte faisait son coup d'État, et dans les rues pleines de
soldats ivres ce fut une fusillade effroyable. Des ruées sauvages de gardiens de la paix, des charges folles sur la foule, tel
fut le spectacle qui s'offrit au jeune homme durant ce coup
de force qualifié aujourd'hui de « rude opération de police »
par les historiens. Son cousin germain, le représentant du
peuple, Alphonse Baudin, était tombé sur la barricade. Le
jeune homme se demanda si plus tard, comme officier discipliné, il ne serait pas lui-même dans la nécessité, un jour ou
l'autre, de faire tirer sur les siens? Pour se soustraire à cette
éventualité redoutable, il planta là Saint-Cyr et prit sa première inscription de médecine.

— « J'entrai en 1852, chez le père Roux, de l'Hôtel-Dieu,
l'émule et le rival de Dupuytren et de Velpeau. Roux avait
alors soixante-dix ans. Mais quelle adresse encore, et quelle
verdeur d'esprit ! Ce vieux chirurgien n'arriva jamais — chez
nous du moins, car il était fort apprécié en Allemagne, —
au rang qu'il eût mérité. Autant son bistouri était sûr et
prompt, autant sa parole était embrouillée et hésitante. Mais
quel maître! Un peu bourru, comme tous les chirurgiens
d'alors, il s'occupait avec un soin jaloux du plus simple de
ses élèves. Un pansement bien fait le mettait en joie. — C'est
sur le pansement seul qu'on peut nous juger, répétait-il sans
cesse. Il faut qu'il soit parfait, pour le malade d'abord, pour
ceux qui viennent le voir ensuite, enfin pour la satisfaction
de l'opérateur. — Je dus à une circonstance bien futile de
devenir son favori. Un charpentier était tombé de plusieurs
mètres à cheval sur un échafaudage, d'où une vaste plaie
contuse de la marge de l'anus. Cet homme étant velu comme
un ours, Roux ordonna tout d'abord de raser la région afin
de pouvoir mieux inspecter la blessure. C'était à moi qu'in-
combait la tâche de marcher à la conquête de cette toison.
j'avais gardé de mes études mathématiques la grande habitude de tracer à main levée des circonférences parfaites
J'imaginai donc, — cet âge est sans pitié ! — de raser la région
postérieure de mon malade de façon à obtenir un cercle

ayant l'anus comme centre. L'effet était vraiment singulier, et le lendemain le père Roux ne put s'empêcher de sourire à la vue de cet astre aussi bizarrement figuré. Modestement je me tenais à l'écart, et à l'appel de mon nom je m'avançai, partagé entre la crainte et l'espoir, car le père Roux n'était pas toujours commode. — C'est bien, me dit-il, vous avez du coup d'œil. D'ailleurs le malade n'a presque rien, à peine un petit trou à la lune. — Et très satisfait de son mot, lui qui n'en faisait jamais, il me traita toujours avec la plus grande bienveillance.

« J'eus donc une excellente année de début et ensuite je passai chez Grisolle, esprit lourd mais bon clinicien. Ses élèves étaient nombreux, mais son désespoir était de les voir filer chez Trousseau; à peine la visite terminée. Là, c'était le beau langage; les questions les plus compliquées devenaient simples; avec Trousseau on marchait d'enchantement en enchantement. Pas commode aux examens, par exemple. A une épreuve de pathologie, comme je lui débitais, la bouche enfarinée, tout ce que j'avais retenu d'une de ses meilleures cliniques : — Mais je ne vous demande pas autant de détails, fit-il brusquement. Tout cela, c'est du discours. — Si je le sais, répartis-je, c'est parce que vous me l'avez appris. — Allons, je vois bien qu'il ne faudrait jamais rien dire devant les enfants !... — Je me crus refusé ! mais probablement apaisé par sa boutade, il me reçut tout de même.

« Je garde surtout un bon souvenir de Guéneau de Mussy. Esprit très fin, latiniste hors pair, — il a écrit des préfaces en latin. — Guéneau de Mussy était par-dessus tout un clinicien remarquable. Sans cesse préoccupé de synthèse, des troubles observés, il recherchait principalement le mécanisme et il arrivait souvent à des résultats surprenants. Ils sont rares, ceux qui savent allier à l'originalité le bon sens. Or ce maître possédait au plus haut degré ces deux qualités. avec cela, causeur brillant et homme de cour parfait, il interrogeait ses malades sur le ton même qu'il eût pris dans son salon. Bref, il avait cette politesse exquise qui a fait notre réputation dans le monde au xviiie siècle, et que nous ne connaissons plus, — hélas ! Dans son service je rencontrai

Lallier, alors frais émoulu des concours du Bureau central, et un excellent bonhomme dont j'ai toujours gardé la mémoire. Il s'appelait Boucher de la Ville-Jossy. Il faut avoir appris la clinique sous des maîtres pareils pour savoir ce que c'est qu'un bon enseignement. Ces jeunes gens, tout nouveaux dans les services où ils faisaient des remplacements, avaient des ardeurs de néophytes que nous exploitions à l'envi. Les jeunes maîtres d'aujourd'hui ont-ils autant d'enthousiasme, sont-ils animés du même esprit d'altruisme ?

Je demandai alors à notre confrère ce qu'était la chirurgie de son temps. — « Quand on songe, me dit-il, à la patience de nos pères, on ne peut s'empêcher de les admirer. Vous ne vous figurez pas, vous autres, ce qu'il fallait de constance et d'énergie pour faire face à tous les périls qui sans cesse menaçaient chaque opéré. Toute plaie est une porte d'entrée pour la mort, avait dit Bichat. On ne peut comprendre aujourd'hui la tristesse cachée sous cet aveu d'impuissance. Septicémies, pourriture d'hôpital, phlegmons, tel était le lamentable cortège que la moindre intervention risquait de traîner derrière elle. Et dire qu'on parle aujourd'hui de faillite de la science, quand on a l'asepsie et l'antisepsie ! Mais c'est de l'ingratitude, tout bonnement. — Jobert de Lamballe était le chirurgien que j'appréciais le plus ; les audacieux fréquentaient chez Maisonneuve. L'imagination sans cesse en éveil, Maisonneuve était de ceux qui ont au moins une idée par jour. S'il a laissé des instruments pratiques, des procédés durables, que de méthodes n'a-t-il pas tenté de faire adopter et qui, la plupart, sont restées dans l'oubli !

« Le chloroforme se donnait de mon temps, mais on en était plus avare qu'on ne croit. Roux, par exemple, pratiquait la taille périnéale pour calculs, sans anesthésie. On liait solidement les mains du patient avec ses pieds, et on le plaçait en travers sur le bord de son lit. La position n'était pas élégante et le patient, ainsi accommodé, ressemblait à un gros crapaud, mais du moins le champ opératoire se présentait-il admirablement. Avec un instrument triangulaire rappelant un peu la truelle, le chirurgien, en un seul temps, pénétrait dans la vessie. On lui passait des pinces, et le calcul était extrait ; comme pansement, une simple compresse. Le plus extraordinaire, c'est que les malades guérissaient presque tous.

« J'ai connu aussi Barthez, un grand esprit, celui-là. Très grave, un peu timide même, il était doué d'une inaltérable bonté, et je ne saurais mieux le comparer qu'à notre regretté Potain. C'est moi qui, avec ma belle assurance de jeune homme, fus un peu cause de sa nomination au titre de médecin du prince impérial. Barthez avait pour interne Foville, dont le père, neuro-pathologiste distingué, était un familier des Tuileries. Un jour, comme le père Foville racontait les intrigues qui se nouaient en faveur des nombreux candidats au poste si envié, je fis remarquer qu'un seul homme ferait bien l'affaire, notre maître Barthez. J'étais si sincère que Foville en parla à l'empereur et, huit jours après, Barthez était nommé.

« Mais le grand succès allait déjà à Ricord. D'une verve incomparable, le grand syphiligraphe avait, à mon sens, tout à fait l'esprit de Voltaire. Je veux dire par là que le moindre fait, le moindre choc d'idées produisait chez lui le bouquet d'étincelles. A la longue même, ce feu d'artifice éblouissait et fatiguait un peu, et tel de ses collègues, Velpeau, par exemple, redoutait fort son commerce.

« Je fus appelé un jour auprès d'une jeune actrice fort jolie, atteinte d'une tumeur énorme de l'abdomen avec ascite. Je débutais alors, et l'on m'avait imposé Ricord comme consultant. Naturellement il conclut à la ponction immédiate. Gémissements et cris de la malade ; mais le chirurgien, sans se laisser émouvoir, ponctionne au lieu d'élection. Le liquide jaillit, et Ricord de remarquer : « Allons ! ma petite, vous voyez bien, ce n'est jamais qu'un coup d'épée dans l'eau. » J'ai cité souvent le mot, et peut-être a-t-il été reproduit ; en tout cas, je l'ai entendu de mes propres oreilles.

« Une autre fois, il est appelé avec Velpeau auprès d'Augustine Brohan, la célèbre comédienne. Il s'agissait d'un abcès du sein que rien ne semblait justifier. Velpeau inspecte, palpe et presse la région, puis cède la place à Ricord, qui aussitôt s'écrie : « Mais, c'est une aiguille qui est là-dedans.

— Ah ! dit Velpeau, sévère, comment faites-vous pour dia-
gnostiquer les aiguilles dans le sein, vous ? — Parbleu ! je les
reconnais quand elles me piquent. Et ce disant, il extrait le
corps du délit, à la stupéfaction de son collègue. Puis, tapo-
tant la région : « C'est égal, Madame, de ma vie je n'ai vu
aussi jolie pelote. »

« Un jour, ses malades de l'hôpital, qui l'adoraient, voulurent lui souhaiter sa fête. Le poète de la salle, — ceci se passait à l'Hôpital du Midi, — débite un compliment rimé où il
loue le divin mercure, dont la puissance guérit les plaies faites par Vénus. Ricord écoute gravement, puis quand l'orateur
a fini, il remercie en ces termes : « Vous avez bien raison de
me fêter comme un père, car je vous aime bien ; n'êtes-vous
pas tous mes enfants, mes enfants gâtés... ! »

« Rostan, le beau Rostan, comme on disait, avait, lui aussi,
un succès énorme. Son attrait était irrésistible et ses victimes
dans le monde ne se comptaient pas, paraît-il. Il est bon d'ajouter qu'il s'occupait surtout de neuro-pathologie, et ceci explique bien des choses.

« Nous avons, permettez-moi de le dire en passant, planté
là tout costume spécial, toute marque distinctive. C'est très
bien sans doute, mais tout de même, on avait, de mon temps,
plus d'allure, plus de tenue. Je cherche en vain, — ceci soit
dit sans offenser personne — une galerie de maîtres pareille
à celle du milieu de l'autre siècle. Peut-être cela était-il dû
à l'influence du romantisme ; en tout cas, pas de physionomie
banale, chaque individualité était autrement qu'aujourd'hui
différenciée de la foule.

« Vous parlerai-je de Piorry et de ses façons si originales ?
C'est à lui qu'on prêtait cette aventure où se marquait le
triomphe de la percussion. Rentrant un soir, il heurte, ou
mieux il percute sa porte : Pan ! pan ! Il y a quelqu'un... Pan,
pan, pan ! Ils sont deux, etc. ; l'anecdote est bien connue. Il
avait imaginé deux séries de consultations, l'ordinaire et l'extraordinaire. Si le malade choisissait cette dernière, on lui
appliquait une serviette sur le tronc, et avec son plessimètre
le médecin y traçait successivement la configuration de chaque organe. Le client payait 100 francs et emportait la ser-

viette. Ce sont là d'ailleurs simples racontars; la réalité, c'est que l'homme était très habile. Ne s'était-on pas avisé un jour de lui donner un cadavre à percuter, en le défiant de délimiter exactement le cœur. Piorry palpe, percute à gauche, et ne trouve rien. Pensant à une anomalie extraordinaire, il passe à droite : même insuccès. Alors, tranquillement il retourne le cadavre et voit le large trou pratiqué dans le dos du sujet pour en extraire le cœur. « — Vous voyez bien que ma méthode est bonne, fit-il aux mauvais plaisants un peu déconfits. Et n'est-ce pas le cas de dire que souvent une bonne négation vaut mieux que toutes les affirmations ? »

II

Notre confrère Baudin ayant fini ses études, il dut songer à s'installer. Jusqu'alors il avait vécu plutôt mal que bien de vagues leçons de physique et de chimie, qui l'une dans l'autre lui rapportaient dans les 24 francs par mois. A ce modique profit venait s'ajouter une mensualité de 50 francs, servie par Quicherat, qui rédigeait alors son fameux Dictionnaire. Personne de plus désintéressé que ce latiniste. Quand il mourut on trouva chez lui des billets de banque noirs. Il les avait laissés traîner un peu partout sans jamais songer qu'ils n'étaient plus valables depuis la mise en circulation des billets bleus.

« Quand j'annonçai mon établissement au bon Quicherat, dont j'étais le collaborateur modeste, continue le Dr Baudin, il me marqua toute son appréhension : « — Mais c'est une grosse nouvelle que vous m'apprenez là. Et avez-vous de l'argent ? — Moi ? pas un sou ! — Mais vous ne pouvez débuter comme cela. Tenez, voilà 400 francs. Du courage ! et soyez heureux.

« Avec ce viatique je me croyais plus riche que Rothschild et je résolus de choisir un logis des plus confortables. Le médecin doit représenter un peu, que diable ! la sagesse des nations l'a de tout temps proclamé. Je mis donc le cap sur le faubourg Poissonnière et je visitai un premier appartement de 6.000 francs. Mais devant le concierge majestueux et l'escalier solennel, ma superbe commença à fondre. Elle fondit si bien que je finis par me fixer à l'entrée du faubourg du Temple, dans un logement de 600 francs. Les quelques billets de Quicherat m'avait aidé à verser un acompte sur les meubles les plus urgents, table, lit et chaises, etc. Ainsi outillé j'attendis le premier coup de sonnette, ce coup de sonnette si redouté et si désiré à la fois. Il fut plutôt long à venir et je me décourageais, me demandant déjà comment j'arriverais « à percer » : pas de plaque à ma porte, nul moyen d'annoncer aux bourgeois du Temple qu'un Esculape de génie leur était né, tout prêt à faire des miracles dans les prix doux.

Heureusement, la Providence, que je ne fêtais guère cependant, et à qui tous les moyens sont bons pour se manifester, se révéla à moi sous les espèces d'un ignoble voyou. Donc, ledit chenapan, afin de satisfaire son goût immodéré pour « l'aliment » liquide, avait fait une scène terrible à sa mère. Celle-ci, n'ayant rien à lui donner, il avait imaginé, pour la punir, de se percer le flanc sous ses yeux, d'où une scène terrible. Aux cris poussés par la malheureuse femme tout le quartier s'attroupe et chacun en émoi s'occupe de trouver l'homme de l'art. Mon portier qui me voulait du bien, m'annonça d'une voix retentissante, et j'arrivai sur ses talons, escorté d'un murmure flatteur. Hasard trois fois heureux, la plaie était insignifiante, je pus donc rassurer et la mère et mes concitoyens. Quelques jours après, l'ivrogne, faisait de nouveau l'ornement des mastroquets du quartier, et, comme je m'étais opposé à la saignée ordonnée par un vieux confrère, ma réputation « d'homme adroit » fut du coup établie sur une base solide.

« Les jeunes gens se plaignent aujourd'hui d'avoir du mal. Pauvres petits ! Seraient-ils capables de faire seulement la moitié de notre besogne ? Ainsi, je donnais des consultations tous les jours, même le dimanche ! Que de fois, entre parenthèses, elle me parut longue, cette consultation, lorsque je sentais, tout près de moi, les prés parfumés de fleurs et les bois pleins de chansons ! Je suis resté cinq ans sans franchir les fortifications. C'est ainsi qu'on luttait alors. Ma consultation du dimanche me payait mon loyer, qui peu à peu s'était élevé à la somme de 1.300 francs. »

Ici se place la fraîche idylle de notre confrère, une petite cousine rencontrée à Paris et qu'il s'était juré de rendre heureuse. Elle n'avait rien que sa grâce et sa vertu, mais il avait du courage pour deux : il l'épousa et fit bien. C'est elle, la bonne compagne, qui fut, comme tant d'autres femmes de praticiens, le plus sûr collaborateur de sa vie médicale. Elle recevait les clients, les aidant à tromper les longueurs de l'attente ; et même il lui arrivait, dans les cas urgents, de donner la consultation provisoire. Son arsenal était modeste d'ailleurs : lavements et cataplasmes en faisaient tous les frais. Cette thérapeutique très simple avait sur d'autres le double avantage : premièrement elle ne nuisait pas, ensuite elle occupait toujours l'esprit en attendant le retour du médecin.

— « La chance nous a favorisés tous deux, poursuit en souriant le Dr Baudin. De 4.000 francs, chiffre touché, j'étais arrivé à escalader des totaux si fantastiques que je vous prie de les taire. Il y a maintenant pléthore, à ce qu'on dit, et il ne faut pas tenter la jeunesse avide par le scintillement fallacieux de sommes qu'elle serait peut-être malhabile à réaliser. Certains soirs, en effet, j'étais tellement las que mes jambes me semblaient muées en coton. Je pestais, comme bien vous le pensez, mais je ne pouvais les accuser de paresse : elles avaient parfois plus de 110 étages à leur actif ! »

J'ai omis de noter que notre confrère apportait, dans l'exercice de son art, un peu de l'optimisme qu'avec la santé lui avait octroyé la nature. L'optimisme en médecine, mais c'est du bon altruisme ! Si nous ne pouvons guérir nos malades, au moins devons-nous leur voiler les horreurs de la réalité. On sera bien avancé quand on aura formulé un arrêt sans appel et prononcé un nom de maladie dont tout le monde connaît aujourd'hui la terrible signification !

— « Et d'ailleurs, m'observe-t-il, n'est-il pas injuste et égoïste de porter l'inquiétude dans les milieux où nous sommes appelés et où l'on trouve tant d'altruisme, tant de dévouements ignorés ? En regard de quelques drames intimes, de quelques actions vilaines, dont nous sommes les témoins

muets, de par la loi d'Hippocrate, combien d'actes sublimes !
Et j'en ai vu, des événements, dans ma vie, croyez-le. J'ai
assisté aux épidémies cholériques de 54 et de 65. Des jeunes
gens ont, je tiens à le redire, parlé de faillite de la Science.
S'ils avaient vu, comme nous les vieux, ces grands fléaux
évoluer à leur aise et en dépit de tout, ils comprendraient
mieux le rôle bienfaisant et l'influence féconde de la médecine
prophylactique et de l'hygiène. »

III

Et pendant le siège ? demandai-je à mon interlocuteur.
Avez-vous été très occupé ? Un instant son front se plisse, ses
yeux se voilent et son bon sourire s'éteint.

« Le siège, la Commune, quels souvenirs ! Et comme nous
avons eu tôt fait d'oublier tout cela ! Les historiens ont tous
ou à peu près admis que la guerre avait été accueillie avec
enthousiasme à Paris. C'est une légende contre laquelle je
voudrais bien voir quelqu'un d'autorisé s'inscrire en faux. Ex-
cepté les braillards, les mitronnets et les blouses blanches,
la partie saine de la population accueillit plutôt froidement
cet orage que rien ne lui avait permis de prévoir, la seule journée d'effervescence et d'enthousiasme fut celle du 4 septembre. Chacun se disait en parlant de l'Empereur : « Le lâche
s'est rendu, en voilà assez ! » Tout le monde comptait sur le
réveil du lion blessé. Hélas ! vous savez ce qu'il en advint.
Marches et contremarches, stations énervantes sur les remparts, sorties mal préparées, ordres et contre-ordres ; bref, le
désarroi et la chute finale. Quel malheur pour Paris de n'avoir
pas eu un Faidherbe, un Denfert-Rochereau ou un Chanzy à
la tête des troupes ! Que d'humiliations peut-être eussent été
évitées ! Comme malades, point ou presque point. Il semble
que durant les grands cataclysmes les moyens de défense de
chaque organisme sont en quelque sorte centuplés. On ne
pense pas à être malade, comme on dit dans le peuple. Et,
de fait, la clientèle chômait plutôt. Sur la fin, cependant, la

mortalité était montée à des chiffres fantastiques. Les enfants surtout périrent de faim, et ceux qui survécurent, en dépit du terrible procédé de sélection, ne firent jamais, je crois, de bien solides gaillards.

« On a beaucoup parlé, — ce brave et regretté Laborde entre autres, — de la folie obsidionale. Rien n'est plus adéquat à la réalité que ce néologisme. Il faut avoir vu la tension mentale de ce grand Paris, privé de tout du jour au lendemain, séparé brusquement du reste de l'Univers dont il était sans nouvelles, pour comprendre ce que put être la réaction au moment de l'armistice. Sans doute, il est des gens que rien ne peut troubler, mais combien rares ! Je vous ai dit que le 4 septembre fut une journée extraordinaire. En trois heures, on avait tiré à des milliers d'exemplaires, ce qui était un tour de force pour l'époque, un journal portant ce titre flamboyant : « *La République* ». Tout le monde était dans la rue, discutant et chantant. Eh bien ! à ma consultation je vis venir un brave homme, de mise convenable et d'aspect très paisible. C'était un client qui avait choisi ce jour-là pour me solder sa note. Je ne le mis pas à la porte, comme bien vous pensez, mais je ne pus m'empêcher de trouver sa démarche bizarre en un pareil moment. Et ceci me rappelle un épisode du coup d'État. Durant que la fusillade faisait rage rue de la Lune, un individu parcourut tranquillement les boulevards pour se rendre au Théâtre-Historique où il avait à retenir deux places pour la soirée.

« Les grandes crises de la folie obsidionale s'observèrent surtout dans les journées de novembre où les Républicains au pouvoir se montrèrent si simplement héroïques. Mais le summum, ce fut la Commune. On en pourrait diviser l'histoire en deux parties : la première confine au vaudeville, la seconde s'élève aux plus hauts sommets du tragique. Des tas de gens qui avaient le militarisme en horreur n'eurent plus que l'idée de jouer aux soldats, une fois devenus les maîtres. Des cris, de vagues réminiscences de 93, c'est tout ce qu'on eut à nous offrir des semaines durant. Je me souviens toujours d'un laisser-passer que j'avais été demander à la Mairie pour aller voir une malade à Saint-Denis. — « Citoyens, dit le garde-national-huissier qui s'était présenté pour m'introduire, Citoyens, voilà un citoyen qui demande à parler aux citoyens. » Et la tirade du Commandant chef de Bureau sur le rôle divin de la Médecine qui souvent ne guérit pas, mais qui console toujours. Pas méchants peut-être, la plupart, mais combien détraqués !

« Un jour cependant je fus le témoin d'une aventure assez bizarre. Dans un restaurant tout proche de la place du Château-d'Eau, un garde national dit à son compagnon, par manière de plaisanterie : « Tu vois ce revolver, il n'y a pas d'arme pareille. D'un seul coup je te tue. » Et ce disant, il presse la détente et étend raide mort son camarade. Tumulte, cris. J'accours et je constate que la balle a perforé le cœur de part en part. Je m'élève alors contre cette cruauté imbécile et je fais la remarque que ceux qui savent si mal se servir de leurs armes feraient mieux de rester chez eux. Ma semonce est accueillie plutôt fraîchement : pourtant on me laisse sortir tranquille. Or, à une année de là, je fus appelé à fournir un rapport à la Justice sur ce tragique événement. Ce que j'avais pris pour la maladresse d'un idiot ou d'un ivrogne était au contraire, on me l'apprit alors, un acte mûrement réfléchi. Il s'agissait de l'exécution sommaire d'un traître convaincu d'entretenir des intelligences avec Versailles.

« Puis vint la semaine sanglante, — oh ! combien ! — J'avais installé une manière d'ambulance dans une pharmacie du Faubourg du Temple. Nous nous trouvions juste dans l'axe de la ligne de tir des combattants. Au Père-Lachaise c'était une canonade enragée. La dernière journée, nous reçûmes sept obus et une bombe. La maison prit feu. Un locataire, devenu fou subitement, me chargeait le revolver à la main. Heureusement ma pauvre femme se jeta entre ce forcené et moi, sans quoi j'étais un homme mort. Je désarmai l'individu, mais il était d'une force peu commune. Il finit par m'échapper, et un instant après nous entendions le bruit de son corps qui venait se fracasser sur le pavé.

« Pendant ce temps, autour de la barricade élevée en face de notre ambulance, c'était un combat sans merci. Je vois encore un grand colosse revêtu du costume d'officier d'artillerie, et qui, perché sur une futaille, donnait ses ordres le plus tranquillement du monde. Des rafales de projectiles passaient depuis longtemps autour de lui sans l'effleurer, lorsque soudain il fit demi-tour sur lui-même, comme dans la chanson, et tomba tout de son long, la face en avant... Puissiez-vous ne jamais revoir des horreurs pareilles ! »

Par une association d'idées toute naturelle, étant donné le nom qu'il porte, je demande à notre confrère quelques souvenirs sur les opposants à l'Empire.

— « La jeunesse, au Quartier-Latin, était plutôt républicaine, me dit-il, et, comme il sied, son opposition pour être pacifique, ne manquait pas de sel et d'à-propos. Chaque fois, par exemple, qu'une occasion s'offrait à l'Odéon, notre théâtre, de « tomber » la pièce d'un ami du Château, tous les étudiants faisaient bloc, comme vous dites aujourd'hui. Un jour, c'était une armée de bonnets de coton que l'on voyait se déployer au parterre et à l'orchestre. La pièce commençait, et aussitôt tout le monde de ronfler. Une autre fois, c'étaient de larges mouchoirs bleus qui soudain sortaient des poches au moment pathétique, et force était, devant le concert de sanglots aussi bruyants que simulés, de baisser le rideau. Parfois cependant les manifestations étaient moins anodines. Par exemple, l'affaire de l'Opéra-Comique, qui eût pu m'attirer une assez méchante histoire.

« Ce jour-là, j'avais reçu la visite d'un bon camarade un peu emballé, dont le nom était Margue. On ne l'a peut-être pas oublié. C'est lui qui, un jour à la Chambre, prononça le mot de Cambronne, et je crois bien que son avenir politique en fut irrémédiablement compromis. — Ce qui démontre que pour la fortune de certains mots tout dépend des lieux où ils sont prononcés.

— « Donc Margue vint me chercher. — Veux-tu voir, dit-il, comment on se débarrasse d'un tyran ? — Ma foi, je ne demande pas mieux, répondis-je en riant. — Eh bien, suis-moi à l'Opéra-Comique. Sur la place un déploiement de police extraordinaire et quantité de figures louches. Les moins prévenus auraient pu voir que leur complot était abolument éventé. Mais allez donc dessiller les yeux à des « emballés » de

20 ans ! On s'abordait le visage sombre, et c'étaient des poi-
gnées de mains énergiques, des mots de passe murmurés dans
l'oreille.

« L'Empereur allait venir et les conjurés s'étaient promis
de ne point le laisser sortir vivant de leurs mains. Peu à
peu, je vis qu'on isolait notre groupe et que, tout doucement,
sans en avoir l'air, des argousins déguisés en hommes du
monde procédaient à notre investissement. Peu soucieux de
payer les frais de cette comédie, je résolus de filer à l'anglaise,
et bien m'en prit, car, quelques instants après, tous les cons-
pirateurs étaient arrêtés. Rentré chez moi, je mis par hasard
la main à ma poche. Comme il faisait très chaud, j'avais, ce
jour-là, repris un pantalon de chasse qui me servait durant
les vacances. Or, quelle ne fut pas ma surprise d'y trouver
des capsules, laissées là par négligence ! Si j'étais resté
dans la bagarre, il n'en eût pas fallu davantage, étant donné
mon nom, pour me conduire tout droit à Lambessa. »

Je profite de cette évocation du nom de Baudin pour demander quelques détails sur l'ancêtre, le Baudin des barrica-
des.

— « Ah ! un brave homme, celui-là, me dit le bon confrère, un brave homme qui avait la République dans le sang.
Il était le fils d'un officier de santé. On connaît mal l'origine
de ce diplôme bâtard qui devait survivre si longtemps
aux causes qui l'avaient fait naître. Après la grande consommation d'hommes, et par conséquent de médecins, faite par
le premier Empire, on avait dû accepter quantité de vieux
infirmiers pour soigner les malades. Afin de régulariser au
mieux la situation de ces bons serviteurs de l'Etat, on avait
donc imaginé le diplôme d'officier de santé. Il était seulement prescrit aux titulaires de ne jamais pratiquer les grandes opérations. Et la précaution n'était pas inutile, étant
données les habitudes contractées sur les champs de bataille.
Le père d'Alphonse Baudin était officier de santé. Son fils,
sorti le premier du Val-de-Grâce, avait été envoyé en Algérie,
puis il avait donné sa démission et était devenu député. Lui
seul peut-être, de tous les parlementaires, eut la vision nette
des événements qui se préparaient. Le soir du coup d'Etat,

son frère, le Dr Baudin, qui vit encore, vint le rejoindre et le supplia de le laisser marcher à ses côtés pour la défense de la Loi. Il y eut entre ces deux hommes un noble combat. — « Tu m'empêches de faire mon devoir », disait le cadet. — « Laisse-moi faire le mien, répliquait l'aîné. Tu appartiens à la famille, ta tâche est de veiller sur nos parents, la mienne de combattre pour nos idées. A chacun sa tâche. » Et Baudin partit à la barricade où il devait se faire tuer.

« Un jour, chez Barthez, à Saint-Antoine, comme nous pratiquions une autopsie, un camarade vint à prononcer mon nom. Le garçon d'amphithéâtre alors me tira à l'écart, et me montrant une dalle : Voilà où ils l'ont apporté mort, me dit-il.

« A propos du geste héroïque de mon parent, laissez-moi vous raconter un détail assez piquant. Lorsqu'on voulut le représenter parlant aux ouvriers sur la barricade, on vint me demander son portrait. Il devait être aux archives de la Chambre et je m'y rendis avec le peintre. La collection était, en effet, complète ; Alphonse Baudin seul manquait à l'appel. Même déconvenue chez un éditeur d'objets de piété qui avait acheté par hasard tout un lot de clichés photographiques des représentants de 48. Devant l'embarras de l'artiste, ma femme se permit d'observer que j'étais peut-être celui de la famille qui ressemblait le plus au représentant du peuple : « En amincissant et en pinçant un peu les lèvres, en ajoutant des favoris, vous aurez, je crois, un Baudin assez réussi. » Je servis donc de modèle. L'œuvre finie, j'emmenai dans l'atelier du peintre, et sans la prévenir, une vieille dame que mon parent avait beaucoup connue. En apercevant le tableau : « Mais c'est Alphonse Baudin ! s'écria-t-elle. » La ressemblance était donc parfaite. Or cette toile ayant servi à toutes les reproductions des bustes ou statues de Baudin, il se trouve que j'ai été statufié de mon vivant : *sic vos non vobis.* C'est au surplus le seul avantage que j'aie jamais retiré de ma parenté. On voulut bien me faire présenter aux élections de 1869, mais je déclarai vouloir rester médecin, et je ne regrette pas ma décision.

« Oh ! cela ne m'a pas empêché de lutter à ma façon contre l'Empire. Je lui attribue la décadence de nos mœurs, la

soif du faux luxe, des spéculations, le goût de paraître, en un
mot ce besoin de s'étourdir qui, le matin du 4 septembre, faisait dire à un courtisan : « C'est fini, mais c'est égal, nous
nous sommes tout de même bien amusés pendant dix-huit
ans ! »

« J'ai beaucoup fréquenté les opposants, j'ai connu Gam-
betta, Garnier-Pagès, Pelletan, le père du ministre actuel,
un esprit très fin et d'une distinction rare. Et quels hommes
convaincus, que ces braves gens traités si volontiers aujour-
d'hui de « vieilles barbes » ! Ainsi, en 1863, j'assistai à un
banquet intime où le parti républicain fêtait sa première victoire, et je me souviens de Garnier-Pagès racontant que ce
qui avait perdu la République c'était le fameux impôt des
0,45 centimes : « Ce fut une grosse faute politique, concluait-
il, mais le salut de la France était à ce prix. Ce jour-là, nous
avons perdu notre cause, mais nous avons sauvé le pays ; si
c'était à refaire, nous recommencerions. » Voilà ce que valaient
ces hommes... Mais ce sont là des histoires bien longues à
propos d'un modeste praticien...

« Maintenant, je suis comme un vieux saule, dont on voit
encore de loin quelques branches vertes. Elles donnent
l'illusion de la sève et de la santé, mais de près, ce n'est plus
qu'une pauvre écorce que le moindre coup de vent empor-
tera. Moi aussi, j'ai vieilli à regarder couler la vie. Mais qu'importe ! Ayant toujours aimé le travail, je n'ai jamais connu
l'ennui. Comme tant d'autres, j'ai rencontré des hommes qui
ne m'ont point compris, je les ai obligés et ils se sont détour-
nés de ma route ; mais encore une fois, tout cela n'est rien.
Un bon estomac, un peu de philosophie, et l'on arrive à
trouver du charme à l'existence. Au surplus, les esprits cha-
grins qui s'affectent péniblement du moindre heurt devraient
bien retenir cette maxime de mon vieux curé d'oncle qui
avait vécu son siècle et qui me répétait souvent : « Mon pauvre neveu, on ne saura jamais ce qu'il y a de bêtes à l'ombre, quand le soleil est couché... »

LA STATUE DE CHARCOT

Comme tous les hommes de réelle valeur, le maître de la Salpêtrière ignora toujours la fausse modestie. Dans un de ces moments d'abandon où l'on pense tout haut, il disait à l'un de ses élèves : « Quand je serai mort, on m'élèvera peut-être une statue. Je la voudrais placée proche celle de Pinel. Nous causerions la nuit. » Son vœu est exaucé. Les voilà pour toujours réunis.

J'ignore ce qu'ils pourront se dire quand, descendus de leur socle de pierre, ils deviseront dans la paix des soirs mélancoliques. Mais ce que je sais bien, c'est que les communes idées ne leur manqueront pas. A l'heure où la Liberté allait se lever sur le monde, Pinel avait brisé les chaînes des aliénés. Où l'on ne voyait que des criminels à châtier, il montra, au nom de la Science, des malades à secourir. Charcot, lui, a émancipé l'hystérie. Toute la théorie grimaçante et convulsée des réprouvés, les possédés, les démoniaques du Moyen-Age, sont rentrés à sa suite dans le domaine de la pathologie.

Les deux neurologistes ont encore d'autres points de contact. Pinel était le maître de Bichat. Si j'en avais le loisir, je pourrais montrer comment Bichat fut le précurseur de l'École anatomique. Mais directement, Charcot relève de Rayer. Oh ! je n'attache pas grande importance à ces généalogies intellectuelles ; j'ai là-dessus d'autres idées. Il doit en être de nous comme de ces infusoires qui pendant longtemps se multiplient par simple division. Ces générations agames affaiblissent l'espèce.

Peu à peu elle tombe dans la sénilité, elle va disparaître. Mais la nature immortelle est là. Un beau jour, sans qu'on sache pourquoi, les deux infusoires s'accouplent, et de leur conjugaison une race nouvelle renaît, vaillante et forte. De même, un homme de génie laisse derrière lui des disciples qui longtemps profitent de son rayonnement et vivent des reliefs de son œuvre. A la longue cependant, la production intellectuelle diminue, la décadence est proche. A ce moment, un maître et un élève se pénètrent, ils accouplent leurs cerveaux, et voilà la jeunesse, la vie : une École nouvelle se lève, radieuse, sur les ruines du passé.

Charcot doit surtout à Rayer ses boutons de mandarin. Suivant la légende, ses épreuves d'agrégation avaient été déplorables. Éperdu, terrassé, le malheureux ne demandait qu'à fuir. Malgré tout, Rayer l'imposa. Il avait ainsi violé les règlements de la Faculté, mais c'était pour lui faire un enfant sain, vigoureux, et qui devait bientôt faire honneur à sa nourrice.

Dans le début, Charcot s'essaye à des besognes diverses. Il forme son doigté, il prélude. Puis, quand il se sent bien assoupli, quand il est maître de son instrument, il se lance dans sa véritable voie, la neurologie. Sa part est assez belle pour qu'on ne l'exagère pas. Je me garderai donc bien de dire que rien n'existait avant lui : Duchesne de Bourgogne avait déjà exploré le terrain, et ce n'était plus la brousse.

Tout un monde néanmoins restait à édifier. Voilà comment il procède ; sa manière est des plus simples. Il prend une observation, la rédige avec soin, puis il la classe et attend. A l'autopsie, même minutie. Il tâche de superposer les lésions aux symptômes. Quand l'observation est complète, il la met de côté. C'est une pierre pour l'édifice futur. Le hasard de la clinique le fait-il buter sur un autre bloc ? Le maître-ouvrier le dégrossit, le taille et en tire une nouvelle pierre. Dès qu'il en possède un certain nombre, il essaye d'accorder ensemble celles qui sont pareilles et qui s'adaptent bien. Et voilà comment, grâce au labeur acharné de chaque jour, il construit les piliers de son École anatomo-clinique.

Si j'osais, je le comparerais à Cuvier. Comme lui, il procédait par analyse et par synthèse. Il notait les traits communs, puis les réunissait. C'est en suivant les méthodes des naturalistes qu'il a créé des espèces morbides. Point d'hybrides avec lui. Les maladies ne sont pas des corps chimiques susceptibles de se combiner entre eux. La logique de son esprit répugnait aux produits de l'imagination.

Cependant, un jour, la folle du logis sembla l'emporter. Jusque-là, il s'était prudemment limité à des affections qui reposent sur un substratum anatomique, mais son instinct de psychologue, d'analyste subtil, et peut-être aussi son commerce avec les philosophes, l'entraînaient malgré lui sur le terrain des psychopathies pures. L'aventure était périlleuse. Ici, pas d'autopsie. De plus, l'hystérique se complaît dans le mensonge. Quelle joie pour la galerie si le Maître avait pu être la dupe de ses ingénieuses et perfides clientes ! Vous savez comment il n'en fut rien, grâce à l'harmonie parfaite de ses facultés. Si d'aventure son imagination tentait de l'emporter, d'une forte secousse sa froide raison le rivait à la terre.

Peu à peu, en tâtonnant, il arrive à débrouiller le redoutable écheveau. Ayant placé un phénomène d'idéation au sommet de la plupart des accidents, tout dès lors s'illumine et s'éclaire. Le Protée à la face tantôt burlesque, tantôt tragique, laisse voir le secret de ses transformations. Si la grande névrose est d'un polymorphisme clinique déconcertant, elle est monoïdéiste dans sa cause. Voilà ce qu'il établit d'une façon irréfutable.

Alors de toutes parts les auditeurs accourent autour de sa chaire. Qui nous dira l'histoire de ces « mardis de la Salpêtrière » où il se montra le plus grand vulgarisateur d'idées, le plus expert démonstrateur de faits, en un mot le meilleur professeur qu'on eût jamais vu? Il avait des façons à lui d'enseigner. Voulait-il par exemple tracer la séméiologie des tremblements, il faisait défiler sur la scène de son amphithéâtre une dizaine de malades. Les pauvres hères, vêtus de leurs costumes bizarres, entraient en sautant, clochant, se bousculant comme au rythme de mystérieuses musiques. — « Voilà des gens qui tremblent, disait-il, regardez-les bien. » Et du groupe il en distrayait deux. — « Observez ces deux-ci. Ils ne s'agitent pas comme les autres, ils vous donnent le type du tremblement dans la sclérose en plaques. Ces deux là ont de

la paralysie agitante. Voyez comme ils diffèrent des premiers. » Et ainsi de suite jusqu'au bout de la leçon.

Ce qui le servait surtout dans l'exposé des faits, c'était
son sens artistique merveilleux. Et ici je voudrais montrer
l'homme derrière son œuvre. Comme des grands courants de
sève, ce sont ses goûts, ses qualités personnelles, qui ont
fourni les couleurs et la vie à l'opulente frondaison que l'on
admire aujourd'hui. A côté du neurologiste, du médecin, il y
avait un penseur. un lettré délicat et un critique de premier
ordre. Il commentait Rabelais avec une verve qui était une
joie et un régal. Gœthe aussi lui était familier, mais seulement le Gœthe du premier *Faust*, conseillé et refréné par
Schiller. Shakespeare surtout l'attirait et le retenait ; il le
lisait dans le texte et en savait de mémoire des scènes entières. Lui seul peut-être a bien compris le mystérieux agité de
la terrasse d'Elseneur.

D'ailleurs, le plus grand plaisir de sa vie était la lecture.
Quand il ne lisait pas, il s'occupait d'œuvres d'art. Les Fla-
mands et les Hollandais l'enthousiasmaient ; il les préférait
aux Italiens, les jugeant plus près de la nature. Il dessinait
lui-même, et ses cartons sont remplis de croquis. Dans une
attitude, dans une physionomie, il voyait souvent le côté grotesque. Malgré tout, Gavroche sommeille dans la cervelle des
plus sévères Parisiens. Il y a de lui notamment un monôme
de professeurs en robes rouges, des petits, des grands, des
obèses et des maigres, dont le contraste forme la chose la
plus joyeuse et la plus vivante qui soit.

Je dis tout cela, non par étalage d'une vaine documentation
mais simplement pour montrer combien, à l'encontre de nos
esprits étriqués, cette belle intelligence était ouverte à toutes les grandes choses. Je me le représente comme l'un des
maîtres de la Renaissance dont il m'arrive parfois de lire la
vie. Comme eux, il vivait paisible au milieu des siens. Il avait
sur l'éducation des idées personnelles et il réussit à les mettre en pratique. Ses élèves étaient de sa famille. Le dimanche,
tout son petit monde se retrouvait sans façon autour de sa
table, ainsi que des enfants dispersés que l'amour du foyer
assemble une fois la semaine.

Sans doute, il soutenait ses candidats envers et contre tous
Eh bien, après ? Pouvait-on penser que sa belle intelligence
ne s'adapterait pas à la chinoiserie des concours afin d'en
tirer le meilleur parti possible ? Il admettait seulement la
sélection qu'il pratiquait lui-même. Quand il avait choisi un
concurrent, cela valait toutes les épreuves du monde. En fait,
il avait supprimé les concours. Ceux qui ont gardé quelque
amertume de ses procédés s'en consoleront en pensant aux
déboires qu'ils lui ont valus. Ah ! tous ne lui sont pas restés
« respectueux et toujours fidèles » comme M. le professeur
Cornil.

On lui a fait le reproche d'être hautain et dédaigneux. Certes, ce n'était point un bénisseur. Ayant solidement organisé
sa vie, connaissant sa force, il ne se prodiguait pas à tout
venant. On ne saurait, après tout, lui en faire un crime. Et
puis, nous sommes bons, nous autres ! nous nous traitons avec
indulgence, en dignes pharisiens que nous sommes ; mais
si l'un des nôtres s'est élevé, nous lui trouvons mille petits
défauts pour le rabaisser au niveau de notre médiocrité.

Voilà comment j'ai compris l'homme. Je ne fus jamais son
élève, cependant tout ce que j'ai dit, je le tiens de lui-même.
Obscur praticien, je le voyais parfois en consultation. Peut-
être, en dilletante, s'amusait-il de mon admiration, d'instinct
devinée ? Toujours est-il que de temps à autre, au caprice de
son humeur et suivant son loisir, il me laissait voir quelque
coin de sa pensée. Je n'en suis pas moins toujours resté un
inconnu pour lui et les siens ; c'est donc en toute indépendance que j'en parle.

Le jour où l'on inaugura sa statue devant le grand portail
de la Salpêtrière, quand les discours furent taris, quand l'orateur du Conseil municipal eût fini de dauber sur les croyants,
au nom de la Libre-Pensée, je me mêlai à la foule. Elle
accourait de toutes parts pour contempler le nouvel hôte de
bronze de sa bonne ville. Alors, songeant à tout ce que fut
Charcot, à son amour du pays, à sa foi dans la Science, à son
immense labeur, je me dis en le saluant une dernière fois :
On a bien fait de montrer sa tête au peuple, à celui-là, elle
en valait la peine !

ECRIT LE LENDEMAIN DE LA MORT DE HANOT

31 octobre 1896, mercredi soir.

J'étais seul dans mon cabinet. Un camarade est entré, il m'a appris la fin tragique de Hanot. Nous avons parlé de cet événement. Mon visiteur, qui n'est pas pour le sentiment, a incontinent déduit des appréciations sur la place que ce mort laissait aux vivants ; puis il m'a quitté.

Resté seul, je me reprends à penser à Hanot. Au dehors la pluie fait rage. Sur mes vitres les gouttes d'eau frappent à coups précipités. Leur bruit monotone semble accompagner ma rêverie. Et dans la paix profonde de la nuit je revois ce pauvre homme qui a cessé de souffrir. Je songe à son œuvre qui fut belle, à son âme qui fut bonne et à son pauvre esprit si inquiet et si tourmenté.

Il y eut trois hommes en Hanot : le savant, le médecin, et tout au fond un être intime, que bien peu ont connu et qui fut très malheureux.

Comme savant, je ne rappellerai de lui que ce que vous connaissez tous. Au début de sa carrière c'est sa thèse de doctorat sur la « *Cirrhose hypertrophique avec Ictère* ». Il sépara cette affection des autres maladies du foie, et dès lors on la désigna sous le nom de « Maladie de Hanot ». Viennent ensuite ses travaux sur les deux formes d'ictère grave, l'un apyrétique, dû au *bacterium coli*, l'autre fébrile, dû au staphylocoque. Je cite encore sa thèse d'agrégation sur le « *Traitement des pneumonies* ». Puis c'est le long défilé de ses cliniques, si nourries de faits, si riches d'idées, si lumineuses toujours ; je note enfin un « *Traité des maladies du foie* ».

Hanot tenait à la fois de Lasègue et de Charcot. De l'un

il hérita le sens clinique, de l'autre les idées claires et précises. Il n'est pas exagéré de dire qu'il fut un des plus brillants représentants de l'école anatomo-clinique, qui, à l'encontre de l'école allemande, sut relier en un vigoureux faisceau la physiologie, l'anatomie pathologique et la clinique.

Comme maître il fut parfaitement bon, ses élèves l'adoraient, non pas seulement parce qu'il « les tenait » dans les concours, mais surtout parce qu'il était un grand remueur d'idées. Il était également très populaire à l'École ; les étudiants savaient gré à ce savant de sa grande indulgence. Très fin, spirituel, quoique d'allure un peu lourde, il avait souvent le mot qui fait sourire. Brave avec cela. Il avait fait la campagne de 70 sous les murs de Paris. Il fallait l'entendre raconter avec une bonhomie toute narquoise ses tribulations à la bataille de Champigny, quand les Prussiens mitraillaient son ambulance. Il montrait son personnel éperdu, ses blessés qu'il ne savait où terrer, et sa gaucherie de médecin devenu tout à la fois chirurgien et chef de troupe, deux rôles pour lesquels il avouait manquer totalement d'aptitudes.

Clinicien très sagace, ses consultations étaient fort recherchées, et il est curieux de noter que ce pauvre homme tourmenté avait l'apparence de l'être le mieux équilibré qui fût. Tout entier à son service, très assidu, on le voyait cependant de temps à autre interrompre tout à coup la visite ; il se laissait alors tomber comme accablé sur un siège, et là, pendant un quart d'heure, il demeurait le regard perdu, le front plissé, replié sur lui-même. La crise passée, la visite s'achevait.

Ici j'entre dans le Hanot intime où tout est trouble, où tout est souffrance. Si dans les relations ordinaires de la vie il sut se montrer si parfaitement pondéré, ce ne fut sans doute que grâce à un grand effort de volonté. Il semble que ce galant homme ait eu comme la pudeur de ne laisser voir jamais les plaies de son âme, et peut-être son suicide vient-il en partie de l'angoisse qu'il eut de ne pouvoir jouer son rôle jusqu'au bout. Quand on songe à ce que fut ce brillant esprit, on se demande si son cas ne vient pas à l'appui de l'opinion de de M. Courmont de Lille, selon laquelle le cervelet serait surtout l'organe psychique et sensitif. N'est-ce pas là, et non dans son cerveau admirablement équilibré, qu'il faut chercher la cause de sa mélancolie?

Le mal lui venait de loin. Candidat à l'internat et à l'externat, c'était déjà un émotif. A l'internat notamment, il ne put lire sa copie, et ses juges durent en prendre connaissance eux-mêmes. Impressionnable comme il l'était, le chemin des concours lui fut particulièrement ardu. Il n'arriva aux hôpitaux que sur le tard. Son concours d'agrégation fut marqué par la présence de son maître Lasègue. La mort sur les dents, ce dernier avait voulu quand même faire partie du Jury. Il se traîna péniblement aux séances, y venant non pas seulement pour apporter l'appui de sa voix, mais pour prévenir une défaillance de son protégé. — « Je suis là, plein de courage, semblait dire le Maître ; n'allez pas me trahir en perdant la tête, vous me feriez regretter de n'être pas resté à mourir tranquillement chez moi. » Que doit-on le plus admirer, du dévouement du Maître ou du mérite de l'élève, qui avait su gagner cette preuve suprême d'attachement ?

Après l'agrégation il me faut arriver à la page la plus douloureuse de sa vie. Obligé de prendre une décision dans des circonstances intimes, on le voit ballotté entre deux partis extrêmes. Anxieux, torturé, il s'affole, sa raison va sombrer, il est à terre... Mais non, les épaules n'ont pas touché ! D'un brusque effort il s'est remis debout, et il reprend ses travaux.

Cela dura jusqu'à ces derniers temps. Désigné pour une chaire de pathologie à l'École, l'idée qu'il ne serait peut-être pas à la hauteur de sa tâche le replongea dans l'angoisse. Ses souffrances lui devinrent de jour en jour plus intolérables à mesure que l'élection approchait. C'est pour échapper à sa torture que, las, brisé, il se réfugia dans la mort.

D'autres ont dit comme il convenait la haute portée de l'œuvre de ce maître. Moi, j'ai pensé surtout à l'homme, à sa pauvre âme tourmentée. C'est pourquoi, en face de tant de courage et de tant de faiblesse, l'histoire de la petite chèvre de M. Seguin me revint à la mémoire : «... Elle s'est battue toute la nuit, et le matin le loup l'a mangée ! »

UN GRAND PRATICIEN : DUCHENNE DE BOULOGNE

Il y a quelque cinquante ans, un personnage singulier se mit à fréquenter les hôpitaux. Trottinant toujours avec une boîte d'électricité à la main, on le voyait dès l'aurore arriver dans les salles. Humblement il demandait aux chefs l'autorisation d'examiner quelques malades. Si on le laissait faire il ouvrait la petite boîte de Pandore, dont il devait tirer tant d'espèces morbides ; il s'escrimait sur les muscles du sujet choisi, prenait des notes ; puis, sa tâche finie, son mince bagage replié, il disparaissait sans bruit comme il était venu.

Cet homme était Duchenne, de Boulogne, dont on a enfin dressé le buste à la Salpêtrière il y a quelques années.

Lorsqu'il vint de sa province « pour être quelqu'un à Paris et y faire quelque chose », Duchenne n'avait dans le monde officiel ni Maîtres, ni amis. En outre, il était timide à l'excès. Si d'aventure il avait le malheur de s'embarquer dans quelque explication, il s'embrouillait et sa démonstration se perdait dans le désastre d'un bégaiement incompréhensible. Vous jugez dès lors de l'accueil réservé, dans les services dits hospitaliers, à cet être si mal doué. Quelques-uns le regardaient comme un monomane dont on pouvait respecter les fantaisies inoffensives, mais le plus grand nombre se défiait, craignant d'avoir affaire à un charlatan. Heureusement le petit homme ne voulait rien voir, ni rien entendre. Les faciles plaisanteries des élèves, — cet âge est sans pitié ! — et les dédains des Maîtres le laissaient également froid. C'est qu'il avait le vrai courage ; soutenu par sa foi dans l'avenir, il continuait, au milieu de l'hostilité des uns et de l'indifférence des autres, ses patientes recherches. Je dois d'ailleurs reconnaître en toute justice que Trousseau, et ensuite Charcot, ne furent pas longs à apprécier comme il convenait le mérite de son œuvre. Les premiers ils surent discerner ce qui se cachait sous l'enveloppe modeste de ce timide, et nul doute que l'appui de Trousseau, alors dans tout l'éclat de sa belle carrière, n'ait été d'un appoint précieux au pauvre provincial égaré dans Paris.

J'avais dans mes notes marqué les étapes successives parcourues par Duchenne. Je voulais vous montrer comment il s'éleva de la thérapeutique à la physiologie, puis comment il aiguilla enfin vers la pathologie. Arrivé là, je vous aurais exposé sa méthode. Dans une première période ce clinicien de génie observait ; puis il analysait ; enfin, ayant comparé les faits, il les classait. Il arrivait ainsi à créer des groupes, et de ces groupes il tirait des espèces morbides distinctes. Ah ! cette vieille clinique, on l'oublie un peu à notre époque de médecine perfectionnée. On ne se souvient déjà plus de ce qu'elle pouvait donner entre des mains habiles. On n'avait pas alors toutes les ressources d'aujourd'hui et l'on était bien obligé de se servir de sa petite lanterne si l'on voulait voir quelque chose dans le chaos où étaient plongées les maladies nerveuses.

J'aurais voulu vous montrer également comment Duchenne, épris d'art, essaya de faire la critique des chefs-d'œuvre de la statuaire antique, ce qui l'amena à découvrir l'action des muscles de la face. Mais j'ai dû renoncer à entrer dans le détail. Neuropathologiste comme la lune, il y aurait outrecuidance de ma part à me mesurer avec une œuvre aussi considérable.

Aussi bien, l'enseignement qui se dégage d'une telle vie n'est pas seulement dans le résultat acquis et définitivement consacré ; il est surtout dans la foi en notre art, dans le mépris des honneurs et dans l'ardeur au travail. L'histoire de ce praticien nous montre la supériorité du vrai mérite sur nos vaines étiquettes. Où sont la plupart des officiels contemporains de Duchenne ? Ils ont travaillé surtout pour le présent.

et voici que la postérité les oublie ; la nuit s'est faite autour
d'eux. Quant à Duchenne, son nom est désormais immortel.
Le seul regret c'est que ce modeste soit mort sans se douter
un instant du mérite de son œuvre, le seul malheur c'est
qu'il justifie une fois de plus le mot célèbre de Victor Hugo:
Il faut être mort pour avoir raison.

UN BON MAITRE DUJARDIN-BEAUMETZ

Qui se souvient encore de Dujardin-Beaumetz ?

Ah ! il est loin le temps où le maître prenait à l'hôpital Cochin ces pavillons d'isolement dont il devait faire une des cliniques les plus courues de Paris. C'est là surtout qu'il fallait le voir. A peine entré en boitillant, les deux mains dans les poches, il était assailli par une foule de solliciteurs. Celui-ci avait besoin d'un sujet de thèse; celui-là venait s'enquérir d'un poste avantageux en province. Tel autre désirait une place dans l'Administration. Et le brave homme écoutait tout, la mine souriante ; puis à la fin son visage s'épanouissait s'il y avait espoir de faire obtenir la faveur demandée ; sinon, il prenait un air déconfit et pitoyable. Et quelle délicatesse ! Combien, sans ressources, ont débuté avec le petit viatique qu'il avait su discrètement fournir. — « Vous n'avez pas le sou, mon ami ? Attendez quelques jours. » Et vite il trouvait une garde, un voyage en province avec un malade. Puis quand l'infortuné confrère, ému, balbutiant, essayait de bredouiller sa reconnaissance, c'était les deux mains en avant, comme un effort pour arrêter le flux de remerciements. Il faisait le bien, comme d'autres le mal, sans y penser.

Après ces préliminaires la visite commençait. L'externe lisait les observations recueillies avant l'arrivée du chef, l'interne rectifiait. Lui-même procédait ensuite à l'examen du malade. Quand il avait fait ressortir la valeur de tel ou tel signe, il passait aux interrogations. « X..., comment traitez-vous la congestion pulmonaire? » Et X..., que la question n'intéressa jamais, hésitait, ânonnait. Et le bon maître, avec une patience admirable, répétait pour la centième fois ses méthodes de traitement. Il aimait les formules élégantes, ses remèdes étaient comme lui, aimables; il voulait avant tout que les malades n'eussent point trop à se plaindre de nos « sales drogues». Et quand il avait « collé » quelqu'un, quelle joie! Et quelle mimique! C'étaient des frottements de mains, des tapes sur ses joues, des interjections : « Paf ! », qui soulignaient ses phrases familières.

Ah! il ne s'ennuyait pas dans la vie, celui-là! Il n'était pas de ceux qui s'en vont par la ville, le nez dans le faux-col, le dos voûté, comme s'ils avaient peine à porter le poids de leurs pensées. Il n'était pas non plus de ceux qui font d'une seule question une véritable ferme en Brie, pour en tirer profits et honneurs. Il s'intéressait à tout; d'aucuns disent qu'il embrassait trop de choses. Assurément son esprit actif aimait la variété, mais comme tout autre il savait approfondir un sujet ; je n'en veux pour preuve que certains chapitres de ses cliniques. On a fait aussi bien avec moins de succès, on n'a pas fait mieux.

Je ne parle pas de ses malades, qui l'adoraient. On a «blagué » un peu les bouquets qu'ils lui offraient au moment de sa fête. Avec un autre c'eût été peut-être ridicule, avec lui ces démonstrations paraissent toutes naturelles.

Et sous sa bonne gaieté, quelle fermeté d'âme, quel stoïcisme! Je le rencontrai peu de temps avant sa mort, et comme involontairement je regardais sa pauvre mine jaune et ravagée :« Eh oui, me dit-il, d'un ton moitié léger, moitié sérieux. où perçait à peine un peu de regret, eh oui, je me survis, je fais mon petit Charles-Quint, j'assiste à mes funérailles... »

Il est depuis longtemps près du bon Dieu des bonnes gens, où il est allé rejoindre l'excellent Regnault qui le précéda de quelques jours. Peut-être, s'il connaît ces lignes, m'enverra-t-il un petit signe de la main, comme il faisait quand je le rencontrais. En tout cas, sans lui avoir jamais rien demandé j'ai tenu à dire mon sentiment sur lui parce que je l'ai vu maintes fois à l'œuvre. Sans doute, il fut un lutteur et ne céda jamais sa place à personne. Mais, au milieu des compétitions de la vie, il conserva toujours son inépuisable bonté. Et je n'entends point ici cette bienveillance de façade qui cache mal l'égoïsme du cœur. Non, Dujardin-Beaumetz fut vraiment bon. Et s'il mourut pleuré par tous, c'est que nul plus que lui ne sut compatir aux infortunes des autres.

SUR « LE PÈRE SAPPEY »

Le professeur Sappey, ou mieux le père Sappey, comme nous l'appelions, restera la physionomie la plus singulière rencontrée au cours de mes études. Il avait vécu modeste et timide et il s'en alla à la sourdine. C'est tout juste si dé là-haut il ne nous demande point pardon de la peine que nous avons prise de jeter quelques fleurs sur sa tombe.

Ah ! celui-là ne fut pas un bruyant. De mon temps déjà, bien avant qu'il eût pris sa retraite, on le voyait dans les rues du Quartier, rasant les murs, le torse un peu incliné, le bras gauche replié derrière le dos, les mains toujours gantées de filoselle, déambulant discrètement, effaré de nos coups de chapeau et se retournant pour s'assurer que c'était bien à lui qu'allaient nos hommages.

Ce n'était pas qu'on l'aimât à la folie. Il était bien trop peu communicatif pour plaire aux masses. Dernier vestige des savants d'autrefois, il tenait plutôt du Bénédictin que du laïque, ignorant tout en dehors de ses études. C'est pourquoi ceux de notre génération ne le comprenaient déjà plus. En outre, il était assez raide aux examens, et comme nous étions tous d'un naturel plus ou moins rossard, l'évocation de son visage sévère, auréolé de cheveux blancs, ne laissait pas que d'assombrir notre gaieté durant nos veilles tapageuses. Nul cependant n'interrogeait mieux que lui. — Mon ami, voici un os, dites-moi quel il est; est-ce le droit ou le gauche? Mettez-le en position. Maintenant, avec cette plume, montrez-moi les muscles qui s'y insèrent. — Pas moyen de tricher. Si les réponses étaient bonnes il passait à une autre question un peu plus difficile et l'on était sûr d'être reçu.

Aussi lui rendait-on pleine justice. Sans doute on le « blaguait » bien à l'occasion, car nous ne respections pas grand'chose. La caricature nous le montrait, un mètre immense à la main, en train de mesurer quelque petit organe. Et, au-dessous, la légende : X..., arpenteur de la Faculté. D'autres fois l'accessoire changeait, c'était devant un trébuchet qu'on le représentait en train de peser des choses innommables.

C'était encore, au moment des examens, une autre plaisanterie coutumière. On étalait devant sa table des plaques votives dérobées en quelque endroit pieux et sur lesquelles se lisait en lettres d'or : « Marie, protégez notre enfant! » « Reconnaissance à Marie! » allusions transparentes à l'un des prénoms du cher homme, qui s'appelait Marie-Philibert. Ce n'était pas très fort, mais on s'amusait de peu.

De même les histoires que l'on faisait courir sur son compte et qui le dépeignaient comme un viveur effréné. Nul ménage cependant ne fut plus uni que le sien. Comme tant d'autres dans la profession, il avait trouvé dans sa femme une collaboratrice de tous les instants; n'était-ce pas elle qui dessinait toutes ses planches d'anatomie? Il y a quelques années, lorsqu'il eut la douleur de la perdre, il resta comme désemparé. Ici pourrait se placer un trait vraiment touchant qui prouve bien tout son dédain pour le vilain argent après lequel on court tant aujourd'hui. Mais je ne m'y arrête pas; les bonnes actions, comme certaines fleurs délicates, perdent à être trop exposées à la lumière.

N'allez pas croire au moins que nous lui ménagions nos sympathies; il en fut même, certain jour, rudement incommodé. C'était pendant une période de troubles au Quartier-Latin. Un malencontreux hasard le fit passer sur le boulevard Saint-Michel hérissé d'agents attendant l'occasion de charger. On acclame le vieux maître : Vive Sappey ! Vive Sappey! Or la malechance voulait qu'il y eût à ce moment-là parmi nous un fumiste célèbre du nom de Sapeck. (Sappey, Sapeck notez l'assonance des deux noms.) Les « sergots » ne connaissaient que ce dernier, et pour cause. Se méprenant donc sur nos vivats et croyant à un nouveau déguisement du terrible mystificateur, toute la cohorte de foncer sur le pauvre savant. Il se mit en garde comme il put, aux acclamations d'un peuple immense. Fort heureusement l'intervention d'un collègue, plus éloquent que lui, le tira de ce mauvais pas.

Éloquent ! Il ne l'était guère. Il débitait son cours d'une façon monotone en se pinçant la joue d'un geste automatique, comme s'il eût voulu ainsi obliger les mots à sortir. Sa grande préoccupation avait été sa nomination à l'Institut. A propos d'un anatomiste de Florence, M. Lippi, je crois, il avait jadis fulminé contre la docte assemblée, celle-ci ayant couronné, vers 1825, le mémoire de cet auteur sur la *Circulation lymphatique*. Le vieux maître s'était longtemps demandé avec angoisse si l'on avait oublié ses apostrophes irrespectueuses. C'est que la question des lymphatiques avait le don de stimuler sa verve. Il faut voir dans son Traité comme il souligne de points d'exclamations les périodes destinées à foudroyer ses contradicteurs étrangers. Brave homme !

Dans les derniers temps de sa vie il avait vu son œuvre, qui jadis faisait prime, émigrer vers les quais où elle se vendait au rabais. L'anatomie s'était transformée comme toutes choses, et « le Sappey » était désormais bien en retard. C'est qu'il avait écrit à une époque où cette science était surtout spéculative. On ne s'embarquait pas alors dans les descriptions minutieuses et les déductions physiologiques ou pathologiques. A ce moment l'œuvre était surtout didactique. On se contentait de schématiser la description de chaque organe, on synthétisait un type que l'on décrivait sans entrer dans les détails ou dans les modifications de rapports. C'était bien suffisant pour l'époque, le domaine de la chirurgie restant fort limité.

Mais l'antisepsie était venue, autorisant toutes les audaces. Pour pénétrer sans danger au sein des tissus il avait fallu les mieux connaître, préciser les rapports, décrire les plus petits ligaments, les ramuscules vasculaires, etc. A la vieille anatomie sèche comme un coup de trique avait succédé une anatomie en quelque sorte nouvelle, raisonnée, celle-là. Chaque description devait s'étayer et s'éclairer, chemin faisant, des découvertes de la physiologie, de la pathologie, de l'anatomie comparée, etc.

Et voilà comme quoi, peu à peu, le pauvre homme avait passé au rang des vieilles perruques. Il n'en était d'ailleurs pas autrement ému ; il savait bien que la génération des sérums, des rayons de Rœntgen et des recherches pathogéniques, toute fière qu'elle soit, deviendra, à son tour, dans quelque 40 ans, une génération de vieilles bêtes. C'est l'évolution de la vie. Les jeunes poussent les vieux vers la tombe !

Il y a heureusement une chose qui ne s'éteint jamais, c'est le souvenir de la bonté. C'est parce que Sappey fut un brave homme, que moi, qui suis de la plèbe médicale, j'ai tenu à écrire ces lignes. Lui élèvera-t-on un buste dans quelque coin de l'École pratique ? On peut se risquer, il n'y fera point mauvaise figure. En tout cas, si tous les confrères qui doivent à ce vieux maître de savoir un peu d'anatomie apportaient leur offrande, ce n'est pas l'argent qui manquerait pour rendre à l'anatomiste français ce pieux et dernier hommage.

UN MAITRE DE LA CHIRURGIE : PÉAN

Je viens vous parler de Péan, et j'espère n'en rien dire qui puisse déplaire. Malgré qu'il n'y ait pas grand lien entre le Maître et l'humble roupiou qui circule à pas incertains dans un service d'hôpital, j'estime que le premier devoir d'un élève est de respecter la mémoire de celui qui l'accueillit jadis avec bienveillance.

Oh ! je ne ferai point le bon apôtre. C'est bien l'homme que je veux essayer de camper devant vous, et non une silhouette falote. Comme je le disais plus haut à propos de Charcot, on pourra montrer sa tête au peuple, à celui-là ; comme celle de Danton, elle en vaut la peine.

Donc, je n'ignore rien de ses pratiques ; tout le premier, je les ai blaguées à l'occasion. Mais les avait-il créées ? Est-ce que d'autres, avant lui, n'avaient pas ouvert la voie ? Ne faisons pas, aux dépens d'un seul, l'humanité meilleure qu'elle n'est. Si, comme beaucoup d'autres, Péan avait su prendre sa place dans notre mandarinat, peut-être eût-on été pour lui moins sévère, parce qu'on l'eût jugé plus influent, plus redoutable. D'ailleurs, où sont les élèves qu'il a trahis, les malades pauvres qu'il a rebutés, les collègues qu'il a calomniés ?

Ce gros homme qui fut tout d'une pièce, semble des plus faciles à définir ; il n'en est rien, il était très complexe. D'un jugement, d'une précision et même d'une divination admirables pour tout ce qui touchait à son art, il apparaissait, pour le reste, d'une naïveté d'enfant. Certains de ses aphorismes, certaines de ses réflexions déconcertaient parfois. Involontairement, on mettait en parallèle la remarque terre-à-terre tombée de ses lèvres et les belles envolées de tout à l'heure lorsque, le bistouri à la main, il se jouait des pires difficultés. On était alors tenté de se demander s'il n'y avait point deux hommes en lui. Non, mais pour bien l'apprécier il faut éviter de le comparer à ses collègues. Transplantés dans la serre chaude de Paris, les « déracinés » s'efforcent de se dépouiller de leur vieille écorce ; ils se transforment et se parisianisent plus ou moins. Péan, lui, taillé dans le roc, ne s'était pas adapté au milieu c'est au contraire le milieu qu'il prétendit adapter à son tempérament. En négligeant cette indication on risque de ne pouvoir le juger sainement. Beauceron il était né, beauceron il resta toute sa vie.

Aussi bien, « sacrédienne! » tout cela n'était pour lui que bagatelles et il n'eût pas voulu perdre une minute à modifier sa nature. Comme ces grosses lentilles à foyer court mais puissant, il concentra sur la chirurgie seule tous les rayons de son intelligence. Hors de ce domaine rien n'existait pour lui. Connaître à fond l'anatomie, posséder le doigté et la mécanique du métier, tel fut son but pendant dix ans. Puis, quand il se sentit prêt, il se jeta tout armé dans la chirurgie, comme Décius dans le gouffre.

Sa première communication fit pousser des hurlements. De pareilles observations, clamait-on, relèvent plutôt d'un jury de Cour d'Assises que d'un jury scientifique ! Le temps devait montrer qui avait raison, de Péan ou de ses détracteurs. Du reste, ce beau début ne l'empêcha pas de poursuivre hardiment sa route ; il était bien trop fort pour buter au premier obstacle. La chirurgie a son style, tout comme la poésie ou la musique. Ici comme ailleurs, c'est au style qu'on reconnaît le génie, et c'est par là que Péan brilla entre tous. Dans une opération il ne s'inquiétait point des méthodes classiques. Chaque fois, il semblait créer un procédé nouveau adapté au cas particulier.

La veille de l'opération il se faisait en son cerveau, dont les zones psycho-motrices étaient d'ailleurs particulièrement bien organisées, une sorte de cristallisation inconsciente. Il voyait sa région opératoire couche par couche, il suivait mentalement la marche de son bistouri, il imaginait les périls qu'il pouvait rencontrer à tel ou tel tournant ; l'image de l'opéra-

tion se gravait en lui avant l'action. Mais dès que celle-ci
s'engageait, dès qu'il avait en main le bistouri, ses centres
d'arrêt intervenaient pour imposer silence à sa pensée. L'in-
flux nerveux se condensait alors dans les zones psycho-motrices et le chirurgien, indifférent en quelque sorte, n'agissait
plus que sous l'empire de la suggestion de la veille.

Je cite à l'appui ce fait typique. Dans une grave intervention sur la région cervicale, Péan cherchait à enlever des ganglions perdus au milieu des nerfs et des gros vaisseaux. Un
peu anxieux, ses assistants se demandaient comment il sorti-
rait du mauvais pas. Lui, bougonnant, continuait lentement
son œuvre. — « Les mâtins ! murmurait-il de temps à autre,
l'embêtent-ils, l'embêtent-ils ! » Les élèves pensaient voir là
une allusion à ces maudits ganglions. Pas du tout. La salle
d'opérations donnait sur une cour d'école où des gamins s'amu-
saient à conspuer leur maître. Quand il eut fini, le chirurgien relevant la tête, dit en riant : « Hein ! l'ont-ils embêté,
leur pion, ces petits mâtins-là ! » Ainsi, pendant tout ce passage difficile, son esprit errait ailleurs.

Et ce n'est pas l'anecdote du monsieur qui le fait à la pose,
il avait bien trop de bon sens pour poser. Ce bon sens n'est-il
pas d'ailleurs à l'origine de toutes ses découvertes? — On fait
de longues opérations qui coûtent aux malades beaucoup de
sang. Or d'où vient-il ? Des vaisseaux. Je vais les pincer, je
les lierai ensuite. — De ce jour la forcipressure était créée.
D'autres ont trouvé le mot ; lui, inventa la chose.— Une tumeur
est trop grosse pour être enlevée d'un seul coup par les voies
naturelles. Coupons-la en morceaux, se dit-il, et nous l'enlè-
verons en détail. Quoi de plus simple ?

Pas sans finesse, sous sa rude enveloppe, finesse un peu
grosse, mais si amusante ! C'est lui qui avait trouvé le moyen
de demander aux gens comment ils s'appelaient, tout en ayant
l'air de ne pas les avoir oubliés : — Mon bon ami, rappelez-
moi donc l'orthographe de votre nom, je vous prie ? — Un
exotique lui demandait un jour ce qu'il pensait de l'influence
du microscope et des études histologiques sur l'avenir de la
chirurgie. Et mon Péan de répondre sans rire, du haut de ses
favoris : — Le microscope, sacrédienne ! mon bon ami, ne

m'en parlez pas, j'en raffole. Je suis donc bien trop partial
pour pouvoir vous répondre avec sincérité. — Peut-on éluder
une question délicate avec plus d'adresse ?

Très tolérant, très bon avec les malades, il ne fallait cependant pas le pousser à bout. Je connais à ce sujet maintes anecdotes, je n'en citerai qu'une. Il opérait un jour aux Champs-
Élysées chez des commerçants très enrichis. Le gendre du
malade, personnage titré, ganté, musqué, tournait autour du
chirurgien, faisant son important. En homme érudit qui a
pioché sa question, il développait son opinion sur le cas de
son beau-père.

Il s'agissait d'une fistule à l'anus. Pendant un certain temps
Péan écouta, un peu dédaigneux, le bavard. A la fin, exas-
péré, il l'interrompt. — Mon bon monsieur, dit-il, trempez
donc votre doigt dans ce pot de vaseline ; ensuite vous allez
l'introduire dans l'anus de monsieur votre parent. Vous saurez
ainsi ce que c'est qu'une fistule. — Le personnage n'était pas
tout à fait un imbécile, il comprit qu'on le jouait, et sans mot
dire s'éclipsa.

J'ai montré comment Péan s'était donné tout entier à la
chirurgie. Rien de plus suivi et de plus logique que la conduite de sa vie. Laboureur robuste, il ne se détourna jamais
du sillon, une fois qu'il y fut engagé. Point de repos pour lui ;
ce millionnaire ne connut jamais la journée de huit heures.
En dehors de l'affection des siens, sa seule jouissance fut la
pratique de son art.

Et c'est précisément parce qu'il fut tout à la chirurgie que
Péan méconnut les choses littéraires, artistiques ou mondai-
nes dont nous prétendons orner notre vie. Je feuilletais hier
le livre d'Ambroise Paré dans la vieille édition de 1610. Les
planches de ce volume sont fort belles ; à côté de figures anatomiques admirables d'exactitude, on en trouve d'autres qui
stupéfient, celles du lièvre marin ou du camphur, animal
amphibie. Le bon Ambroise Paré croyait à tous ces animaux
fantastiques et son œuvre apparaît ainsi comme un mélange
de naïveté et de science profonde. Péan, sur ce point, me
rappelle son grand précurseur. Lui eût été capable de croire
aux licornes, aux lièvres marins et autres fantasmagories. Au

surplus, tout cela lui était bien indifférent puisque ce n'était point de la chirurgie. D'aucuns ont voulu ces derniers temps prétendre qu'un Péan plus jeune, plus audacieux était né et que la place de l'ancien était prise. Oh ! comme je ne suis pas de cet avis. Oui, moi qui ai vu les deux, combien il y a loin du prétendu grand opérateur d'aujourd'hui et de Péan qui lui, certes fut un maître ouvrier.

Malheureusement ceux qui agissent beaucoup parlent peu et écrivent moins encore. Tandis que d'autres ratiocinaient, discutaient, commentaient, lui opérait. A part la description de ses procédés, son bagage littéraire est donc resté mince. Mais sa renommée n'en a pas souffert. Ce géant aux larges épaules fut le Saint-Christophe qui passa la vieille chirurgie de la rive conservatrice à la rive moderne interventionniste, inconscient du fardeau qu'il portait. C'est pourquoi ceux qui plus tard jugeront son œuvre ne pourront manquer de lui assigner une bonne place parmi les plus remarquables dans notre art. Délaissant ses écrits, on ne verra que l'excellence de ses méthodes. Et en cela peut-être on le comparera aux généraux d'autrefois, qui n'auraient jamais pu écrire une ligne sur la stratégie, mais qui gagnaient les batailles.

UN OUBLIÉ : LE Dr GIRODE, MÉDECIN DES HOPITAUX

Les anciens disaient d'un homme qui meurt jeune : il est aimé des dieux. Peut-être cela était-il vrai dans leur temps, mais de nos jours, malheur à qui disparaît sans avoir réalisé sa tâche ! Oh comme on a vite fait de l'oublier ! j'en veux donner comme preuve l'histoire de Girode, le médecin des hôpitaux, mort il y a près de vingt ans.

Girode dans sa jeunesse avait été berger ; c'est dire en deux mots le chemin parcouru par lui. Il avait appris à lire en paissant ses troupeaux. Après de rapides études, il vint à Paris, conquit l'internat, arriva aux hôpitaux. Mais au moment où les jours noirs semblaient avoir pris fin, la tuberculose vint s'abattre sur lui. Cédant à l'affectueuse insistance de ses amis, il consentit à aller passer quelque temps dans le Midi. Malheureusement le repos ne pouvait convenir à ce laborieux. Le concours d'agrégation étant venu, il entreprit de tenter une dernière fois la lutte contre le sort injuste.

Laissant là le Midi, il revint à Paris en plein hiver pour prendre part aux épreuves ; mais comme il n'était pas de la série désignée il ne put être nommé. Ce fut pour lui un coup terrible ; dès lors la mort sembla l'avoir touché du doigt. Il eut beau essayer de remonter le courant, c'était la fin. Alors il fut pris de la nostalgie de sa vie première, il fit ses adieux à ses chefs, leur annonça son départ, puis, pauvre bête blessée, il s'en fut mourir à son gîte.

Que la terre lui soit légère, à ce pauvre vaincu qui repose dans le cimetière de son village !

J'avais un peu connu Girode et c'est pourquoi je lui consacre ces quelques lignes, encore que son souvenir soit sorti de toutes les mémoires. Un tel exemple en effet montre mieux que bien des discours combien la vie est dure à qui veut se faire sa place au soleil. Qui sait si en revoyant ses compagnons d'enfance notre pauvre confrère, faisant un retour sur le passé, ne regretta pas le temps où il n'était qu'un petit berger ! Sans doute il n'eût pas connu au village toutes les satisfactions d'amour-propre que le concours procure à ses élus. En revanche, il eût ignoré toujours l'amertume des luttes sans résultat, des maîtres oublieux, des mauvais jours sans heureux lendemains.

Ah ! elle n'est pas toujours vraie la légende des grands médecins partis en sabots de leur campagne, et qui sont arrivés à conquérir Paris ! Outre l'histoire classique du grand Velpeau, on cite bien X..., qui était instituteur, Y..., qui fut calicot, Z..., garçon de ferme ou quelque chose d'approchant. Mais pour deux ou trois qui réussissent combien, après les dures semailles, sont emportés avant d'avoir vu se lever l'aurore de la moisson !

UN ORIGINAL DE LA MÉDECINE
LE Dʳ GRUBY ET SES PRESCRIPTIONS

Sévèrement jugé durant sa vie et un peu envié, Grüby est resté dans la mémoire de beaucoup d'entre nous comme le type du médecin sachant « tenir » le malade. Nul plus que cet original n'eut le prestige, le *quid divinum* qui fait le vrai guérisseur. Dire qu'il n'abusa pas un peu de la situation, que ses traitements, très logiques dans le fond, n'étaient pas trop abracadabrants dans la forme, serait rester au-dessous de la vérité, il n'empêche qu'il a tenu une grande place parmi nous et qu'il n'a pas encore, que je sache, été remplacé.

C'est lui qui prescrivait les bains de pavé. Tandis que vous vous contentez des bains simples ou médicamenteux, lui, ayant fait table rase des préceptes de l'École, enjoignait à son malade de faire extraire de son alvéole, sur la chaussée voisine, un pavé pas trop rugueux. C'est sur ce siège bizarre que l'on devait s'asseoir pour prendre son bain et on l'écoutait à la lettre. Les résultats étaient des meilleurs.

Vous avez à faire à un neurasthénique qui a besoin d'air et surtout de repos. Vous lui conseilleriez, vous, des promenades, des voyages; notre confrère s'en tenait simplement à la promenade en « landau dételé ». Ainsi ordonna-t-il à un grand financier — ne s'agit-il pas de feu le baron de Hirsh ? — atteint d'insomnie rebelle compliquée de dyspepsie. Ce personnage, le familier d'héritiers de royaumes et d'empires, avait en vain consulté les maîtres de la Faculté dans les deux hémisphères. La prescription suivante parvint seule à le remettre sur pied. Le malade était conduit dans sa voiture au fond de son superbe jardin. On dételait les chevaux et notre homme restait là deux heures sans bouger. Si l'on avait ordonné simplement une promenade au Bois, le financier n'eût pas suivi à la lettre le conseil, il était bien trop simple. Ensuite il eût rencontré sur sa route des amis, des courtisans, qui lui eussent parlé affaires, plaisirs, d'où fatigue. La promenade en landau dételé remédiait à tous ces inconvénients ; — ce qu'il fallait démontrer.

Je passe sur les détails de l'installation des lits, qui ont une grande importance, suivant notre confrère. Je ne cite également que pour mémoire le régime suivi par Alexandre Dumas. Cet homme illustre se trouvait fort bien de l'absorption d'une pomme verte qu'il allait consommer chaque jour sous l'Arc-de-Triomphe de l'Étoile, après une longue promenade à pied.

Je vais vous citer encore une recette, que vous pourrez employer à l'occasion, si vous l'osez. Voici ce qui fut prescrit à une mondaine surmenée par les fêtes et les dîners. Lever à 8 heures, au lieu de midi. Immédiatement boire un verre d'eau. Ensuite promenade à pied. A 9 heures, tasse de tisane de camomille sans sucre. Nouvelle promenade. A 10 heures, second verre d'eau. Le moyen fit merveille. Mais un lendemain de bal la malade ne se réveilla qu'à 9 heures. Le moment du premier verre d'eau fraîche étant passé, elle se contenta d'ingurgiter la tisane, fit sa promenade, et à 10 heures revint prendre son verre d'eau. Hélas ! à peine se mettait-elle à table pour le déjeuner qu'elle eut des nausées et des syncopes. Son entourage affolé courut chercher le médecin.

Celui-ci morigéna, comme il convenait, sa belle cliente sur sa paresse, puis il promit de tout arranger si l'on s'en rapportait à lui. « L'important, madame, c'est que la tisane se trouve placée, dans votre organisme, entre deux verres d'eau. Or le premier manque. C'est de là que viennent les accidents. Il s'agit de remettre la tisane à sa place. A cet effet, ce verre sauveur que vous n'avez pu prendre par en haut, vous allez immédiatement me faire le plaisir de l'introduire par en bas. Un petit lavement d'eau fraîche, de la contenance du verre oublié, et l'équilibre sera rétabli. » La malade se résigna et aussitôt revint à la vie.

Voici une autre anecdote qui n'est pas moins savoureuse : Grüby vit un jour entrer chez lui une grande et honneste dame, rendue impotente par l'exubérance de ses charmes, tant antérieurs que postérieurs. Toute la Faculté y avait passé ; le théoricien à l'œil noir y avait perdu ses théories, le nouveau praticien à la mode, *magister elegantiarum*, en avait été pour ses ordonnances ; en dépit de tous, le flot de graisse montait toujours, et on comprend, après ces multiples échecs, que la pauvre dame en eût gros sur le cœur.

Après avoir longuement réfléchi, ausculté, soupesé, Grüby, d'un ton calme mais ferme, prescrivit le traitement suivant :

« Choisir deux belles oranges de Judée, se faire conduire en voiture à l'Arc-de-Triomphe ; là, descendre et aller à pied jusqu'à la Bastille en tenant, — condition indispensable — dans chaque main une orange. Arrivée à la Bastille, manger les deux oranges, puis rentrer pour prendre un repos bien gagné.

« Le lendemain, dans « le simple appareil », faire un fort bouillon avec une tête de veau entière ; remuer soi-même le bouillon, l'écumer. Du commencement à la fin, la malade devra présider à la cuisson. Amener ledit bouillon à température convenable par addition d'eau et s'en faire un bain, qu'on devra prendre incontinent sans en exclure la tête de veau.

« Enfin, trois fois par semaine se fabriquer de la compote de pruneaux et pommes. Cette compote devra être préparée sur grand feu, en remuant le mélange avec soin de gauche à droite. Au cours de toutes ces manœuvres, l'assistance d'une main étrangère est absolument prohibée. »

Vous vous demandez sans doute de qui je me moque en racontant pareilles sornettes. Vous auriez, me direz-vous, ordonné, en pareil cas, l'exercice, des bains de diverse nature et des laxatifs... certes ! Mais songez qu'il s'agissait d'une grande et honneste Dame, une Reine, à ce qu'on raconte, et elle se serait bien gardée de suivre votre prescription beaucoup trop simple. Réfléchissez au contraire à ce qui se cache d'utile, et je dis plus, de profond sous la fantaisie de Grüby, et vous verrez comme tout s'éclaire. Les deux oranges de

Judée, dans chaque main, hypnotiseront la malade en cours de route et la rafraîchiront à l'étape. En outre, la dame se trouvant dans l'impossibilité de rele ver ses jupes, sa marche d'entraînement ne lui sera que plus profitable. En fabriquant son bouillon à la tête de veau qu'elle remue constamment, c'est d'abord de l'exercice qu'elle prend, puis un bon bain de vapeur. Après le bain de vapeur, voici le bain gélatineux, toujours grâce à la tête de veau. Quant à la compote, n'est-ce pas le laxatif rêvé, et en la remuant sans cesse la cliente ne prend-elle pas une suée, autre bain de vapeur ?

Le curieux, c'est que la dame, qui avait cependant sa volonté, suivit de point en point l'ordonnance. Une seule chose lui fut pénible, racontait doucement Gruby, c'étaient les yeux de la tête de veau qui semblaient la fixer dans le bain. Mais le vieil original, bon diable au fond, fit cesser le tête-à-tête. Dès lors, tout marcha à souhait, la dame perdit kilogs sur kilogs, recouvrit sa sveltesse d'antan, et là où la raison avait échoué, la fantaisie réussit. Tant il est vrai que la façon d'ordonner vaut mieux que ce qu'on ordonne.

Je ne cite que ce qui me revient, mais il y en a comme cela des quantités. Et ne croyez pas au moins que notre confrère fût sans valeur. Son étude sur les trichophyties, qui date d'un demi-siècle, est une maîtresse-œuvre dont le temps n'a fait que de confirmer le mérite. Comment était-il arrivé à imposer ces rites bizarres ? Peut-être ce philosophe sut-il voir que dans la vie tout n'est que suggestion. Peut-être fut-il un précurseur en ce que, délaissant nos remèdes grossiers, il avait trouvé les seules formules capables de soulager les sceptiques et les détraqués de notre époque. Toujours est-il que sa clientèle lui obéissait aveuglément et suivit religieusement ses prescriptions, si particulières qu'elles nous paraissent aujourd'hui. Son empire fut tel sur ses malades qu'il put, à la suite d'une gageure, faire déambuler toute une matinée, à travers l'avenue des Champs-Élysées, les personnalités les plus connues de la société parisienne. Sur son ordonnance, chacun de ces malades, avocats, ingénieurs, gentlemen, dramaturges, hommes de lettres, etc., devait avaler un pruneau tous les 10 mètres en remontant l'avenue des Champs-Élysées, et cela fut exécuté à la lettre au grand ahurissement des confrères conviés par Grüby à cette singulière manœuvre thérapeutique.

D'aucuns trouvèrent ce praticien trop fantaisiste. Eh bien, moi, je l'ai aimé sans le connaître, ce bon vieillard aujourd'hui disparu, le considérant comme un démiurge chargé par les dieux protecteurs de la Médecine de nous venger de tous les mufles qui se moquent de nous et de notre art.

LE Dr HAMON, MÉDECIN DES MESSIEURS DE PORT-ROYAL

Les médecins de campagne n'ont pas d'histoire, et ce n'est pas toujours parce qu'ils sont très heureux. Tandis que des élèves pieux recueillent avec soin les hauts faits de leurs maîtres, nul ne songe aux praticiens qui vivent sans bruit au village. Ils y meurent parfaitement ignorés. Si des romanciers, des philosophes, voire même des politiciens en mal de candidature font leur éloge, c'est pour se conformer à l'usage, mais personne, en réalité, ne connut le tréfonds de leur âme ni les ressorts secrets qui déterminent leurs actions.

Le hasard d'une promenade m'a fait rencontrer la trace d'un praticien de campagne dont précisément on sait la vie. L'ayant fort apprécié, je tiens à vous le présenter. Rassurez-vous d'ailleurs, ma petite réclame est toute posthume ; ce confrère est mort il y a plus de deux cents ans.

Donc je m'étais rendu, vers les premiers jours de novembre, à Port-Royal-des-Champs, tout près de Versailles. La tristesse des choses qui vont mourir, comme a dit Dante, voile toujours les paysages d'automne. Celui que j'avais devant les yeux était d'autant plus mélancolique que j'y sentais flotter comme la poussière d'un passé rempli de grandes douleurs et de grandes vertus. J'errais le long des ruines où je revoyais les pâles ombres des Arnauld, des Nicole, des Le Maistre, de tous ces Jansénistes enfin qui payèrent si cher leur hautain mépris pour la morale des Jésuites. N'ayant pas voulu aller jusqu'à la Réforme, ces manières de catholiques-huguenots furent traqués comme de véritables réformés. Pascal surtout me retenait. Fut-il le grand croyant que d'aucuns disent, ou le sceptique terrassé par le doute, comme d'autres le soutiennent? En tout cas, des solitaires, celui-là fut le plus grand et le plus malheureux; « qu'était le cilice dont il meurtrissait son corps à côté du cilice dont il fit saigner son génie ? »

Dans la petite chapelle qui se dresse sur les fondations dévastées, je me trouvai tout à coup en face d'un vieux portrait. Au bas du modeste cadre de bois noir, je lus ces mots : Docteur Hamon, l'un des solitaires. La physionomie du bonhomme était si douce et si avisée à la fois, ses yeux si malins et si tendres, que l'envie me prit de faire sa connaissance; fort heureusement je n'avais pour cela qu'à étendre la main vers ma bibliothèque, Sainte-Beuve, en, effet a jugé notreconfrère digne de figurer dans son incomparable galerie de Port-Royal (1), il lui a même consacré tout un chapitre et quel chapitre !

Sans cesse occupé de sa clientèle, Hamon eut cela de commun avec ceux qui visitent beaucoup les malades, de ne point aimer écrire. « J'ai vu, disait Nicole dans une de ses lettres, qu'on avait quelque égard aux instincts des âmes. On ne presse pas M. Hamon d'écrire, il y a trop de répugnance. » Çà et là cependant je recueillis quelques récits épars et je viens vous les soumettre.

Hamon avait fait de très bonnes études à Paris. Il eut l'heureuse fortune d'être le protégé du président de Harlay, alors tout puissant. Grâce à ses relations, grâce surtout à son talent, il n'avait pas tardé à acquérir une belle réputation et une grande clientèle. Très lancé dans la noblesse de robe et la haute bourgeoisie, il était le médecin mondain comme nous le comprenons de nos jours. Le doyen le choisissait en 1664 pour les paranymphes; — on appelait ainsi les discours de rentrée de la Faculté. Son succès fut tel que l'année suivante on le pria encore de prononcer l'oraison funèbre de M. Amelot, un des bienfaiteurs de l'École. Sa renommée allait grandissant lorsqu'il fit la connaissance d'un apôtre, l'abbé Singlin, alors directeur de Port-Royal. Cédant aux sollicitations de ce dernier, Hamon, planta là le monde et la célébrité. Il ven-

1. *Port-Royal*, par Sainte-Beuve.

dit tous ses biens, en distribua le produit aux pauvres et alla s'enfermer avec les solitaires.

Pendant quelque temps il cultiva humblement la terre, mais il revint vite à sa chère médecine. Chacun y trouva son compte, les malades d'abord, ensuite l'abbaye qui put répandre un peu plus de bien autour d'elle, enfin Hamon qui fit ainsi un meilleur emploi de ses facultés.

Les paysans venaient en foule demander des conseils au grand médecin de Paris. Sa renommée s'étendit même si loin qu'il passait toutes ses journées dehors. Du matin au soir on le rencontrait sur les routes « occupant son esprit par la prière et ses mains par quelque ouvrage à l'aiguille. » Tout le monde l'admirait et l'aimait. Il n'est pas un visiteur de Port-Royal qui ne le cite en exemple. La mère Angélique elle-même, si réservée d'habitude, en parle avec un véritable enthousiasme.

Lors de la persécution suscitée par les Jésuites, notre bon confrère se vit octroyer une lettre de cachet pour le château du roi. Mais les exempts qui vinrent l'arrêter avaient compté sans la reconnaissance des clients. Ce furent eux qui le cachèrent. Hamon passa à l'abri de toute recherche les neuf mois de la grande tourmente qui sévissait contre l'abbaye. Au bout de ce temps, des amis intervinrent en haut lieu et le praticien sortit de sa cachette pour visiter à nouveau ses malades. Mais on se méfiait de lui. Si je ne craignais de trop allonger cette esquisse je vous dirais toutes les tracasseries qu'il eut à subir. Ah ! ils n'étaient pas tendres, les ministres du Dieu de paix et de bonne volonté sous le grand Roi !

En 1687, le fils d'un de ses vieux amis, Dodard, soutenait sa thèse. Il en déféra la présidence à Hamon. Le sujet choisi par le jeune docteur est encore tout d'actualité : *An in tanta multitudine medentium pauci medici?* Nos pères, comme vous le voyez, s'occupaient déjà de la pléthore médicale, mais à un point de vue moins pratique que le nôtre. Hamon et le jeune candidat opinèrent qu'en effet, au milieu de la foule d'hommes à diplômes, il y avait très peu de vrais médecins. Voilà encore une conclusion que personne ne désavouerait de nos jours, n'est-il pas vrai ?

22

Quoi qu'il en soit, cette soutenance fut un véritable triomphe. La jeunesse des Écoles, comme nous disons aujourd'hui, avait organisé une manifestation pour exalter le Jansénisme en haine de l'État-major des Jésuites ; — quand je vous disais que rien n'était nouveau ! — « Hamon apparut, dit un contemporain, avec l'audace de son humble pauvreté, aux yeux de ses confrères qui contemplaient en lui des robes et des habits de doctorat inconnus à la Faculté de laquelle il ne cessait pas d'être l'ornement. »

Notre confrère, durant sa longue carrière de médecin de campagne, ne s'était jamais trouvé à pareille fête. Pour se remettre, il revint à pied de Paris à Port-Royal. Cette longue course, accomplie par de mauvais chemins en plein hiver, le tua. Il mourut peu après, le 22 février 1687, à l'âge de 69 ans, « bénissant Dieu de lui avoir permis de lui rendre son âme dans la maison des saints où il avait vécu trente-sept ans. » Il termina sa vie avec joie par une mort paisible, comme il l'avait souhaité pour vivre éternellement, dit le nécrologe de Port-Royal. Boileau lui consacra quelques vers et le célèbre abbé de Rancé écrivit à la Communauté une lettre de condoléances d'où je détache le passage suivant : « Je connais trop toutes les qualités que Dieu lui avait données pour ignorer l'utilité que vous en pouviez tirer ; il était bon pour les âmes comme pour les corps, ce qui est une chose si rare dans les personnes de sa profession qu'on ne saurait assez l'estimer. »

Telle fut la vie du bon M. Hamon, cet ancêtre de nos médecins de campagne. Il m'a semblé, quand je l'ai connue, que j'étais redevenu un tout petit enfant et que j'apprenais à nouveau dans les vieux livres un chapitre de la *Vie des Saints*. S'il est de nos confrères qui regrettent parfois de n'avoir pas mené gros bruit dans le monde et de mourir obscurs, alors que tant de médiocres arrivent aux honneurs et obtiennent leur bronze sur la place publique, qu'ils songent à Hamon. Il était si grand et si bon que Racine, dans son testament, avait demandé comme une faveur de reposer à ses pieds, dans le petit cimetière de l'Abbaye. Or ce vœu du poète ne fut même pas exaucé, les archers de M. d'Argenson ayant dispersé les restes de la plupart des Solitaires. Ainsi le vieux praticien, après avoir été persécuté toute sa vie, ne trouva dans la reconnaissance des hommes, pour prix de ses rares vertus, que la promiscuité de la fosse commune.

AVENTURES D'UN MÉDECIN-MINISTRE

RÉCIT AUTHENTIQUE AUTANT QU'INVRAISEMBLABLE

La séance de la Chambre avait été orageuse et longue. Dans l'atmosphère surchauffée de la salle, les partis aux prises avaient échangé les paroles âpres, les reproches sanglants. Des cris de haine étaient venus battre la tribune sans relâche, cependant que le président, débordé, impuissant, tentait en vain d'apaiser la tempête. A droite comme à gauche un vent de folie avait passé sur chacun; l'instinct obscur du grand ancêtre planait sur l'Assemblée, prêt à suggérer, après les menaces farouches, les gestes de brute. Les uns, obéissant à la voix du passé, les autres, les mains tendues vers l'avenir, hypnotisés par leur chimère, ils avaient tous hurlé jusqu'à l'aphonie; et de cette mêlée confuse on se demandait qui allait sortir vainqueur.

Le ministre, malgré son âge, — car pour lui la vieillesse se faisait chaque jour plus pesante, — avait tenu tête à l'orage. On l'avait vu donnant sans cesse de la voix comme une bête traquée, ralliant ceux-ci, gourmandant ceux-là, offrant à tous l'exemple de l'énergie et de l'entêtement. Quand ce fut fini, il était à bout de forces. Le cœur gonflé, les tempes battantes, il rentra chez lui, tout chaud encore de la lutte, et se demandant si malgré les ressorts tendus de sa volonté il n'allait pas laisser sur le champ de bataille plus que son portefeuille, sa vie.

Arrivé dans son cabinet, il s'affaissa, très las; et comme il n'avait pas donné d'ordres, ses familiers crurent devoir le laisser seul. La pièce où s'élaborent nos destinées et d'où par-

tent à chaque heure les ordres et les contre-ordres qui mettent en branle notre vieille machine administrative, forme,
par son ameublement, le plus ironique des contrastes. L'or et
le blanc de ses boiseries Louis XV évoquent des frivolités de
l'ancien régime, alors que ses casiers et son lourd secrétaire
font penser aux pesantes occupations d'un chef de bureau.
Combien d'intrigues se sont nouées, combien d'espoirs sont
venus mourir là ! Tel s'y est installé la veille, se croyant maître de la France, qui le lendemain, en dépit de tous les services passés, sombrait dans l'irrémédiable oubli.

Accoudé sur son bureau aux cuivres du grand siècle, le
ministre songeait. La combinaison ministérielle qu'il avait
élaborée paraissait à peine viable au début ; c'était, de l'avis
de tous, un pis-aller, un groupement transitoire, en attendant la formation d'un ministère solide. Or, en perfectionnant
simplement les habiletés de Waldeck-Rousseau, son prédé-
cesseur, en plaçant comme lui, mais avec plus de brutalité,
une série progressive d'obstacles devant sa majorité, il l'avait
obligée à le suivre sans renâcler. Tomber avait été sa grande
angoisse, non qu'il fût avide du pouvoir, mais par crainte de
laisser le souvenir d'une âme médiocre. Ancien médecin, il
était assez fin psychologue pour savoir ce qui lui manquait.
D'abord, venu tard dans la politique, il n'avait point passé
par la Chambre, la seule école où l'on apprenne le gouvernement; il ignorait tout du droit administratif; enfin, demeuré
praticien de campagne, il n'avait ni la roublardise de ses
rivaux, ni la souplesse et le ressort qui permettent de pallier
le manque d'acquit. Mais une chose lui restait, c'était la volonté ; et à cette époque de veulerie, c'est quelque chose. Avec
cela, il pouvait toujours essayer de rallier les faibles et d'imposer à tous l'illusion de son autorité. Manière d'imperator en
redingote, il avait lutté avec violence, donnant à ses collègues, parfois défaillants, irrésolus, l'exemple de la force et
de la jeunesse. Encore qu'il prêchât sans cesse l'abaissement
de l'individu devant la collectivité, il ne s'était maintenu au
pouvoir que par l'exaltation voulue de son moi. Imbu des
principes nietzchéens, cet ancien sentimental s'était fait dur
jusqu'à l'arbitraire, ne reculant devant aucun moyen, devant

aucune tâche. Et peu à peu la courtisanerie des uns, la haine des autres l'avaient porté si haut qu'il sembla un instant résumer en lui toutes les idées autoritaires de ce jacobinisme qu'on dit républicain et qui n'est peut-être que la contrefaçon du jacobinisme césarien.

Il n'était pas fait, cependant, pour cette tension perpétuelle et ces luttes sans merci. Tandis qu'au souvenir des injures dont on venait de l'accabler son vieux cœur battait dans sa poitrine, voici que tout son passé se mettait doucement à chanter dans sa mémoire. Oh ! combien doux, ce passé, et comme à cette heure il se sentait soulagé de le revivre ! Chaque jour ses adversaires s'en servaient pour le souffleter, et c'était cependant le meilleur de lui-même.

C'était d'abord le Séminaire, où la vie s'écoulait si paisible, partagée entre l'étude des Lettres et la discipline des exercices pieux. Le prêtre vit comme un courtisan ; il en a les gestes onctueux, les manières polies. Le service de son Roi est d'autant plus facile qu'on ne le voit jamais et qu'il est au-dessus de toutes les faiblesses. Tous les moyens sont bons pour l'honorer, et chacun, suivant la nature de son esprit, peut faire son choix parmi ceux qu'il juge les plus puissants auprès du Maître. Le long cortège des Evêques, des Confesseurs, des Saints et Saintes, des Anges aux ailes blanches, le cœur de Marie, les plaies du Crucifié, individualités, organes, la Religion réunit tout dans une commune adoration. On ne sait qui aimer davantage, et à ceux auxquels l'amour est interdit, tout parle d'amour. Le matin, lorsque la cloche, de sa voix cassée de vieille nourrice, appelait à la prière ; le soir, quand le sommeil, repos des humains, frère de la mort, allait clore les paupières, toujours c'était l'hymne d'amour qui montait dans la paix profonde du vieux cloître. Exaltation de tout l'être, exagération de la sensibilité pour anesthésier la raison, telle avait été longtemps sa règle. Cela avait duré des années, des années ; lorsqu'un jour, l'amour profane s'était installé, formidable et vainqueur, dans cette âme, sublimée en quelque sorte, pour la jeter pantelante, éperdue, non plus aux pieds du Créateur, mais aux genoux de la créature. Cette crise, toute naturelle, en somme, n'est

pas pour surprendre. Ceux qui sans cesse prêchent l'amour
ressemblent à des maîtres imprévoyants qui donneraient des
allumettes à l'enfant dont ils ont la garde et qui s'étonneraient
de le voir se brûler. Ils oublient la Nature, la grande sournoise
qui réussit toujours à nous conduire à ses fins.

Il avait vécu alors les journées les plus terribles et les plus
délicieuses. Son amie était religieuse dans le couvent voisin.
Belle entre toutes les femmes, elle avait été aimée longuement en silence. La liaison avait débuté par des lettres où les
déclarations ardentes se voilaient mal sous les maximes impersonnelles des Livres saints ; oraisons, conseils pieux, on
avait tout essayé pour dissimuler les progrès du mal, pour
l'endormir. L'histoire sentimentale des âmes n'est qu'un perpétuel recommencement. S'il vous arrive jamais de parcourir
les lettres d'Abeilard et Héloïse, toutes chaudes encore malgré les siècles écoulés, vous verrez de quelle tendre délicatesse est fait l'amour mystique. C'est la flamme qui se dissi-
mule pour brûler davantage.

Mais les lettres ne suffisant plus, les deux amants avaient
fini par se rapprocher. Enfin, un soir d'été ils avaient connu
simultanément le grand mystère. Et chaque nuit, retombant
dans leur péché, ils avaient savouré, toujours plus ardents,
l'ivresse du fruit défendu. Nuits terribles et qu'il n'eût pas
échangées contre sa part de Paradis. Crainte d'être surpris,
voluptés infinies, remords affreux, il avait tout connu. Parfois, lorsque las des plaisirs partagés il contemplait sa compagne, il lui trouvait les yeux pleins de larmes. « Hélas !
disait-elle, ce n'est point sur mon péché que je pleure. Qu'importe si je suis damnée ! c'est sur vous que je m'attendris,
c'est pour vous seul, ô bien-aimé, que je redoute les flam-
mes éternelles ! » Quand il la quittait, il se demandait toujours si cette nuit aurait un lendemain.

Or, un jour, la trahison d'un subalterne fit tout crouler. Sur
des ordres subits, la petite religieuse était partie on ne savait
où, au bout du monde, sans laisser ni un adieu, ni une trace.
Ce coup l'avait terrassé. Longtemps il fit l'impossible pour
la retrouver, mais ni la famille, ni les compagnes de l'exi-
lée ne purent ou ne voulurent fournir aucun renseignement.

Que de nuits passées à pleurer, à crier dans le grand dortoir plein d'ombre ! Enfin, n'y tenant plus, il s'était enfui de sa géhenne ; il se souvenait que, de longues heures cette nuit-là, il avait erré sur des falaises d'où l'on entendait la respiration lointaine de la mer. D'abord il avait voulu mourir, mais le désir de la revoir, de l'arracher à ses ravisseurs, lui avait rattaché la vie au cœur. Et puis, c'était un énergique ; pourquoi s'enliser dans le passé, alors que l'avenir le conviait à une vie nouvelle ? Il choisit l'état qui paraissait se rapprocher le plus du sien, la médecine. Il y a plus d'analogie qu'on ne pense entre l'art médical et le sacerdoce, tous deux nés dans les temples. N'est-ce pas autour du bénitier de Notre-Dame que se réunissaient jadis en conférence les médecins du corps et les médecins de l'âme ? Les uns et les autres durant des siècles, n'avaient-ils pas vécu sous la protection de l'Eglise, dans l'ombre des grandes cathédrales ? Mais, chose singulière, à mesure que baisse l'influence du prêtre, celle du médecin monte. L'extrême civilisation semble vouloir faire de lui le maître des âmes comme celui des corps, le guérisseur des douleurs morales comme des douleurs physiques.

Après de solides études à la Faculté, il s'était fixé dans son pays natal ; là, durant des années, il avait partagé la vie des paysans, les consolant dans leurs misères, les conseillant, et par-dessus tout leur aplanissant la route ardue qui mène vers la mort. De son ancien état il avait gardé l'ardeur de l'apôtre, de sa crise passionnelle la crainte de la femme. Peu à peu cependant le calme était revenu en son âme, il avait fondé un foyer et sa vie s'écoulait très douce. Ses malades et sa famille bornaient tout son horizon. Mais une place étant devenue vacante au Sénat, ses amis lui offrirent le siège, et il accepta. Il avait apporté dans la politique toute son énergie, latente jusque-là, toute une fougue longtemps contenue, enfin comme une haine d'ancien séculier contre les moines. Son instruction, sans relâche complétée, lui permettait, certes, l'espoir de jouer un rôle ; il était toutefois sans ambition. Entré au Parlement comme dans une manière de congrégation, il y avait conservé son esprit de discipline, ses habitudes d'ordre, de travail ; et, grâce à sa persévérance, à son aménité bourrue, son nom avait fini par sortir de l'ombre des Commissions. Il avait paru à la tribune ; nommé Rapporteur en maintes occasions, il faisait preuve de qualités suffisantes pour devenir ministrable. Et, en effet, on le choisit d'abord pour faire partie d'une combinaison, puis, d'une autre, jusqu'au moment où les hasards de la bataille le poussèrent au premier rang. Triomphes, déboires, dévouements aveugles, trahisons cyniques, il avait tout connu dans cette nouvelle phase. Et ce soir-là il songeait encore à toutes les difficultés surmontées.

On parle de la naissance de l'homme ; mais combien ce terme vague reste irréel ! Qu'est-ce que la naissance, apparition vagissante et obscure d'un être, à côté des autres naissances successives qui le transformeront au cours de l'existence ? L'homme est le fils de ses œuvres, a-t-on dit. — Mais sait-on ce que représente de tortures l'enfantement de soi-même auquel chacun de nous est condamné? Lui, il était né d'abord, à la prêtrise, puis à l'amour, puis à l'intelligence. Jour par jour, pierre par pierre, il lui avait fallu construire sa maison ; et s'il avait résisté jusqu'alors, de quoi demain serait-il fait ?

On lui reprochait à cette heure un vague attachement aux procédés bonapartistes, mais Bonaparte fut-il autre chose qu'un Jacobin couronné ? Et quand on lui jetait à la face ses origines, il eût pu répondre que les plus farouches Conventionnels ne furent autres que d'anciens prêtres. Ses idées d'absolutisme jacobin, parées d'oripeaux nouveaux, d'ajustements modernes, il les devait précisément à la direction première de son esprit. Quand il affirmait que tout est permis à qui s'appuie sur la Démocratie, faisait-il autre chose que de s'appuyer sur le droit divin du Peuple, comme il se fût appuyé jadis, avec la même logique, le même entêtement, sur le droit divin du Roi ? Il se rappelait à ce propos son Platon, qui parle de ce jeune lionceau élevé dans le temple par des prêtres ; chaque jour, orné de bandelettes, on le promenait sous le portique. Or un matin, au cours de sa promenade coutumière, la bête avait entendu au loin le mugissement de la foule ; et en dépit des gardes, en dépit de la vie paisible qu'on lui faisait, l'animal avait fui le sûr abri pour se jeter dans la lutte. Eh bien, lui aussi avait entendu la clameur populaire, lui aussi avait saisi le sens des imprécations venues d'en bas. Évidemment il était trop différencié pour ne pas savoir que le gouvernement idéal sera celui qui, en échange du minimum d'entraves, offrira le maximum d'appui et de liberté. Mais avant cette aurore splendide, que de nuits à traverser, que de préjugés, que de forces anciennes à détruire ! Son esprit étroit l'avait peut-être empêché de voir l'ensemble des causes sociales, mais ce dont il était sûr, c'est qu'on n'arrive que par la force et l'énergie. Et à coups redoublés il avait frappé ses ennemis. Expulsant, taillant, rognant, excommuniant, il avait fait de ses adversaires des manières de schismatiques. Hors de son Église, pas de salut ; il fallait être pour lui ou contre la Démocratie.

Certes, il n'eût pas demandé mieux que de s'appuyer sur les modérés, moins exigeants, plus mesurés que les autres. Mais était-ce sa faute si l'Histoire se recommence toujours ? En refusant leur appui à Danton, les Girondins n'ont-ils pas, de leurs mains, forgé les lourdes chaînes du Robespierrisme ? Si on ne l'avait obligé de s'associer à l'extrême gauche, il ne fût sûrement pas, de lui-même, allé si loin. Peu lui importait d'ailleurs, en ce moment, le jugement de ses contemporains ! quant à l'Histoire, n'est-elle pas là pour nous apprendre que les ministres les plus grands furent ceux qui soulevèrent le plus de haines ? Et puis, qu'avait-il fait que d'autres n'eussent déjà tenté avant lui ? N'est-ce pas l'éternelle lutte de Jacob contre l'Ange, la mêlée éternelle des forces contradictoires ? En dépit des hommes, l'Humanité aspire au bonheur comme la plante au soleil. En fin de compte, si son œuvre, comme on le prétendait, n'était tissue que d'erreurs et d'abjections, le peuple qui veut vivre n'était-il pas là, avec son sûr instinct, pour remettre chaque chose à sa place ?

Certains mots ont la vertu magique d'éveiller en nous toujours les mêmes visions. Celui de bonheur venait de faire réapparaître le souvenir de la petite religieuse, sa compagne d'un instant. Obsédante et narquoise, son image se dressait à nouveau devant lui comme pour lui rappeler que l'amour seul est bon, seule bonne la jeunesse. Sa pensée, détournée de sa pente initiale, allait reprendre le chemin des jeunes années, lorsqu'un coup discret frappé à la porte vint le rappeler à la réalité. Deux dames, deux religieuses, attendaient depuis fort longtemps le bon plaisir de M. le Ministre. Avant de les congédier, l'huissier, touché de leur patience, avait voulu s'assurer qu'elles ne seraient pas reçues. Comme il s'informait de l'excuse à donner pour les conduire sans trop de brutalité, il reçut l'ordre de les faire entrer incontinent. Le geste avait été inconscient; à peine esquissé, le Ministre eût voulu le retenir, mais déjà les deux femmes étaient devant lui, l'une grande, avec des yeux très clairs et très doux, belle encore malgré son âge, l'autre effacée, toutes deux tremblantes. Machinalement il avait levé la tête, et au premier geste, à un petit battement des paupières à peine perceptible, il reconnut sans hésitation celle qu'il avait tant pleurée. Son émotion fut telle qu'il pensa tomber; il avait envie de fuir et en même temps il eût voulu s'élancer vers elle. Quel jeu misérable que la vie ! La femme qu'il avait cherchée avec toutes les forces de son amour sans pouvoir la retrouver jamais, voici que sa haine, la rigueur de ses décrets la lui ramenaient en suppliante.

Ah ! comme il se sentait faible à ce moment et comme il eût voulu être loin, bien loin de cette politique qui lui valait cette minute cruelle ! Domptant tout son être frémissant, il la pria, d'une voix blanche, étranglée, d'expliquer le but de sa visite. Comme elle parlait, exposant, ainsi qu'elles faisaient toutes, la nécessité d'un sursis, il sentait naître en lui l'espoir de lui être utile. S'efforçant de donner à sa bienveillance un caractère personnel, il indiquait la marche à suivre pour réussir, ainsi qu'eût fait un avocat donnant un conseil. Sans doute la Communauté pourrait être maintenue, il y avait connu jadis des femmes de mérite; sans doute sa Supérieure pouvait être sûre de tout son appui. Et tout en parlant il s'ingéniait à glisser dans ses phrases des allusions discrètes au passé. Un moment il crut voir une ombre d'émotion sur le pâle visage de la religieuse; mais il s'était trompé probablement car la voix, cette voix qui lui avait été si chère, de suppliante s'était faite soudain froide et étrangère. Ce n'était pas de la Communauté qu'il s'agissait, mais de l'Ordre : l'Ordre seul pouvait bénéficier d'une faveur qui lui était bien due pour ses longs siècles de dévouement. Formée d'humbles pécheresses pleurant sur leurs fautes, la Communauté n'était rien, ne méritait aucun traitement privilégié ; les services de l'Ordre seul, devaient entrer en balance. Il avait beau vouloir donner à ses paroles un sens particulier, toujours on le ramenait aux choses générales. Et plus elle parlait, plus il se sentait impuissant et misérable ! Tout à l'heure, à la Chambre, il avait, dominant les cris et le tumulte, rallié une dernière fois la majorité impatiente et hargneuse ; et voici que toute son éloquence venait échouer contre ce cœur de femme, clos pour jamais aux souvenirs du passé.

Voyant qu'il n'aboutirait pas, ayant une dernière fois constaté qu'on mettait autant de soin à généraliser la requête qu'il en mettait à personnaliser la faveur, il se leva, l'esprit chaviré par cette rencontre inouïe et son amer dénouement. Ainsi que font les ministres, il conclut en de vagues assurances, qui n'engagent à rien ; puis, contrairement à l'usage, il reconduisit les deux visiteuses. Comme il traversait l'antichambre, la tête perdue, quelqu'un fit remarquer qu'il semblait porter le diable en terre et que rien ne manquait au cortège, pas même le clergé. Hélas ! c'étaient bien des funérailles, et c'étaient celles de sa jeunesse ! Une dernière fois il voulut revoir le fantôme adoré ; mais de leur pas silencieux, les deux religieuses avaient disparu dans la nuit. Le lendemain, pur effet du hasard assurément, les journaux annonçaient sa démission.

TABLE DES MATIÈRES

PREMIÈRE PARTIE

Vieilles gens, vieux papiers.

DEUXIÈME PARTIE

La médecine et la vie.

TROISIÈME PARTIE

Portraits et figurines.

Mayenne, Imprimerie Cʜ. COLIN.

www.ingramcontent.com/pod-product-compliance
Lightning Source LLC
Chambersburg PA
CBHW071436050526
44396CB00005BB/787